フラップ手術のすすめ

基本手技＋歯周組織再生療法・歯周形成外科

中川種昭　編著

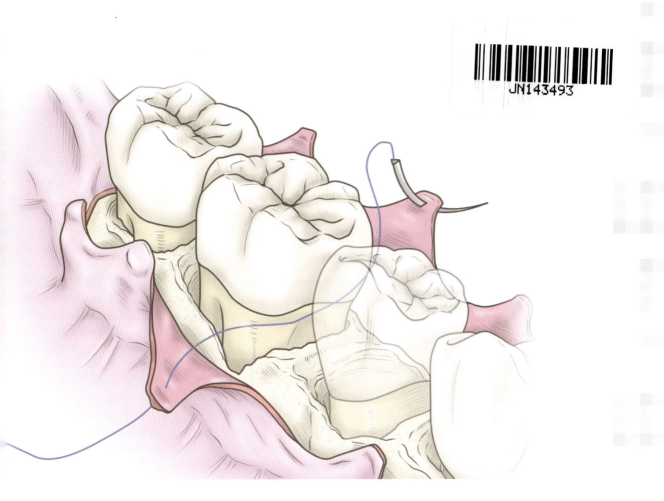

二階堂雅彦・北島一・長谷川嘉昭・吉野敏明・高橋潤一・藤本浩平・片山明彦・
吉野宏幸・斎田寛之・田中真喜・森川暁・井原雄一郎・
中山亮平・巻島由香里・髙橋優子・井上孝・石原和幸

医歯薬出版株式会社

This book was originally published in Japanese
under the title of:

FURAPPU SHUJUTSU NO SUSUME
KIHON SHUGI＋SHISHUSOSHIKISAISEIRYOUHOU・SHISYUKEISEIGEKA
(An Encouragement of Flap Surgery
-Basic Skills＋Periodontal Regenerative Therapy & Periodontal Plastic Surgery)
Editor
NAKAGAWA, Taneaki
   Professor, Keio University

© 2018　1st ed.
ISHIYAKU PUBLISHERS, INC.
  7-10, Honkomagome 1 chome, Bunkyo-ku,
  Tokyo 113-8612, Japan

はじめに

　約10年前，"やっぱり天然歯にこだわりたい"をコンセプトに，『はじめてのフラップ手術』と銘打った歯界展望別冊を出版しました．たいへんご好評をいただいたのですが，現在では手にとれない状況になっていることを知り，この度，新版として内容を改訂し，発行する運びとなりました．

　2018年を迎えたいま，歯内療法，歯周治療を通して，天然歯へのこだわりがますます重視される時代になっています．母校の卒後研修プログラムでの歯周外科治療のインストラクターや教室の新人研修での歯周外科実習を経験するなかで，基本の大切さを痛感し，フラップ手術をはじめとする歯周外科治療をやってみたいが自信がない方々にできるだけわかりやすく，読みやすい形でテキストブックをまとめたいとあらためて思うようになりました．

　本書は，フラップ手術を始める前に考えておくべきこと，基本的なフラップ手術の術式から，一歩進めて歯周組織再生療法，歯周形成外科の術式までをStep by stepで解説しています．さらに，フラップ手術の臨床での活かし方をそれぞれのお立場で，6名の臨床家の先生方にご執筆いただきました．また，多くの方が悩む根分岐部病変については著者が集まってディスカッションを行い，最後には講演会などでよく寄せられる質問をQ&A形式でまとめました．新たな試みとして，術式の動画を見ていただけるように工夫してみましたので，ぜひご覧になってください．

　全体の方向性を決めたほかは，各世代の著者の個性を活かして書いていただきましたので，繰り返しや書籍としての一貫性の不足があるかもしれません．繰り返しは重要な点として，一貫性に関しては各先生の考え方としてご理解いただければ幸いです．本書が，これからフラップ手術を始めようとする方，それをアシストする方のガイドブックとして，また，もう一歩を踏み出してみたいと思っていらっしゃる方の読み物として幅広く楽しんでいただければ嬉しく思います．

　本のタイトルは『フラップ手術のすすめ』です．『学問のすゝめ』を著した福澤諭吉は，著書の中で学ぶことの大切さを繰り返し述べています．この本が少しでも皆様の歯周外科治療に対する学びの助けになることを願ってやみません．

　たいへんご多忙の中，著者としてご執筆いただいた先生方，内容，価格を含めできるだけ見やすく，手に取りやすいようにとの私の希望に，企画の段階から発刊まで根気よくサポートしていただいた医歯薬出版の皆様に心より御礼申し上げます．

2018年6月

編者　中川　種昭

フラップ手術のすすめ
基本手技＋歯周組織再生療法・歯周形成外科

はじめに ……………………………………………………… 3

Section 0　フラップ手術を始める前に知っておくこと

1. フラップ手術を行う基準と治癒形態を知ろう　中川種昭 …………… 10
2. おさえておきたい解剖学 ～歯周組織を三次元的に把握しよう　田中真喜 …… 14
3. チャートとX線写真から手術部位を診断しよう！　斎田寛之 ………… 23
4. まずSRPができるようになろう　高橋潤一 ………………………… 28
5. フラップ手術の前に……歯肉の炎症はとれていますか？　巻島由香里 …… 33
6. 全身状態を知ろう　森川暁 ………………………………………… 39

Section 1　フラップ手術をやってみよう

1. 器具選択と取り扱いの基本　藤本浩平 …………………………… 50
2. フラップ手術の基本ステップ　中川種昭 …………………………… 61
3. フラップ手術のポイント　井原雄一郎 ……………………………… 74
4. 術前・術中・術後のケア　中山亮平・中川種昭 …………………… 83
5. 歯科衛生士がかかわる歯周コントロールと
   フラップ手術時のアシスタントワーク　髙橋優子 …………………… 90
6. ビギナーが陥りやすいピットフォール　中山亮平・中川種昭 ………… 101

Section 2　フラップ手術から一歩前進しよう！

1. 歯周組織再生療法をやってみよう！
   ～エムドゲイン®, リグロス®, GTR法　片山明彦 …………………… 112
2. 骨移植をやってみよう　片山明彦・斎田寛之 ……………………… 123
3. 歯間乳頭保存フラップ手術 (Papilla Preservation Flap Surgery)　北島一 …… 130

Flap Surgery

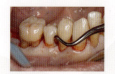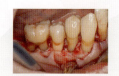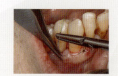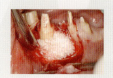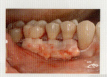

Section 3 歯周形成外科にトライしよう！

歯冠長延長術，遊離歯肉移植術，結合組織移植術，
歯槽堤増大術のポイント　　井原雄一郎　······ 138

Section 4 歯周外科治療を臨床にどう活かすか

Interview 歯を残す切り札としての歯周外科治療を目指して　二階堂雅彦　······ 148

1. 時間軸（ライフステージ）に配慮した歯周治療計画　北島一　······ 158
2. 失敗の原因を考えぬく　長谷川嘉昭　······ 170
3. 歯槽骨整形術の臨床的意義　藤本浩平　······ 178
4. 歯周治療のラーニングステージ　吉野宏幸　······ 187
5. フラップ手術を行う前に考えておきたいこと　斎田寛之　······ 195

Section 5 座談会　根分岐部病変 〜私はこう考える

中川種昭・井原雄一郎・田中真喜・斎田寛之・片山明彦・吉野宏幸　······ 206

Section 6 フラップ手術のすすめQ&A

吉野敏明　······ 212

Column

基礎からの手紙 1	臨床医からの疑問にこたえる ①	井上孝	46
基礎からの手紙 2	臨床医からの疑問にこたえる ②	井上孝	108
基礎からの手紙 3	フラップ手術とナイチンゲール的発想	石原和幸	145
臨床ヒント 1	デンタルX線写真へのこだわり	斎田寛之	135
臨床ヒント 2	歯周外科治療への拡大鏡の応用	吉野宏幸	157
臨床ヒント 3	骨欠損の形態による歯周外科治療の選択	吉野宏幸	202

Page Design：a-pex design　Illustration：小山慶介，TDL

付録動画コンテンツについて

本書の本文中，動画配信マークがある項目について，パソコン，スマートフォン，タブレット端末からインターネットに接続して視聴することができます．

方法1　パソコンで視聴する

以下のURLにアクセスし，該当項目をクリックすることで動画を視聴することができます．
https://www.ishiyaku.co.jp/ebooks/445240/

[動作環境]
Windows 7 以上の Internet Explorer および Microsoft Edge 最新版
MacOS 10.8 以上の Safari 最新版

方法2　スマートフォン・タブレットで視聴する

右のQRコード，または各ページに掲載されているQRコードからサイトにアクセスし，該当項目をクリックすることで動画を視聴することができます．

[動作環境]
Android 4.4 以上の Chrome 最新版
iOS 9 以上の Safari 最新版

※フィーチャーフォン（ガラケー）には対応しておりません

動画一覧

Section1　フラップ手術をやってみよう

2 フラップ手術の基本ステップ
- 動画1　「術前診査」
- 動画2　「麻酔」
- 動画3　「切開」
- 動画4　「剝離」
- 動画5　「炎症性肉芽組織の除去」
- 動画6　「縫合」

3 フラップ手術のポイント
- 動画7　「縫合の手順とポイント」

5 歯科衛生士がかかわる歯周コントロールと歯周外科時のアシスタントワーク
- 動画8　「麻酔時のアシスタントワーク」
- 動画9　「切開時のアシスタントワーク」
- 動画10　「縫合時のアシスタントワーク」
- 動画11　「腕を使った頭位の固定」

Section2　フラップ手術から一歩前進しよう！

2 骨移植をやってみよう
- 動画12　「エムドゲイン®ゲルと人工骨移植を併用したケース」

Section3　歯周形成手術にトライしよう！
- 動画13　「部分層弁の形成」
- 動画14　「遊離歯肉移植術」
- 動画15　「結合組織移植術」

◆注意事項
・お客様がご負担になる通信料金について十分にご理解のうえご利用をお願いします．
・本コンテンツを無断で複製・公に上映・公衆送信（送信可能化を含む)・翻訳・翻案することは法律により禁止されています．

◆お問い合わせ先
以下のお問い合わせフォームよりお願いいたします．
URL：https://www.ishiyaku.co.jp/ebooks/inquiry/

Editor & Author

<編著>

中川種昭
1985年　東京歯科大学卒業
1989年　東京歯科大学大学院修了
慶應義塾大学医学部　歯科・口腔外科学教室　教授

<執筆> ※執筆順

田中真喜
2003年　日本歯科大学卒業
医療法人社団誠敬会　誠敬会クリニック（横浜市西区・東京都中央区）理事長

斎田寛之
2002年　東京医科歯科大学歯学部卒業
斉田歯科医院（埼玉県所沢市）勤務

高橋潤一
1992年　東京歯科大学卒業
1996年　東京歯科大学大学院修了
汐留高橋歯科医院（東京都港区）開業

巻島由香里
2004年　東京医科歯科大学歯学部附属歯科衛生士学校卒業
医療法人社団誠敬会　誠敬会クリニック（横浜市西区・東京都中央区）勤務

森川　暁
2003年　明海大学歯学部卒業
2009年　慶應義塾大学大学院医学研究科博士課程修了
慶應義塾大学医学部　歯科・口腔外科学教室　専任講師

井上　孝
1978年　東京歯科大学卒業
東京歯科大学臨床検査病理学講座　教授

藤本浩平
1994年　東京歯科大学卒業
2001年　アメリカ・州立ワシントン大学歯周病科大学院修了
藤本歯科医院（東京都中央区）勤務

井原雄一郎
2009年　東京歯科大学卒業
井原歯科クリニック（東京都目黒区）開業

中山亮平
2011年　東京歯科大学卒業
慶應義塾大学医学部　歯科・口腔外科学教室

髙橋優子
2006年　湘南短期大学卒業
医療法人社団誠敬会　誠敬会クリニック（横浜市西区・東京都中央区）勤務

片山明彦
1999年　東京歯科大学卒業
2005年　東京歯科大学大学院歯学研究科（歯周病学）修了
有楽町デンタルオフィス（東京都千代田区）開業

北島　一
1987年　広島大学歯学部卒業
北島歯科医院（静岡県磐田市）開業

二階堂雅彦
1981年　東京歯科大学卒業
1997年　アメリカ・タフツ大学歯学部歯周病学大学院修了
二階堂歯科医院（東京都中央区）開業

吉野宏幸
1999年　広島大学歯学部卒業
2003年　東京医科歯科大学大学院医歯学総合研究科博士課程修了
吉野歯科医院（埼玉県川口市）開業

長谷川嘉昭
1988年　日本大学歯学部卒業
長谷川歯科医院（東京都中央区）開業

吉野敏明
1993年　岡山大学歯学部卒業
2010年　東京医科歯科大学にて歯学博士号取得
医療法人社団誠敬会　誠敬会クリニック
（東京都中央区・横浜市西区）会長

石原和幸
1985年　東京歯科大学卒業
1989年　東京歯科大学大学院修了
東京歯科大学微生物学講座　教授

<Illustration>

小山慶介
2004年　日本大学歯学部卒業
同　年～慶應義塾大学医学部　歯科・口腔外科学教室
2010年　ドイツ・レーゲンスブルク大学頭蓋顎顔面外科学講座
2016年～オランダ・マーストリヒト大学頭蓋顎顔面外科学講座留学中

SECTION 0

フラップ手術を始める前に知っておくこと

Section 0　フラップ手術を始める前に知っておくこと

1 フラップ手術を行う基準と治癒形態を知ろう

中川種昭（慶應義塾大学医学部　歯科・口腔外科学教室）

局所の状態から外科・非外科の選択基準を知る

　われわれがフラップ手術（歯周外科治療）を考えるのは，歯周基本治療を行ったにもかかわらず，歯周ポケットが浅くならない，プロービング時に出血するといった状況が多いと思います．

　これまで言われているフラップ手術の目的は，「明視野でデブライドメントを行う」「プラークコントロールをしやすい環境をつくる」「浅いポケットを確立する」「失われた組織の再生を期待する」ことといえます．

　ビギナーの方がはじめてフラップ手術をする場合の多くは，**歯周基本治療によるスケーリング・ルートプレーニング（以下 SRP）の結果，浅くならなかった歯周ポケットに対して，歯石の取り残しを想定しながら明視野でのルートプレーニングを行い，浅いポケットの確立を目指す症例**でしょう．

　ここでまず 1982 年の Lindhe の文献[1]を参考にしてみます．図1に示すように初診時のプロービングデプスが 6 mm 以上であれば SRP よりもウィドマン改良フラップ手術が有利になることがわかります（本文では 7 mm 以上と述べています）．次に術者の技術レベ

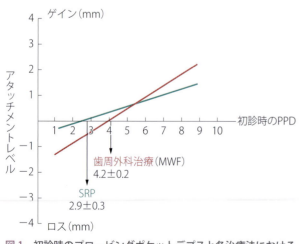

図1　初診時のプロービングポケットデプスと各治療法における付着獲得[1]
MWF：ウィドマン改良フラップ手術

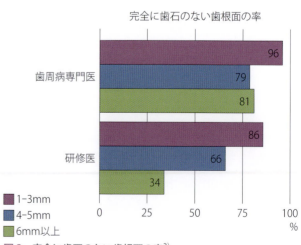

図2　完全に歯石のない歯根面の率[2]

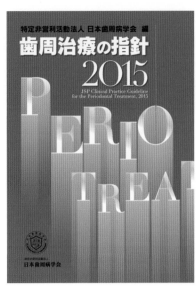

図3 「歯周治療の指針 2015」
（特定非営利活動法人日本歯周病学会編）
現在の日本における歯周治療の指針として重要な冊子である

ルに関する文献[2]を参考にしてみましょう．注目すべきことは，6 mm 以上の歯周ポケットにおいて歯周病治療に熟練している人（歯周病専門医）とそうでない人（研修医）で歯石の取り残しに大きな差が出るという点です（図2）．この本はこれから本格的な歯周治療を行おうとする読者を対象にしていますので，**初診時のプロービングデプスが 6 mm 以上である場合が，歯周外科治療の適応の一つの境界**と考えられます．

　筆者の論文データで恐縮ですが，歯周基本治療後 5 mm 以上残存した歯周ポケットからは，歯周病原細菌である嫌気性菌の *Porphyromonas gingivalis* がそれ以下の部位よりも明らかに多く検出されました[3]．日本歯周病学会が発行している『歯周治療の指針 2015』では「基本治療後の再評価で，おおむね 4 mm 以上の歯周ポケットがあり，出血を認める場合」に歯周外科治療の適応となると述べています[4]（図3）．このことから，**歯周外科治療を考える状況は，歯周基本治療後に 4～5 mm 以上の歯周ポケットが残存している場合**と言えます．細菌学的に嫌気性菌の成育エリアを排除することを考慮すると，できれば 3 mm 以下の歯周ポケットの確立を目指すのが理想でしょう．

全身状態を知る

　歯周病は歯周病原細菌による感染症です．ここまで感染領域である局所の状態を中心に話を進めましたが，フラップ手術が外科処置であることを考えると，外科処置の可否を判断したり，術後の治癒の予測を立てたりする意味でも，患者の全身状態を知っておく必要があります．

　近年，基礎疾患をもつ患者が増えていますので，医科かかりつけ医への対診は重要になっています．このことは，p.39～「⑥全身状態を知ろう」で詳しく解説していきます．

フラップ手術をやると決めたら

1）どこを行うのか

　歯周基本治療における SRP が終了し，歯周病検査を行った際，前述したような基準でフラップ手術を行う部位を決めることになります．初診時および歯周基本治療後の口腔内写

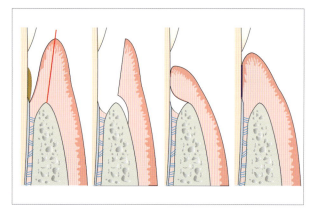

図4 組織付着療法の治癒像
歯肉辺縁付近から切開を加え，根面をプレーニングして歯肉弁を閉じることで，歯肉退縮を最小限にして，組織付着を期待する

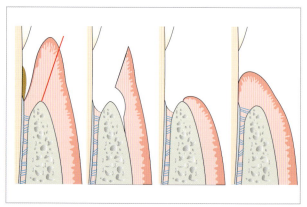

図5 切除療法の治癒像
歯肉辺縁より根尖側から切開を入れ，弁を根尖側に移動することで，歯周ポケットの除去を期待する

真，プロービングチャート，X線写真から，手術を行う部位の歯肉のタイプ，歯槽骨の欠損形態などの状態を把握しておきます．慣れないうちは範囲を2〜3歯に限定して行うとよいでしょう．

この際，**「患者のプラークコントロールが確立していることが重要」**で，PCRで20%程度を維持できていることが望まれます[4]．さらに，咬合力のバランスが取れているかどうかの確認も大切です．

2）どのような治療を期待するのか

これから行う歯周外科治療では，どのような治癒を期待するのでしょうか．フラップ手術の目的は「明視野でSRPを行うことによりプラークコントロールのしやすい環境をつくる」ことであると言われています．そして，「失われた付着を回復する」目的が大きい**"組織付着療法"**と，「浅い歯周ポケットを確立する」目的が主となる**"切除療法"**という2つの考え方があります[4]．さらにこれに，歯周組織再生療法が加わりますが，歯周組織再生療法については後のSectionで解説します．

治癒像を理解しよう

組織付着療法の代表的な術式には**フラップキュレッタージ**（Flap Curettage）[5]や**ウィドマン改良フラップ手術**（Modified Widman Flap Surgery）[6]があります．また，切除療法としては，**歯肉弁根尖側移動術**（Apically Positioned Flap）[7]という術式があります．これらの術式は治癒の概念がそれぞれ異なるため（図4，5）目的に応じて選択します．

組織付着療法は歯肉の退縮は少ないですが，長い上皮付着による治癒となり，歯肉と骨の位置の差が大きいため歯周ポケットはやや残りやすい術式です．一方，切除療法は浅い歯周ポケットが確立されるものの，歯肉の退縮が大きくなり審美的に不利になりやすいという特徴があります．これらを頭に入れて術式を選択するとよいでしょう．

本Sectionで説明をするフラップ手術の基本的な術式はウィドマン改良フラップ手術を基準にしているので，まずはこれを理解しておきましょう（図6）．また，切除療法で期待する治癒像について，Biologic Width（生物学的幅径）という概念はよく出てくるので覚えておくとよいでしょう[8]（図7）．

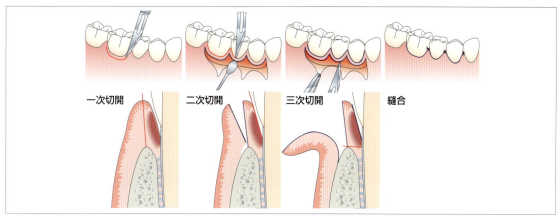

図6　ウィドマン改良フラップ手術（Modified Widman Flap Surgery）の術式
1974年にRamfjordによって発表されたフラップ手術の術式であり，その後多くの論文や成書に引用されている．一般的に一次切開を歯肉辺縁部より約1mm根尖側から歯軸と平行に歯槽骨頂部に向けて入れ，歯肉弁を剥離・反転する．二次切開は歯肉溝に入れ，三次切開を図の方向に入れ不要な組織を切除する

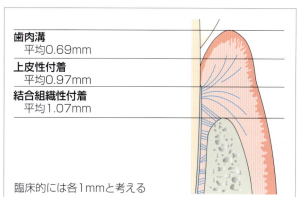

図7　Biologic Width（生物学的幅径）
本来の歯周組織は歯槽骨縁から約1mmの結合組織付着，約1mmの上皮付着，0.5～1mmの歯肉溝が存在しており，切除法後の治癒もこれに近い組織像を期待している

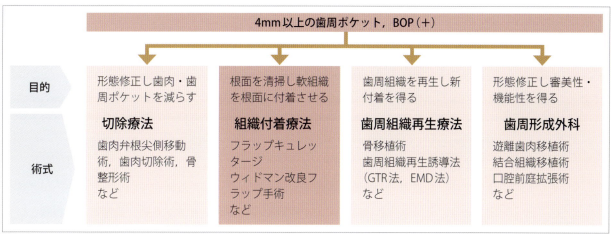

図8　歯周外科処置の目的と術式の選択[4]
どの術式を選択するかは患者の骨欠損の状態，口腔清掃状態，プロービングデプス，BOP，X線写真などから総合的に判断する

まとめ

　本稿では外科治療・非外科治療の基準について概説しました．その必要性や術式の選択は，術者のSRPの技術や歯周外科治療の経験値によって異なってきますが，現状自分がもっている技術や知識を駆使し，目的とする治癒像を考えながら術式を選択してください．
　本書では，ウィドマン改良フラップ手術を基本にした術式をまず解説し，その後歯周組織再生療法，歯周形成外科といったアドバンスな術式についても解説していきます（図8）．

Section 0 フラップ手術を始める前に知っておくこと

2 おさえておきたい解剖学
～歯周組織を三次元的に把握しよう

田中真喜(横浜市西区・東京都中央区/医療法人社団誠敬会誠敬会クリニック)

はじめに

　フラップ手術を行うと決めたときにまず頭に浮かぶのは，「切開線をどこに設定しようか」「どんなマテリアルを使用しようか」などの術式についてではないでしょうか？　手術を成功に導くためには，術式についてしっかりと考えることはとても重要です．そして，その術式を決定するにあたり，大切なポイントは，正常な歯周組織と歯周病に罹患した歯周組織がどのような状態であるかを理解することです．本稿では，手術を成功させるために理解しておきたい歯周組織の三次元的な構造について解説していきます．

歯周組織の三次元的な理解とは？

　我々がよく目にする，歯周組織を表す図は二次元的なものが多いです（図1）．しかし，実際の歯周組織は三次元であるため，歯周組織の立体的なイメージが湧かず，「歯周ポケット内に沈着した感染性沈着物を除去することに目がいくばかりに，SRPや歯周外科治療の後に思わぬ知覚過敏を引き起こしてしまった」などという経験はありませんか？（図2）
　感染源を取り除くことはとても重要ですが，そればかりにとらわれてしまうと，思わぬ歯肉退縮，知覚過敏や審美障害を引き起こすなど，新たな問題をつくってしまう可能性があります．そうならないためには，**歯周組織を歯肉，セメント質，歯槽骨，歯根膜というように二次元的に理解するだけでなく，結合組織の構造と走行なども考慮した，三次元的な理解を深める必要があります**（図3，4）．

歯周組織の三次元的な理解

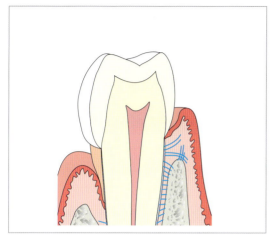

図1　二次元的な歯周組織のイメージ

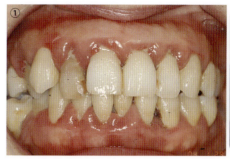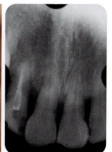

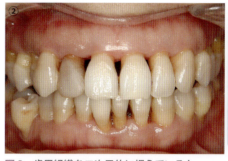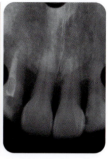

図2　歯周組織を二次元的に捉えていると……
① 初診時．歯肉に発赤・腫脹が認められ，歯肉縁下歯石も沈着している
② メインテナンス時．歯肉の炎症は除去できているが，不用意なSRPの結果，歯間乳頭部の歯肉が喪失してしまっている

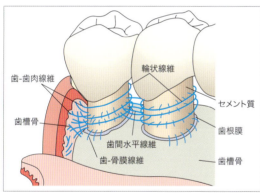

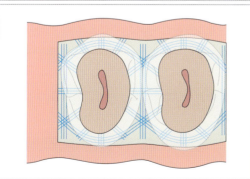

図3　三次元的な歯周組織のイメージ

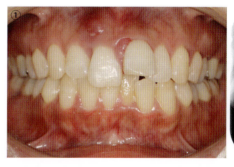

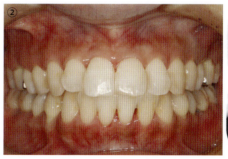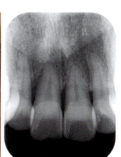

図4　三次元的な構造を考慮した歯周治療の例
① 初診時．歯肉に発赤・腫脹を認める．$\underline{1|}$ は病的な歯の移動をきたしている
② メインテナンス時．歯周組織の三次元的構造を考慮し，スケーラーの刃先で歯肉を不用意に傷つけないよう，インスツルメントの出し入れや動かし方に十分配慮した侵襲性の低いSRPを行った結果，歯肉退縮を引き起こすことなく歯間乳頭を温存できている．歯肉の薄い部位では，スケーラーではなくEr：YAGレーザーを用いて侵襲の少ないSRPを行うこともある

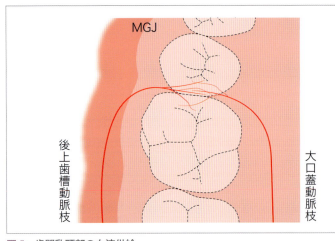
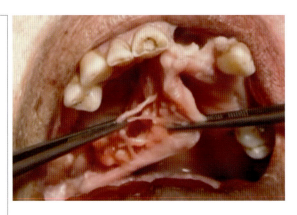

図5 歯間乳頭部の血液供給
上顎臼歯部の歯間乳頭は，血液供給の要となる．頬側は，後上歯槽動脈枝が，歯髄，歯根膜，頬側歯肉へと走行し，頬側粘膜には顔面動脈の枝が走行している．口蓋側は，大口蓋動脈の枝が走行し，歯間乳頭部で吻合する．この部分の血流を保持することが，同部位の治癒機転に大きく影響する

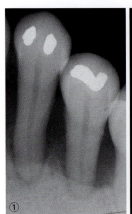
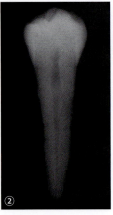
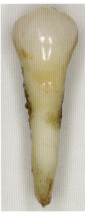

図6 X線写真と抜去歯の比較
① 4̄，5̄には8mmの歯周ポケットがある
② 別の抜去歯のデンタルX線写真．①のX線写真像と似ていることより，①の症例は，この抜去歯同様に歯石が沈着している可能性があることが推測できる

結合組織を理解する

　結合組織には，結合組織性の付着である，歯-歯肉線維や，歯と歯槽骨をつなぐ歯-歯槽骨線維があります．これ以外にとても重要なのが，歯間乳頭部を形成する輪状線維や歯間水平線維です．これらの線維による歯と隣接面の解剖学的形態は，歯間部の歯肉をつくっており，審美的に重要なだけではなく，頬側と舌側の血管が吻合している部位であり，血流を保持し，良好な治癒を得るためにも重要な構造です（図5）．

歯周組織の解剖学的形態の重要性

　歯周外科治療は，「切開に始まり，縫合に終わる」と言われています．歯間乳頭部に適切な切開が入れられずに，歯肉弁を剥離・翻転してしまうと，歯間乳頭部の歯肉は挫滅し，良好な治癒を得るのは極めて困難な状況になります．手術の前準備として，正常な歯周組織の解剖学的形態と歯周病に罹患している状態の解剖学的形態を理解しておきましょう．

注意するべき神経・脈管

術中の大量出血や神経損傷などは，術後に後遺症を引き起こしかねないので，絶対に避けなくてはならない偶発症です．フラップを開ける前に，解剖学的に注意しなければいけないポイントをもう一度おさらいしておくことが大切です．

1） 上顎

上顎口蓋側は，切歯孔と大口蓋孔から分岐する神経と血管に注意が必要です（図7）．通常のフラップ手術では，これら神経，血管を傷つけてしまうことはあまりありませんが，骨吸収が大きく，フラップ手術と同時に歯根切除などの処置を行う場合には注意が必要です．

また，大臼歯部遠心には，翼突筋静脈叢があります（図8）．不用意なインスツルメンテーションで，剥離子などのインスツルメントが深く入ってしまうと，静脈を傷つけ，大量出血につながりますので注意が必要です．

頬側は，眼窩下孔に注意が必要です（図9）．眼窩下孔は，犬歯窩上方で，眼窩下縁中央の1 cm下方にあり，眼窩下動脈，眼窩下静脈，眼窩下神経が通ります．通常のフラップ手術ではここまで剥離は行いませんが，術野を明瞭に保とうと剥離しすぎてしまうと，損傷の恐れがあります．術前に，眼窩下部を触診し，どこまでで剥離を止めなくてはいけないのか，把握する必要があります．

気をつけたい上顎の解剖学的形態

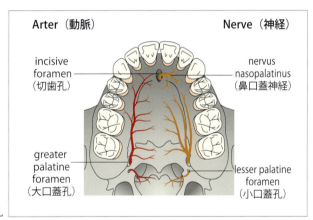

図7 切歯孔・大口蓋孔

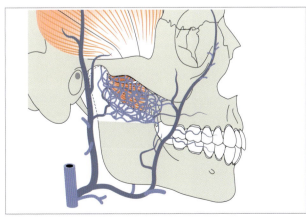

図8 翼突筋静脈叢

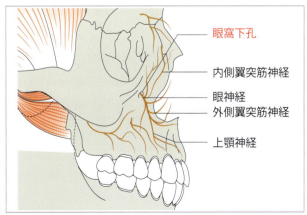

図9 眼窩下孔

2）下顎

下顎の解剖学的な形態で，もっとも気をつけなくてはいけないのが，オトガイ孔（図10-①）です．オトガイ孔は，成人では半数以上が下顎第二小臼歯の位置にあり，オトガイ神経とオトガイ動脈，オトガイ静脈が走行しています（図10-②）．人によって走行位置が異なるため，縦切開を入れる際には十分な注意が必要です（図11）．また，通常，オトガイ孔は左右1対ですが，3.5％〜24.6％の割合で複数のオトガイ孔が認められることがあるので，注意が必要です（図12）[1]．

下顎大臼歯遠心は，解剖学的に特に注意が必要です．というのも，下顎臼歯部歯列の延長線と，下顎枝の方向はすこしずれているのです（図13）．下顎第二大臼歯の遠心に深い歯周ポケットがあり，粘膜が厚い場合にはディスタルウェッジ*を形成する場合がありますが，切開が舌側にずれると，結合組織に空隙があり，その下に舌神経が走行しているため，そこを傷つけてしまいます．舌神経は，下顎体内面に沿っているので，大臼歯舌側の切開の際にも注意が必要です．

*ディスタルウェッジ手術…最後臼歯遠心部の余分な結合組織塊を除去し，歯周ポケットを消失させる手術法

気をつけたい下顎の解剖学的形態

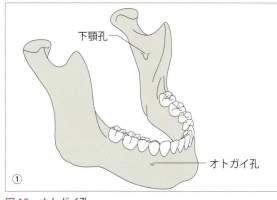
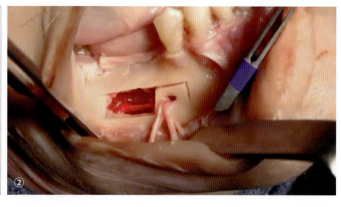

図10　オトガイ孔
① オトガイ孔の位置
② オトガイ孔にはオトガイ神経とオトガイ動脈，オトガイ静脈が走行している

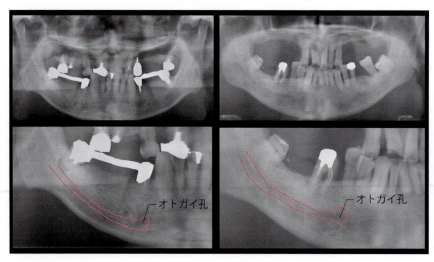

図11　下歯槽管，オトガイ孔の位置は個体差が大きいため，注意が必要

三次元的把握に基づくフラップ手術

1）手術前

フラップ手術を行うにあたり，必ず余裕をもって手術数日前までに歯周病検査結果，口腔内写真，X線写真（場合によってはCT），研究用模型を用意し，よく観察と考察を行いましょう（図14〜17）．

どの部位にどのような神経・血管などの脈管系が存在しているか，また小帯の位置や粘膜の皺から結合組織の走行を観察し，どの方向に縦切開を入れるか入れないか，付着歯肉の幅からどのくらい歯肉弁を上下させることができるのかも検討します（図18-①〜③）．

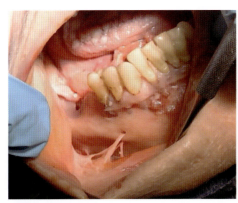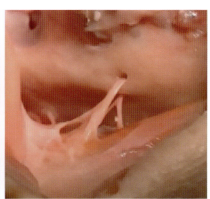

図12　副オトガイ孔
3.5%〜24.6%の割合で複数のオトガイ孔があるので，オトガイ孔は1対しかないという思い込みをしてはいけない

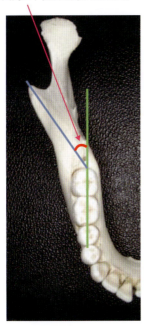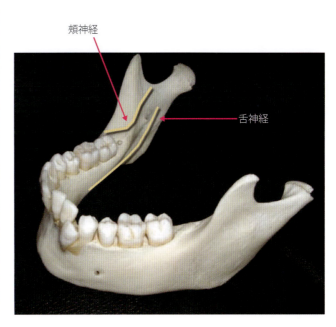

図13　下顎歯列と下顎枝の方向に注目
下顎大臼歯遠心の舌神経や頬神経の走行には注意が必要

術前の解剖学的形態の把握

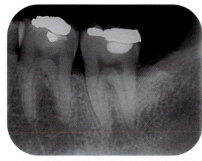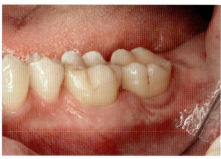

図 14 術前の口腔内写真，X 線写真の観察
「7 遠心に 8 mm の歯周ポケットがあるものの，デンタル X 線写真では骨の形態には異常がなさそうだが，口腔内所見では，「7 の歯肉の形態に異常がある

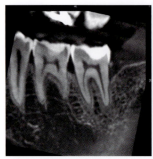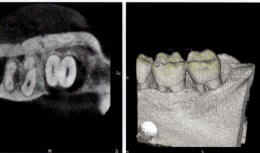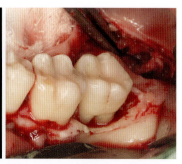

図 15 術前の CT 像の確認
さらに詳しく調べるために CT を撮影すると，遠心に垂直性骨欠損，頬側に Ⅱ 度の根分岐部病変があることがわかる

図 16 CT 画像より骨形態を 3D 構築
さらに具体的なイメージをつかむことができる

図 17 フラップ手術時の口腔内
歯肉弁を剥離・翻転し，不良肉芽を除去すると，図 16 の 3D イメージとほぼ同じ骨欠損状態であることがわかる．診断に迷ったときには，CT を活用するものよい

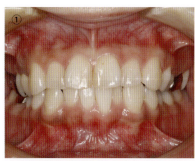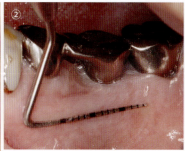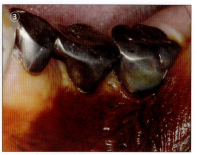

図 18 解剖学的な形態の把握
① まず口腔内の全体像から，小帯の位置血管の走行を確認する
② 次にプローブなどで手繰り寄せて，粘膜の状況を確認する
③ 付着歯肉がわかりづらい場合は，ヨードで染色し確認する

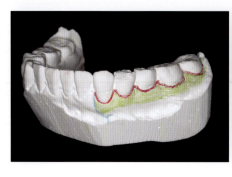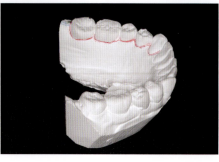

図 19 付着歯肉の量や小帯の位置を考慮し，切開線を決める

術前にはもう一度手指で手術部位を総義歯の印象を採る要領でよく触診し，粘膜と歯肉下部の歯槽骨の状態を研究用模型にトレースし，切開線の設定を行います（図19）．さらに，どのようなことに注意するか，起こりうる合併症とそのリカバリーの方法についてよく検討します．術前には手術計画を再評価し，最終の治療計画とします．

2）手術当日

手術当日になったら，浸潤麻酔時にもう一度再評価を行います．麻酔時の浸麻針を用いて，骨の欠損形態，歯石の付着状況などをサウンディングします．さらに浸潤麻酔後に歯周プローブにてどの部分に歯石の取り残しがあるか，歯周ポケット内をサウンディングし，どこまでが結合組織性の付着か，上皮性の付着であるかを確認します．また，歯間乳頭や歯周ポケットを押したり引いたりして弾性を確認し，歯間線維や輪走線維の方向も確認して，手術計画どおりに進めて問題ないか最終チェックします．このときX線写真やCTで解剖学的に気をつけなくてはいけないポイントを再度確認しましょう．ここで想定と違う場合には，切開線の再検討が必要になります．

ビギナーのうちは，急な変更はプレッシャーになりかねませんので，手術経験の豊富な先輩に立ち会ってもらったり，疑問点をすぐに確認したりできる環境を整えておくことも，手術前に必要な準備と言えるでしょう．問題ないことが確認できたら，いざ手術を開始します．

ビギナーの場合，手技に集中するあまり，術中にあまり多くを見ることができないため，大変ではありますが，できるだけ術中写真を撮影し（図20，21），後から手術を振り返ることができると，何が良かったのか，何が悪かったのかを後から冷静に分析することができ，スキルアップにつながります．特に，縫合後の記録は忘れずに残しておくと良いでしょう．

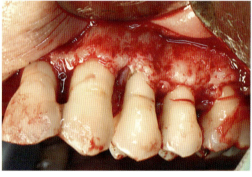
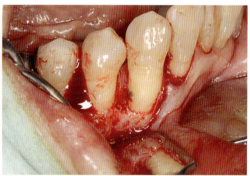

図20　術中の写真
隅角部に歯石が残存している．SRPの際に歯石を取り残しやすい部位を把握しておくことも大切である

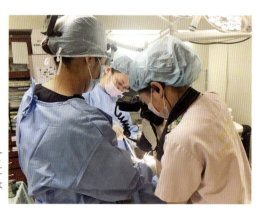

図21　術中の写真撮影
自分で撮影することが難しい場合には，スタッフに撮影してもらい，写真をチェックする．スタッフに協力を仰ぐ場合には，日ごろよりいっしょに練習を行い，何を撮影しなくてはいけないのか，相互理解を深めておく

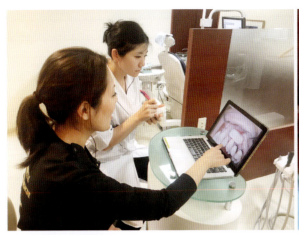 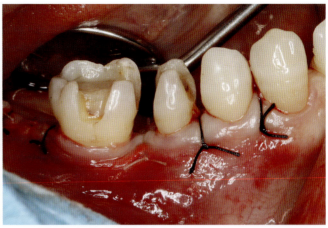

図22　術後の再評価
術中写真は必ず大きな画面で確認する．ときには，先輩にチェックしてもらうことも大切

図23　縫合後の写真
縫合は，創傷治癒に大きく影響する．弁のテンションは適切か，縫合糸がきつすぎないか，縫合の間隔は適切かをチェックする

3）手術後

　診療当日中，記憶がまだ鮮明なときに必ず手術全体の再評価を行いましょう（図22）．縫合の圧は，術後24〜48時間後の腫脹が最大となる期間中に毛細血管の血流の流れを阻害しない範囲で，かつ弁が開いてしまわず安定するのが理想ですが，ビギナーの場合には最初から理想どおりの縫合を行うことは困難です．強すぎれば組織は圧迫され貧血を起こし，組織の治癒遅延や，最悪の場合には歯肉弁が壊死してしまうことになりかねません．また，弱ければ歯肉弁が開いて出血し，そこから感染して，やはり手術は失敗してしまう可能性もあります．そのため歯周外科治療のビギナーのうちは，縫合後1週間までは1〜2日おきに患者さんに来院していただいて手術部位の管理と撮影を行い，縫合の状態を再評価します（図23）．必要な場合は再縫合し，次回の手術の参考とします．

　このように，歯周組織の構造を三次元的にとらえることで，単なる切除療法から歯周組織再生治療や付着獲得療法，インプラント治療へとさらなるステップアップにつながります．

Section 0　フラップ手術を始める前に知っておくこと

3 チャートとX線写真から手術部位を診断しよう！

斎田寛之（埼玉県所沢市・斉田歯科医院）

骨形態の把握の重要性

　フラップ手術の目的が起炎物質の除去なのか，骨欠損の修復を目指すのかによって異なりますが，フラップ手術の前には術部の骨欠損形態を把握する必要があります．フラップ手術の成功率を左右するものには，補塡材料の種類以上に術式の選択や術者の技量がありますが，一歯単位ではそれ以上に骨欠損形態が重要な要素です．骨欠損形態の把握はフラップ手術の成功率に大きく影響する大切な要素であり，術式や切開線の設定，補塡材料の選択にも関与してきます．

　骨欠損形態は骨欠損の存在する歯根面からみて骨の壁がいくつあるかによって1壁性骨欠損，2壁性骨欠損，3壁性骨欠損，4壁性骨欠損，隣接歯に及ぶクレーター状骨欠損，根分岐部を伴うものなどがあります（図1）．

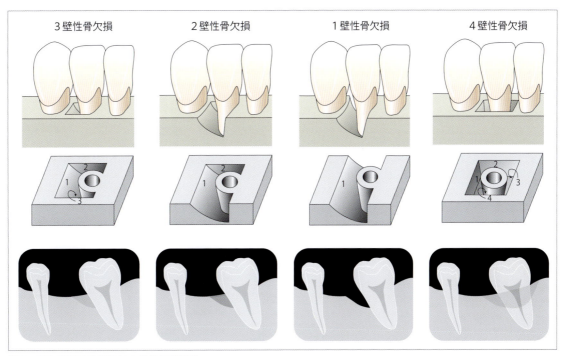

図1　骨欠損部の骨壁数による骨欠損形態
骨欠損に面する歯根面から見て骨の壁（骨壁）がいくつあるかで1～3壁性に分類される．4壁性は歯根全体を囲う骨欠損．上段が横から見た図，中段が上から見た図，下段はそれぞれの骨欠損でデンタルX線写真でどのように映るかを示したもの．3壁性，2壁性，1壁性の順にX線写真の透過性が亢進する

フラップ手術後の治癒過程において，血液は骨から供給されます．そのため，骨壁が多い方がより治りやすい傾向にあります．3壁性，2壁性，1壁性の順番に治りやすく，3壁性骨欠損では通常のフラップ手術でも骨欠損の修復が得られやすいですが，2壁性，1壁性では足場として骨移植やバリアメンブレンなどが必要になってきます[1]．

　4壁性骨欠損は歯根を全周取り囲む（囲繞性）骨欠損であり，骨幅の薄い日本人においては縁下カリエスなどでよく見られる骨欠損です．縁下カリエスであれば第一選択は矯正的挺出による付着の移動であるため[2]，フラップ手術の選択はありませんが，骨幅があって純粋に歯周病でできた4壁性骨欠損は比較的治りやすい骨欠損と言われています[1]．

X線写真でわかること・わからないこと

　このように術前の骨欠損形態の把握は非常に重要です．骨欠損形態の把握のためには，デンタルX線写真とプロービング値を参考にします（図2, 3）．デンタルX線写真は二次元の画像ではありますが，非常に多くの情報を得ることができ，だいたいの骨欠損形態も予測することができます（図1，図4）．骨欠損はデンタルX線写真では透過像として現れますが，海綿骨に限局した骨欠損ははっきりとした透過像として観察できません（図1，図5）[3]．皮質骨に欠損が進むと，デンタルX線写真でも透過像は次第に明瞭に現れてきます．つまり，透過像の明瞭さによって，1～4壁性の予測ができます（図1）．

CASE 1　2～3壁性の骨欠損

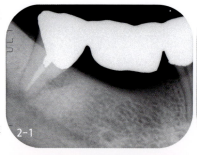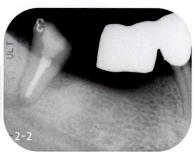

図2-1　47歳，女性．初診時デンタルX線写真
非喫煙者．7近心には垂直性骨欠損がみられた
図2-2　フラップ手術前のX線写真
歯周基本治療後，残存した歯周ポケット，垂直性骨欠損に対して歯周外科治療を行うこととなった

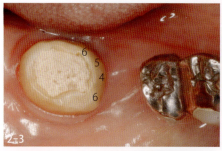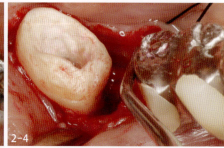

図2-3　歯周外科治療前の状態とプロービング値
図2-2のデンタルX線写真とプロービング値を合わせて考えると，近心から舌側にかけての2～3壁性骨欠損ということがわかる
図2-4　フラップ手術時
やはり舌側にかけての2～3壁性骨欠損であった

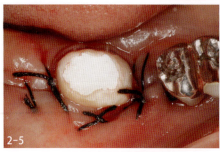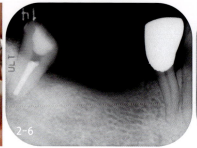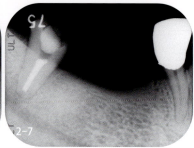

図2-5　遠心からわずかに自家骨を採取し移植，縫合した
図2-6　術直後のデンタルX線写真
通常のフラップ手術のみで骨欠損は修復された
図2-7　術後3カ月のデンタルX線写真
歯周組織はきわめて安定している

CASE 2　1〜2壁性の骨欠損

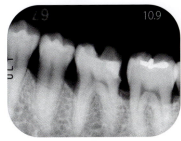
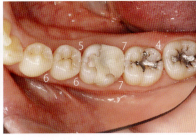

図 3-1　39歳，女性．術前のデンタルX線写真と口腔内写真
フラップ手術前のデンタルX線写真とプロービング値から1〜2壁性骨欠損と予想できる

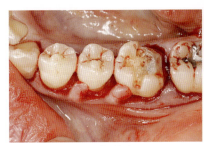
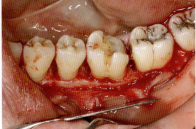
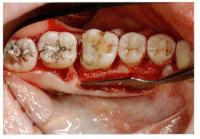

図 3-2〜4　フラップ手術時
術直前にはボーンサウンディングで骨欠損形態の確認と骨頂部の確認を行い，切開・剥離を行った．やはり1〜2壁性の骨欠損であった

X線写真からわかること

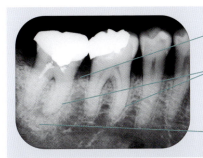

- 歯槽頂部歯槽硬線（不鮮明）
- 歯根膜腔と歯槽硬線（拡大）
- 骨梁像（不透過性亢進）

- 齲蝕
- 歯石
- 補綴物の適合
- 根尖病変
- 根分岐部病変
- 咬耗
- 骨欠損
- 歯根膜腔

図4　デンタルX線写真からわかること
デンタルX線写真から得られる情報は非常に多い．齲蝕，歯石，根尖病変，補綴物の適合，咬耗などの情報のほかに，歯周組織の情報としては，骨欠損の大きさから歯周病の罹患度を，歯槽頂部歯槽硬線の消失の有無から歯周病の進行性を，歯根膜腔の拡大から動揺度を，骨梁の不透過性からは炎症や力の影響を読むことができる

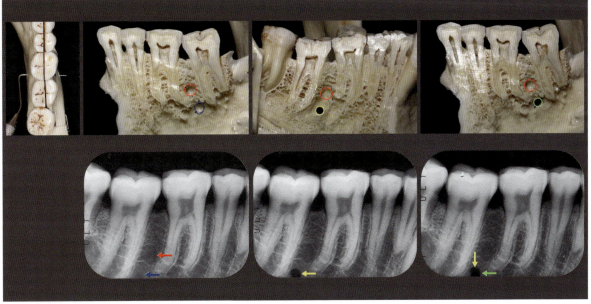

図5　骨欠損の大きさとデンタルX線写真の見え方（標本による実験）
海綿骨に限局した欠損から皮質骨に一部かかる欠損，皮質骨が完全に抜けた欠損がデンタルX線写真にどう写るかを示したもの．赤丸：海綿骨のみの骨欠損（バーで海綿骨のみに欠損を作成），青丸：皮質骨を半分削除，黄色丸：舌側の皮質骨を削除，黄緑丸：頬側の皮質骨を削除
海綿骨に限局した骨欠損は，デンタルX線写真には変化としてあまり現れず判断が難しい（赤矢印）．皮質骨に欠損が及ぶと透過性が亢進するが（青矢印），完全に抜けるとようやく透過像としてはっきり判断できるようになる（黄・黄緑矢印）

X線写真に写らないもの

表 デンタルX線写真に写らないもの

- 急性炎症時の付着
- 歯内-歯周病変時の付着
- 骨の裏打ちのない付着

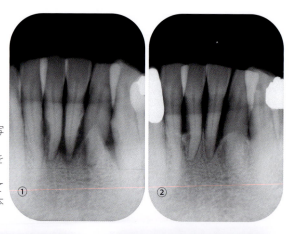

図6 急性炎症
急性炎症を起こしている場合は，付着が残っていたとしてもX線写真上での透過性が亢進し，一見骨が多く吸収しているように写る．このときのX線像で骨欠損の状態，さらには抜歯・非抜歯の判断をするのは危険である
①「1 が急性炎症を起こした直後．歯周ポケットは根尖まで達していた．②7年後の状態．炎症の消退を待ってSRPを行い，歯周基本治療のみで十分な回復が得られた

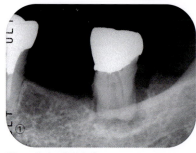 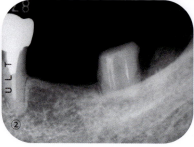 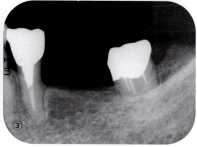

図7 歯内-歯周病変
歯内-歯周病変には根尖病変由来と歯周病由来のものがあり，根尖病変由来の場合は根管治療のみで速やかに回復が得られる．骨欠損に見える部分も実際には付着が残存している
① X線写真上では「7 に根尖を超える骨欠損が存在し，歯周ポケットも根尖まで達しているように見える
② 歯内-歯周病変の可能性を考え，まずは根管治療を行ったところ，速やかに骨の回復が見られた
③ 部分床義歯の鉤歯として現在も機能している

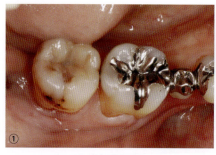 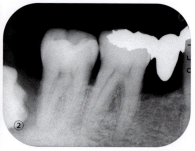

図8 骨の裏打ちのない付着
智歯の埋伏によりデンタルX線写真では7 遠心は骨欠損のように見えるが，実際には付着が残存しており歯周ポケットはない．骨の裏打ちのない付着もデンタルX線写真には写らない

　ここで注意しなくてはいけないのは，X線写真には写らないものがあるということです（表，図6～8）．急性炎症時の付着，歯内-歯周病変が存在する場合の付着，骨の裏打ちのない付着に関しては，X線写真には写らないため，プロービングで付着の存否を確かめる必要があります[4]．

　最近では，CTにより三次元的に骨欠損形態を把握する方法もあります（図9）．視覚的に骨欠損形態を把握できるため，ボーンサウンディングと並んで骨欠損形態の把握には有用ですが，X線に写らないものに関しては，二次元であろうと三次元であろうとも同じで，X線写真には写らないものがあるという認識をもって診断することが大事です．

　また，デンタルX線写真とプロービングチャート，さらにはCTを用いて骨欠損形態の予測をしますが，これはあくまで"予測"です．フラップ手術直前（もしくは診査時）には，骨欠損形態の正確な把握のために浸潤麻酔の針などを用いたボーンサウンディングを行います．これにより骨頂部がわかり，切開線の決定とともに骨頂予測切開が正確に行えます．

CASE 3 CBCTの活用

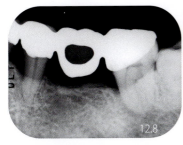
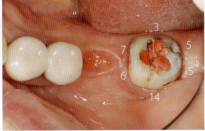

図9-1　49歳，女性．初診時X線写真と口腔内写真
非喫煙者．近心から頬側にかけて深い歯周ポケットがみられ，特に頬側は根尖付近にまで及ぶ骨欠損があった

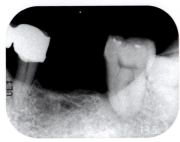
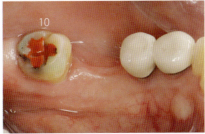

図9-2　歯周基本治療後
歯周基本治療を行ったところ，歯周ポケットは頬側の1部位に10 mm存在する状態となった

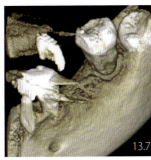
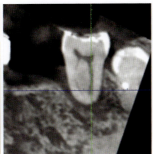
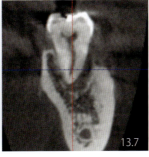
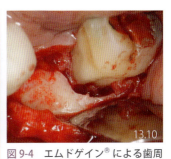

図9-3　骨欠損の状態を把握するためにCBCTを撮影
近心から頬側にかけての骨欠損であり，舌側には及んでいなかったため，切開線は頬側のみとし，舌側は開かずにエムドゲイン®ゲルを用いて歯周組織再生療法を行った

図9-4　エムドゲイン®による歯周組織再生療法

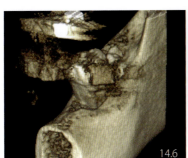
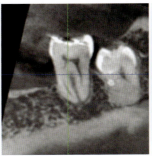
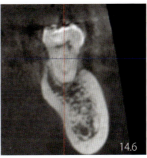

図9-5　術後8カ月のデンタルX線写真とCT像
近心から頬側にかけて骨が再生されたことがわかる

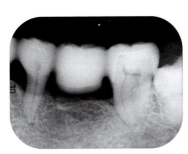

図9-6　術後2年

POINT

骨形態の把握のために～ボーンサウンディング

デンタルX線写真には写らないものもあるため，フラップ手術前には，浸潤麻酔に続いて浸潤麻酔の針や根管治療用のファイルなどを用いてボーンサウンディングを行う．これにより，骨頂を正確に捉え，切開線を決めることができる

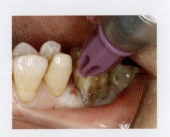

Section 0 フラップ手術を始める前に知っておくこと

4 まずSRPができるようになろう

高橋潤一（東京都港区/汐留高橋歯科医院）

　皆さんは普段の臨床で，スケーリング・ルートプレーニング（以下，SRP）を自分自身で行っていますか？　歯科衛生士にお願いしているとしても，術後に根面をチェックしているでしょうか？　本書はフラップ手術の本で，歯周基本治療の本ではありませんので，いきなりSRPの質問がでてきて驚いたかもしれません．しかし，**歯周基本治療でも，フラップ手術でも，実はこのSRPがとても大事なところです**．飛ばさないでぜひ，1回は目を通してください．

　筆者は，大学同窓会のセミナーや歯科医師会で，ブタ顎を使った歯周外科実習のお手伝いをすることがあります．フラップを剥離し，ルートプレーニングを施した後，歯周組織再生療法や減張切開，歯肉弁根尖側移動術などの実習を行います．そのとき，受講生のなかにはキュレット型スケーラーを正しく使うことができない方も意外と多く見受けられます．炎症性肉芽組織をデブライドメントし，歯石や病的セメント質を除去して歯根面を滑沢化するためには，グレーシー型キュレットを使いこなすことは必要不可欠です．近年，超音波スケーラーもかなり進歩していますが，それだけでは不十分だと思います．そこで本稿では，歯周治療の基本であるグレーシー型キュレットの使い方を復習しましょう．

スケーラー各部の名称

　まずはスケーラー各部の名称を復習しましょう（図1, 2）．

スケーラーの構造

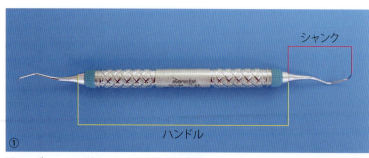
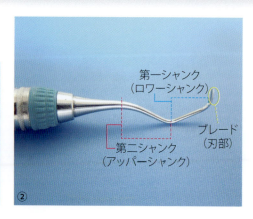

図1　グレーシー型キュレットの各部の名称
① 手で持つ部分をハンドルという．太さや形状などは自分の好みで選択するとよい
② 先端部の拡大図．先端がブレード（刃部）．ブレードからハンドルに向けて第一シャンク（ロワーシャンク，ターミナルシャンク），第二シャンク（アッパーシャンク）となっている

SRPの方法

1）持ち方

グレーシー型キュレットは，硬い歯肉縁下歯石や病的セメント質を除去するために力を入れたり，歯根面を滑沢化するためにデリケートな操作をしたり，根分岐部等の複雑な歯根形態に対応したりと，歯面に正確に当て，さまざまな動かし方をしなければなりません．そのためには，持ち方が最初のポイントになります．

図3に示すように，執筆状変法（Modified Pen Grasp）で持ちましょう．第三指が第一指より前に出て，シャンクに接するのがポイントです．このような持ち方をすることで，広範囲にわたってスケーラーに力をかけることができるのでスケーラーが安定します．

さらにシャンクに触れている第三指が，歯根面の形態や粗糙感を感知することができます．第四指で近くの歯の咬合面にしっかりと固定点を設けます．執筆把持法（Pen Grasp，図4）と比較してみると，執筆把持法では固い歯石に対して，スケーラーがぐらつきやすいことがわかります．

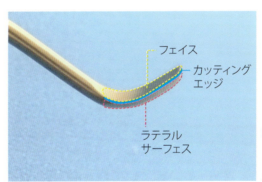

図2　ブレードの拡大図
グレーシーキュレットは片刃であり，フェイスとラテラルサーフェスの成す角を「カッティングエッジ」という

スケーラーの把持方法

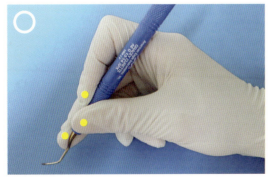

図3　執筆状変法
第二指と第三指の間に第一指で押さえるようにしっかり把持し，第四指で固定する．このとき，第二指がシャンクに触れる．強い力を加えてもスケーラーがぶれない

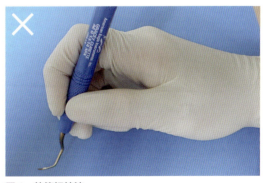

図4　執筆把持法
強い力に対してスケーラーがぶれやすい

2）当て方

　グレーシー型キュレットは，歯面に対して70°前後の角度で当てなければなりません．きちんとシャープニングされたスケーラーなら，驚くほどの切れ味を発揮します．しかし，この角度がずれるとまったく役に立ちません．

　ところが，歯肉縁下や骨内欠損にアプローチする場合，カッティングエッジが70°で接しているかどうか視認することは不可能です．そこで第一シャンクに注目してみましょう．グレーシー型キュレットには，ブレードにオフセットアングルが付いているので（図5），第一シャンクが歯面と平行であるときに，正しい角度でカッティングエッジが歯面に触れるようになります．キーワードは「**第一シャンクを歯軸と平行に**」です（図6, 7）．

　さらに，ブレードの先端1/3が歯面に触れていなければなりません．狭い歯周ポケットの中で歯肉や歯根面を不必要に傷つけないことも，大事なポイントです（図8）．

歯面への当て方

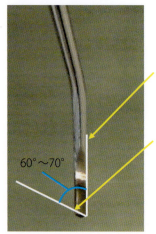

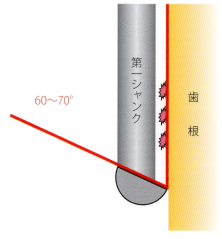

図5　オフセットアングル
グレーシーキュレットには，第一シャンクとフェイスの間にオフセット・アングル（60°～70°）が付いている

図6　第一シャンクを歯軸と平行に！
第一シャンクを歯軸と平行に当てると，カッティングエッジを適切な角度で歯面に当てることができる

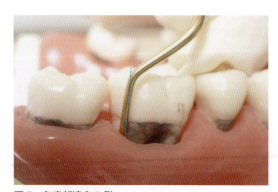

図7　臼歯部遠心の例
第一シャンクを歯軸と平行に当てると，シャンクからハンドルが適切な方向に向かう（使用スケーラー：グレーシーキュレット13/14）

ブレードの先端1/3を意識する

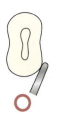 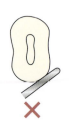 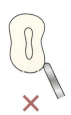

図8　スケーラーの先端1/3を用いる
スケーラーの先端が歯面から離れると周囲の歯肉や歯根面を傷つけてしまう

3）動かし方（ストローク）

正しく持って，きちんと歯面に当てたら，今度はスケーラーを動かします．複雑な形態の歯根面に強固に付着している歯石や病的セメント質を確実に除去し，デリケートにルートプレーニングを行わなければなりません．しかも効率よく，できれば短時間で．そこで2つの動かし方（ストローク）を確認しましょう．

一つ目は「**フィンガーストローク**」です（図9）．第四指を近くの歯にしっかりと固定し，スケーラーを持つ3本の指を上下に動かします．このとき，手首は動かしません．指の力だけを使うので，ルートプレーニングや歯根面の形態の確認に有効です．

もう一つは「**ピボットストローク**」です（図10）．今度は指をあまり動かさずに，固定点の第四指を中心に手首を動かします．細かい動きはあまりできませんが，力強くスケーラーを操作することができます．力強い大きなストロークで，強固な歯肉縁下歯石を除去するときに有効です．

これらのストロークは，目的に応じて使い分けなければなりません．両方できるようにしっかり練習してください．

ストローク

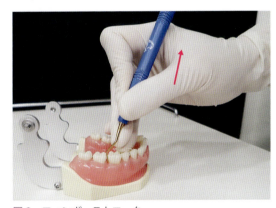 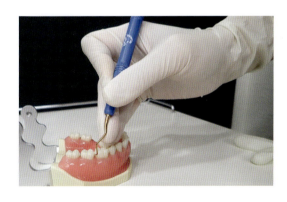

図9　フィンガーストローク
第四指を隣在歯に固定し，指を上下させてストロークする．歯根面の診査，ルートプレーニングなど，スケーラーをデリケートに扱うことができる

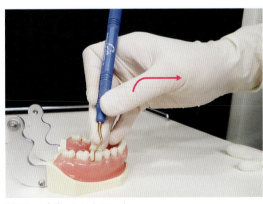 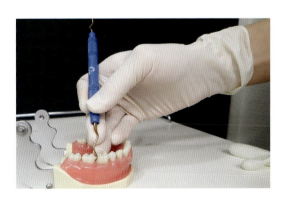

図10　ピボットストローク
第四指を隣在歯に固定し，手首を動かしてスケーラーをストロークする．多量の硬い歯石を除去するときに有効である

4）使用するスケーラーの種類

グレーシー型キュレットは，部位によって用いるスケーラーの種類が決まっています（図11）．最初は覚えるのがたいへんかと思いますが，先述したポイントをしっかり守ると，自然に用いるスケーラーは決まってきます．術者によって好みもありますし，解剖学的な条件によっては例外もあるかと思いますが，それぞれが該当の部位に使いやすいように設計されています．

特にフラップ手術中はつい忘れがちですが，きちんとスケーラーを選択してSRPを行ってください．

5）鋭利なカッティングエッジを保つ

このように，グレーシー型キュレットを正確に使用すると，驚くほど根面は滑沢になり，歯周炎は改善します．ですが，通常の使用でも，カッティングエッジは次第に鈍になっていきます．また，滅菌でも劣化します．カッティングエッジが劣化し，鋭利な状態でないと，効果的なSRPはできません．ルートプレーニングが不完全になるだけでなく，無駄に力が必要となって余分に根面を削除したり，軟組織を傷つけたりし，術者も疲労します．ですから，スケーラーのシャープニングを確実に行って，コンディションを保つことは重要です（図12）．最近では，カッティングエッジが摩耗しにくいスケーラーも販売されています（図13）．

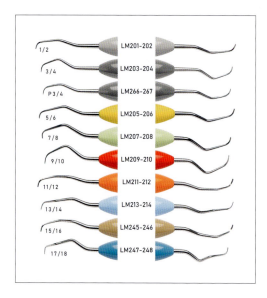

1/2 3/4 5/6	前歯〜小臼歯	
7/8 9/10	小臼歯 大臼歯	頬舌側
11/12	大臼歯	近心側
13/14	大臼歯	遠心側

図11 グレーシーキュレットの種類と使用部位
正しいスケーラーを選択して，第一シャンクを歯軸と平行に当てると，正確なSRPが可能となる
（左図：LMグレーシーキュレット／白水貿易）

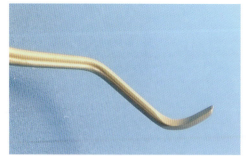

図12 良く切れる，鋭利なカッティングエッジ
刃部が鋭利で細いラインに見える

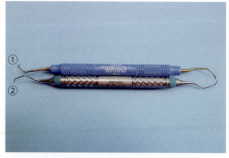

図13 摩耗しにくい材料や加工が施されたグレーシーキュレット
すこし割高だがメインテナンスは楽である．筆者も使用している
①アメリカンイーグルグレーシーキュレットXP（ジーシー），②グレーシーキュレットエバーエッジ（Hu-Frieday）

Section 0　フラップ手術を始める前に知っておくこと

5 フラップ手術の前に……歯肉の炎症はとれていますか？

巻島由香里（横浜市西区・東京都中央区／医療法人社団誠敬会誠敬会クリニック）

はじめに

　歯周病の治療においてもっとも重要なことは，炎症と力のコントロールです．炎症をコントロールするには歯周病原細菌を減少させること，すなわち原因となるプラークや歯石の除去が必要不可欠です．歯周外科治療の前には，必ず歯周基本治療でそれらの原因除去を行います．その次のステップとして歯周病の再発を防ぐためにフラップを開き，デブライドメントや深いポケットを減少させるための歯周外科治療へ移行します（図1）．

　歯周外科治療の適応となるのは，①歯周基本治療を行っても，深い歯周ポケットが残存している場合，②軟組織および硬組織の形態異常によりプラークコントロールの不良や歯周炎の再発が起こりやすい場合，さらには③審美障害や適切な修復・補綴物の装着を妨げるような解剖学的形態異常などがある場合です．その歯周外科処置のひとつにフラップ手術があります．このようなフラップ手術を行うにあたっては，手術の前に患者の口腔衛生状態が良いことが条件です．

　では，フラップ手術へ移行する前に何を行い，口腔内はどのような環境になっていることが望ましいのでしょうか．

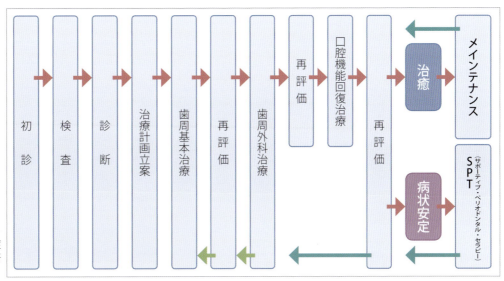

図1　歯周治療の流れ
歯周治療を適切に行うためには，歯周病の症状を的確に検査，診断する必要がある

フラップ手術の前に行うべきこととは？

　冒頭に述べたように，フラップ手術を予定している患者に対しては，歯周基本治療が終了した時点である程度の炎症と力のコントロールがされていなければなりません．患者自身のプラークコントロールが確立されておらず，歯肉の炎症がコントロールされないままフラップ手術へ移行してしまうと，手術部位の細菌感染，術中の多量の出血，術後の治癒遅延などさまざまな問題を引き起こすリスクが高まります．

　まずは適切な歯周基本治療を行い，その流れに沿って手術の前に歯肉縁上，縁下のプラーク，歯石の除去を行い，フラップ手術に臨める環境を整えます（図2）．ここでは，フラップ手術を行う前の歯肉の炎症のコントロールという観点から，術前に抑えておくべきポイントを一つひとつ確認していきましょう．

1）口腔清掃指導

　すべての治療において，患者による歯肉縁上のプラークコントロールは基本となる部分であり，決して省くことはできません．口腔清掃指導では，歯科医師，歯科衛生士が患者自身のブラッシングにより物理的に口腔内の細菌数を減少させることの意義を患者に理解してもらい，正しい清掃方法を習得してもらいます（図3-①〜④）．担当する歯科医師や歯科衛生士が患者の口腔内の状態，生活環境，理解度，目的に合った清掃方法と清掃用具の選択を指導することは歯肉の炎症をコントロールするうえの第一歩です．

　また，口腔清掃指導の場において患者の性格や価値観を知り，信頼関係を構築することは治療を進めていくうえでとても重要なことです．積極的なコミュニケーションを図り，フラップ手術に臨むまでに患者から信頼され，安心感を得られるような環境づくりに努めましょう．

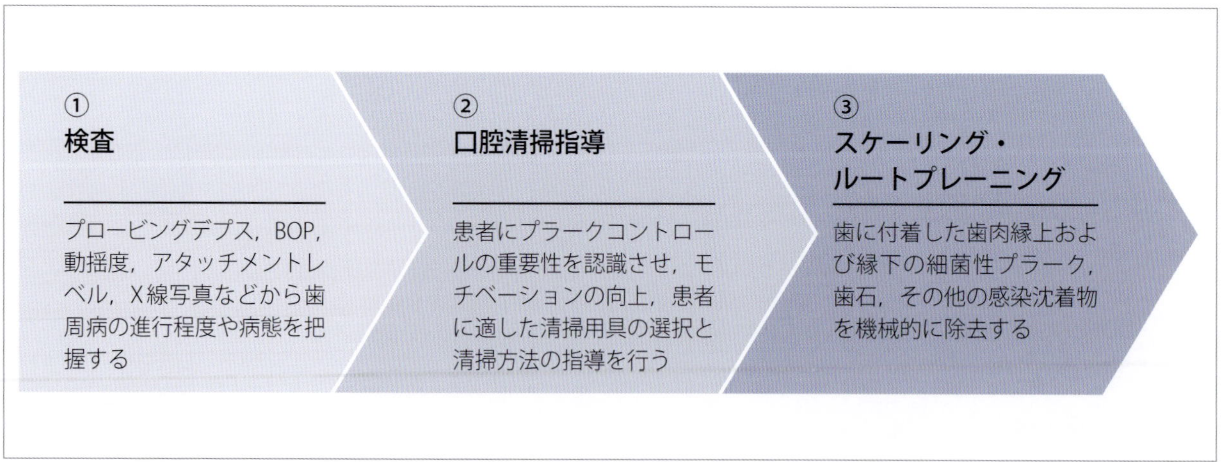

① 検査	② 口腔清掃指導	③ スケーリング・ルートプレーニング
プロービングデプス，BOP，動揺度，アタッチメントレベル，X線写真などから歯周病の進行程度や病態を把握する	患者にプラークコントロールの重要性を認識させ，モチベーションの向上，患者に適した清掃用具の選択と清掃方法の指導を行う	歯に付着した歯肉縁上および縁下の細菌性プラーク，歯石，その他の感染沈着物を機械的に除去する

図2　炎症のコントロールに重要な歯周基本治療の流れ
歯周基本治療を正しい順序で行うことで歯肉の炎症は改善される．プラークコントロールが不十分であると，SRP，暫間固定，歯周外科治療などその後の治療の効果が著しく低下する

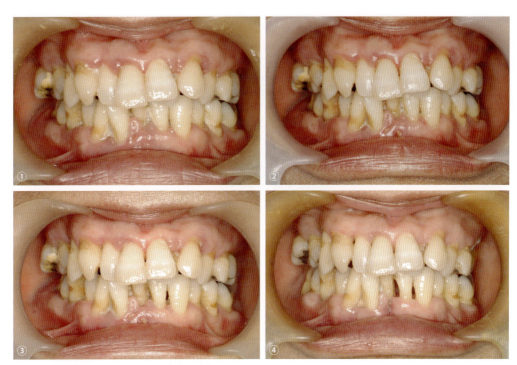

図3 口腔清掃指導とSRPによる歯肉の変化
①初診時．全顎的な歯肉の炎症が認められる
②口腔清掃指導1回目
③口腔清掃指導2回目（SRP前）
④SRP後
数回の口腔清掃指導，SRPにより歯肉の炎症に改善を認める．歯肉の炎症がコントロールされていることを確認し，フラップ手術へ移行した

2）プロービング

　プロービングでの歯周ポケットの測定は，歯周基本治療前後で必ず行わなければならない重要な検査項目です．プローブの正しい挿入角度と操作方法，プロービング圧，適切な測定ポイントを理解し，歯科医師，歯科衛生士，誰が測定しても同一患者の測定値が同じとなるようなプロービング操作を行えるようにします（図4）．

　歯周病患者のプロービングの値は，歯肉の炎症が強いほど，実際の歯周ポケット底から辺縁歯肉までの距離と測定時のプロービングポケットデプスの数値にわずかな誤差が生じることに注意しなければなりません（図5）．

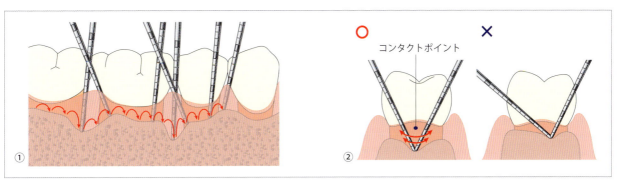

図4 プロービング
①正しい操作でプロービングを行う．プローブをポケット底に歩かせるイメージで「ウォーキングストローク」で操作する
②歯間部の測定はコンタクトポイントの真下，頰側からも舌側からも同じ距離となるポイントを測定する

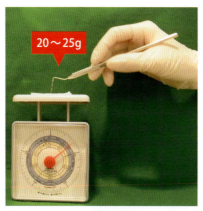

図5 正しいプロービング圧
慣れないうちは，はかりを用いて適切なプロービング圧を確認する．術前後の歯周ポケットの値を正しく評価するためにも，一定のプロービング圧を習得するトレーニングは重要である

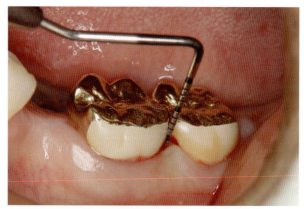

図6 プロービングによる出血（BOP）
BOPは現在の炎症の活動状態を表している．炎症をコントロールするうえでは決して見逃せない情報である

　プロービングで歯肉縁下歯石の有無，根面の形態の触知をするほかに，プロービング時の出血（Bleeding on Probing：BOP）の有無は歯肉のどの部分に炎症が起こっているのか，炎症の活動性を知るうえで重要な情報となります．歯肉を観察して視覚的に炎症の有無を判断することに加え，BOPの有無から炎症のある部位を把握し，注意深く観察します（図6）．

3）適切なスケーリング・ルートプレーニング

　スケーリング・ルートプレーニング（以下SRP）ではプラークや感染性沈着物を除去することはもちろんですが，SRP後の歯肉の変化を観察することも重要です．患者の歯肉の性状，歯周病の病態によりSRP後の歯肉の治癒の反応も異なります．再評価時に歯肉の治癒の状態を観察することはフラップ手術後の創面の治癒を予測する手がかりにもなります（図7）．

		Thin-Scalloped Type	Thick-Flat Type
特徴	歯肉の厚み	薄い	厚い
	SRP後の変化	歯肉は退縮傾向	歯肉の変化がわかりにくい
	歯周ポケット	歯肉退縮により浅くなりやすい	骨縁下ポケットになりやすい
	骨吸収	水平性	垂直性
	角化歯肉の幅	少ない	多い

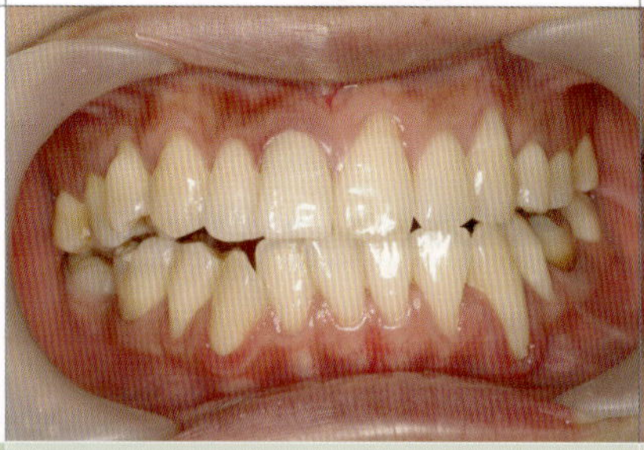

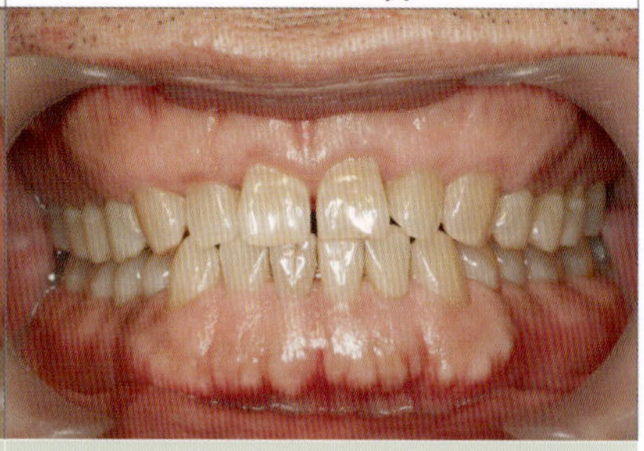

図7 歯肉のバイオタイプの違いに特徴と歯肉の反応
患者の歯肉がどちらのタイプであるのか，歯肉が退縮しやすいのか，しにくいのかを見極めておくことで治癒の過程をある程度予測できる

また，SRP後に歯肉の炎症がとれていることで，フラップ手術時にきれいに切開することや縫合時においても歯肉弁を元の位置に確実に位置づけることができます．

4）歯周病原細菌検査と抗菌療法

炎症が強い重度の歯周病患者へ対しては，必要に応じて歯周基本治療前に細菌学的評価を行うための歯周病原細菌の検査を行うことが望ましいです．歯周病の原因となる歯周病原細菌を物理的にSRPにより排除することに加えて，必要に応じた抗菌薬の投与などを並行して行うことで炎症をコントロールしやすくなります（図8）．

5）フラップ手術前の口腔清掃と消毒

SRP後に再評価を行い歯周外科治療へと移行しますが，手術日が決定し手術に臨むまでの期間にもプラークコントロールを行い，歯周組織をマネジメントします．患者の都合により，再評価から手術までの来院期間が1カ月程度空いてしまうような場合には，モチベーションの維持のためにもその間に来院してもらい，口腔清掃指導と歯肉縁上，縁下のプラークコントロールを徹底します（図9）．

手術の前日は患者の体調の確認も含め，口腔内のチェックアップ，清掃と消毒を行うために来院してもらいます．清掃と消毒で歯肉縁上の細菌を含むプラークおよびバイオフィルムを徹底的に除去します．前日にこれらを行うことは，口腔内の細菌数を可能なかぎり減少させ，術後の腫れや痛みを最小限に抑えることにつながります．

また，前日に来院することで手術当日に患者が来院を忘れてしまうことを防ぐこともでき，事前に手術当日の流れや注意事項の説明，細かい疑問を事前に解決することで患者の安心にもつながります．そして，手術に対する不安や恐怖心に対して精神的に安心できるような励ましの言葉をかけることで，患者の心の準備も整います．

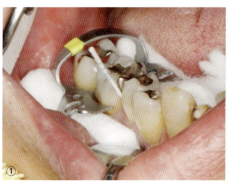
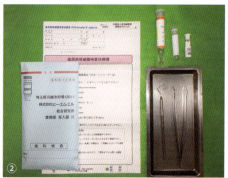

図8　細菌検査
歯周ポケット内にペーパーポイントを挿入し，歯周病原細菌を検出，菌数を測定する．歯周基本治療前後に細菌学的評価を行うのに適する
①細菌検査の様子，②歯周病原菌検査（ビー・エム・エル）

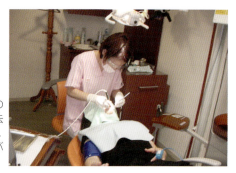

図9　フラップ手術前日のSPT
できれば手術の前日に歯肉縁上，縁下のプラークおよびバイオフィルムを除去し，プラークコントロールを徹底する．血圧計，酸素分圧計を装着し，同時にバイタルサインの確認も行う

まとめ

「深い歯周ポケットのある患者に対しては，非明視下で行う歯周基本治療を先立って行うよりも，フラップを開いて直視下でデブライドメントを行った方が歯周病を治療するうえで近道ではないだろうか」――．もしも，そのように考えているとすればそれは間違った認識です．

フラップ手術に移行する前の大前提として，適切な歯周基本治療が行われていること，患者自身によるプラークコントロールが確立されており炎症のコントロールがなされていることをよく確認します．歯周基本治療で可能なかぎり口腔内の細菌を減少させ，炎症を改善させることにより，手術時の歯肉の切開や縫合が行いやすくなり，術中の出血量もコントロールされます．また，術後の治癒にも大きく影響します．炎症が強い状態で行う手術では出血量が多くなり，術野を明瞭に保ちにくく，手術を行う歯科医師，アシスタントを行う歯科衛生士双方に負担がかかり，結果として手術時間が延長します．手術時間が長くなればなるほど患者にとって疲労や苦痛が大きくなります．

「フラップ手術の成功は手術の前から決まっている」といっても過言ではありません．それほど術前までに口腔内の環境整備が十分できているということはとても重要なことです．**患者自身が口腔内の状態を把握し，患者・歯科医師・歯科衛生士が三位一体となって歯肉の炎症をコントロールすることがフラップ手術の成功につながります．**

POINT　フラップ手術に移行できる口腔内の条件

「患者－歯科医師－歯科衛生士」が三位一体となり口腔内の環境整備ができていること！
- ☐ 患者自身によるプラークコントロールが確立していること
- ☐ 歯科医師または歯科衛生士による歯肉縁上，縁下のSRPが終了していること
- ☐ SRP後の炎症のコントロールがなされていること
- ☐ 力のコントロールがなされていること

Section 0　フラップ手術を始める前に知っておくこと

6 全身状態を知ろう

 森川　暁（慶應義塾大学医学部　歯科・口腔外科学教室）

はじめに

　我が国の急速な高齢化と医療技術の発達に伴って，歯科医療においても高血圧症，虚血性心疾患，脳血管障害，あるいは糖尿病などの全身疾患を有する患者を治療する機会は増加しており，今後もこの傾向は続いていくものと考えられます．歯周基本治療の重要な位置を占めるSRPや歯周外科治療を行う際は，基礎疾患への直接的な影響を考慮する必要があります．局所麻酔下で安全にSRPや歯周外科治療を行うためには，全身疾患についての幅広い知識を身につけるだけでなく，的確に医科かかりつけ医と連携をとることも重要です．

　歯科治療時に発生する全身偶発症は，局所麻酔薬を使用する観血処置の際に発生することが多いとされ，歯科治療中の死亡事故の約30％は虚血性心疾患を含む心不全であり，約25％は脳血管障害であるといわれています．このような背景から，本稿では全身疾患を有する患者に局所麻酔下での治療を実施する際の注意点について，特に日常臨床で治療する機会が多いと思われる高血圧症，心疾患，糖尿病を中心に医科かかりつけ医への対診方法も含めて解説します．

高血圧症

高血圧の分類と合併症

表1　成人における血圧値の分類（mmHg）[1]

	分類	収縮期血圧		収縮期血圧
正常域血圧	至適血圧	<120	かつ	<80
	正常血圧	120-129	かつ/または	80-84
	正常高値血圧	130-139	かつ/または	85-89
高血圧	I度高血圧	140-159	かつ/または	90-99
	II度高血圧	160-179	かつ/または	100-109
	III度高血圧	≧180	かつ/または	≧110
	（孤立性）収縮期高血圧	≧140	かつ	<90

　日本における高血圧者数は約4,300万人とされており，歯科治療が必要な患者の中にも相当数の高血圧者数がいると考えられます．成人における高血圧値の分類を表1に示します．高血圧症を有する患者さんは虚血性心疾患である狭心症や心筋梗塞，脳血管障害を合併している可能性があるため，歯科治療を行う前に高血圧の有無と血圧管

理状況について評価する必要があります．

病状の把握と対応

　初診時に患者が持参するお薬手帳や問診票を確認することにより，高血圧症の既往と降圧薬の種類を把握します．可能であればすべての患者に対して初診時に血圧を測定し，現在の状態を確認することが重要です．仮に初診時の診療で血圧コントロールが不良の場合や，服薬コンプライアンスに問題がある場合，あるいは患者本人が高血圧症であることに気づいていない場合（未治療の場合）は，内科治療を優先します．特に血圧が 180/110 mmHg 以上（Ⅲ度高血圧）であれば，緊急処置以外は行わずに内科医への紹介を優先します．降圧薬服薬中の患者では，SRP や歯周外科手術当日も服用を忘れないように指導することが重要であり，治療直前にも降圧薬の服用を確認する必要があります．

局所麻酔薬の使用

　循環変動を極力避けたい場合の歯科治療では，局所麻酔薬に含まれるアドレナリンの影響に注意する必要があります．通常の健康な成人へのアドレナリンの使用量は，200 μg までとされています．8 万分の 1 アドレナリン添加リドカイン塩酸塩カートリッジ（歯科用キロカインカートリッジ）1 本（1.8 mL）には 22.5 μg のアドレナリンが含有されているため，最大で約 8〜9 本までを使用することができます．Ⅱ度高血圧ではアドレナリンが 40 μg（カートリッジ約 2 本弱）まで，Ⅲ度高血圧では 20 μg（カートリッジ約 1 本弱）までと使用制限があります．しかし，Ⅱ度（血圧 160/100 mmHg）以上の高血圧は局所麻酔や歯周外科手術に伴うストレスや痛み刺激で血圧が上昇しやすく，その結果止血困難な出血や合併症をきたすことがあるため，病院歯科に紹介したほうが安全です．

　フェリプレシン添加 3％プロピトカイン塩酸塩製剤（歯科用シタネストーオクタプレシンカートリッジ）は，アドレナリン添加リドカインと比較すると麻酔効果と止血効果に劣りますが，通常の使用量での心筋刺激性は少ないです．また，不整脈を起こしにくく循環変動への影響も少ないため，アドレナリンの使用が望ましくない患者に適しています．ただし，フェリプレシンは冠動脈の血流を減少させることがあるので，虚血性心疾患の患者にはカートリッジ 3 本程度までの使用に制限したほうがよいでしょう．

POINT　高血圧症患者への対応

- □ 治療を行う前に血圧管理状況を確認する
- □ 血圧 180/110 mmHg 以上は内科への紹介を優先
- □ 局所麻酔薬に含まれるアドレナリンの影響に注意する

心疾患

心機能レベルの評価，内服薬や携帯薬の種類，局所麻酔薬の使用量，抗血栓療法の有無，感染性心内膜炎予防の必要性などを確認します．

1）心機能レベルの評価，内服薬・携帯薬，局所麻酔薬（アドレナリン）の使用量の確認

心機能のレベル評価には，心疾患患者の能力により重要度の分類を行ったニューヨーク心臓協会（New York Heart Association；NYHA）心機能分類（表2）や，カナダ心臓血管協会（Canadian Cardiovascular Society；CCS）の分類（表3）があります．NYHA心機能分類に当てはめると，SRPや歯周外科治療が行われる外来歯科では「日常活動（階段歩行など）で疲労・動悸・呼吸困難・狭心痛が生じるかどうか」が重要なポイントとなります．

日常活動で疲労・動悸・呼吸困難・狭心痛が生じるようであれば，NYHA II度以上と推測され，歯科治療時の合併症リスクが高まります．歯周外科手術中の痛み刺激は胸痛発作のリスクファクターとなるため，表面麻酔薬の使用や細い注射針による穿刺痛の防止，投与可能な十分量の麻酔薬（アドレナリン）をゆっくり注入することで確実な局所麻酔効果が得られます．局所麻酔の使用量は，NYHA II度でおよそカートリッジ2本弱（アドレナリン40μgまで），III度で1本弱（20μgまで）とされています．また8万分の1アドレナリン添加リドカインの投与量を少なくして，その不足分をフェリプレシンの併用で補う方法も有効です．ただし，NYHA心機能分類のIII度以上では病院歯科に紹介したほうが望ましく，不安定狭心症の場合（CCS機能分類 Class IV）は局所麻酔を必要とする治療や抜歯，歯周外科治療は禁忌です．

2）心筋梗塞発症後の歯科治療

これまでは心筋梗塞後6カ月間は歯科治療は禁忌とされていました．しかし現在では，心筋梗塞発症から30日以上経過（陳旧性心筋梗塞*の時期）していれば，治療時のモニタ

表2　ニューヨーク心臓協会（New York Heart Association；NYHA）心機能分類[2]

I度	心疾患はあるが身体活動に制限はない．日常的な身体活動では著しい疲労，動悸，呼吸困難あるいは狭心痛を生じない
II度	軽度の身体活動の制限がある．安静時には無症状．日常的な身体活動で疲労，動悸，呼吸困難あるいは狭心痛を生じる
III度	高度な身体活動の制限がある．安静時には無症状．日常的な身体活動以下の労作で疲労，動悸，呼吸困難あるいは狭心痛を生じる．
IV度	心疾患のためいかなる身体活動も制限される　心不全症状や狭心痛が安静時にも存在する．わずかな労作でこれらの症状は増悪する．
（付）	II s度：身体活動に軽度制限のある場合　II m度：身体活動に中等度制限のある場合

表3　カナダ心臓血管協会（Canadian Cardiovascular Society；CCS）による狭心症の分類[3]

0度	自覚症状なし
I度	日常の労作，歩行，階段昇降では発作を起こさない．仕事，レクレーション等の激しい，急なまたは持続的な運動を行ったときに発作を生じる
II度	日常の活動はわずかながら制限される．急ぎ足の歩行，または階段の上昇，坂道，食後，寒冷，強風下，精神的緊張下，あるいは覚醒後2時間以内の歩行，階段上昇によって発作が起こる．また，2ブロックを超える平地歩行および1階分を越える階段上昇によっても発作を生じる
III度	日常生活は制限される．普通の速さ，状態での1～2ブロックの平地歩行，および1階分の階段上昇により発作を起こす
IV度	いかなる動作も苦痛なしにはできない．安静時にも狭心症が起こる

*陳旧性心筋梗塞
急性期を過ぎ，心筋梗塞巣の線維化の完成した状態

装着を行い，注意深く全身管理を行うことで歯科治療は可能と考えられています．治療を始める前には狭心症治療薬の予防投与が必要かどうかについても医科かかりつけ医に確認しておく必要があり，発作時に備えてニトログリセリン舌下錠，ニトログリセリン舌下スプレー剤，あるいは硝酸イソルビドを来院時に必ず持参してもらい，すぐに使用できる状態で歯科治療を行う必要があります．

3）抗血栓療法の確認

抗血栓療法はアスピリン製剤などによる抗血小板療法と，ワルファリンカリウム（ワーファリン）による抗凝固療法に大別されます．脳血管障害を有する患者や心疾患を有する患者の歯周病治療を行う場合，SRPや歯周外科治療前にワルファリンなどの抗凝固薬や抗血小板薬（表4）を服薬していないかを確認する必要があります．

2015年の「改訂版科学的根拠に基づく抗血栓療法患者の抜歯に関するガイドライン」では，抗凝固療法に関して「**PT-INR値3.0以下であれば，ワルファリン継続下に普通抜歯が可能であるが，埋伏歯や粘膜骨膜弁を形成し骨削除を伴う難抜歯は慎重に対応する**」と記載されています[4]．抗血小板療法に関しては，休薬することによる血栓塞栓症のリスクのほうが大きいことから「**抗血小板薬を継続して抜歯を行っても，重篤な出血性合併症を発症する危険性は少ない**」とされています．抗凝固療法と抗血小板療法のいずれの場合でも事前の止血床作製とその使用，確実な縫合などの適切な止血処置が必須であり，医科かかりつけ医と連携をとって対応していく必要があります．

新たな抗凝固療法である直接トロンビン阻害薬のダビガトランエテキシラートメタンスルホン酸塩（プラザキサ）は，至適量が投与されて原疾患が安定している患者に対しては，

表4 本邦の代表的な抗血栓薬[4]

抗凝固薬		
経口	ワルファリンカリウム（ワーファリン）	
	直接トロンビン阻害薬	ダビガトランエテキシラートメタンスルホン酸塩（プラザキサ）
	選択的直接作用型第Xa因子阻害薬	リバーロキサバン（イグザレルト） アピキサバン（エリキュース） エドキサバントシル酸塩（リクシアナ）
非経口	ヘパリン製剤 　未分画ヘパリン 　低分子量ヘパリン	ダルテパリン（フラグミン，ヘパクロン） エノキサパリン（クレキサン）
	抗トロンビン薬	アルガトロバン（アルガロン，ノバスタン，スロンノン）
	ヘパリノイド	ダナパロイドナトリウム（オルガラン）
	合成Xa因子阻害薬	フォンダパリヌクスナトリウム（アリクストラ）
抗血小板薬		
経口	アスピリン（バイアスピリン，バファリン81）	
	チクロピジン塩酸塩（パナルジン，チクロピン）	
	クロピドグレル硫酸塩（プラビックス）	
	ジピリダモール（ペルサンチン，アンギナール）	
	シロスタゾール（プレタール）	
	イコサペント酸エチル（エパデール）	
	サルポグレラート塩酸塩（アンプラーグ）	
	トラピジル（ロコルナール）	
	ベラプロストナトリウム（ドルナー，プロサイリン）	
	リマプロストアルファデクス（オパルモン，プロレナール）	
血栓溶解薬		
	t-PA剤（組織型プラスミノーゲンアクチベーター），ウロキナーゼ	

表5 歯科手技に際する感染性心内膜炎の予防のための抗菌薬投与[5]

Class I
特に重篤な感染性心内膜炎を引き起こす可能性が高い心疾患で，予防すべき患者
- 生体弁，同種弁を含む人工弁置換患者
- 感染性心内膜炎の既往を有する患者
- 複雑性チアノーゼ性先天性心疾患（単心室，完全大血管転位，ファロー四徴症）
- 体循環系と肺循環系の短絡造設術を実施した患者

Class II a
感染性心内膜炎を引き起こす可能性が高く予防したほうがよいと考えられる患者
- ほとんどの先天性心疾患
- 後天性弁膜症
- 閉塞性肥大型心筋症
- 弁逆流を伴う僧帽弁逸脱

Class II b
感染性心内膜炎を引き起こす可能性が必ずしも高いことは証明されていないが，予防を行う妥当性を否定できない
- 人工ペースメーカあるいはICD植え込み患者
- 長期にわたる中心静脈カテーテル留置患者

表6 歯科処置に対する抗菌薬の予防投与[5]

対象	抗菌薬	投与方法
経口投与可能	アモキシシリン	成人：2.0g（注1）を処置1時間前に経口投与（注1, 2）
		小児：50mg/kg を処置1時間前に経口投与
経口投与不能	アンピシリン	成人：2.0g を処置前30分以内に筋注あるいは静注
		小児：50mg/kg を処置前30分以内に筋注あるいは静注
ペニシリンアレルギーを有する場合	クリンダマイシン	成人：600mg を処置1時間前に経口投与
		小児：20mg/kg を処置1時間前に経口投与
	セファレキシンあるいはセファドロキシル（注3）	成人：2.0g を処置1時間前に経口投与
		小児：50mg/kg を処置1時間前に経口投与
	アジスロマイシンあるいはクラリスロマイシン	成人：500mg を処置1時間前に経口投与
		小児：15mg/kg を処置1時間前に経口投与
ペニシリンアレルギーを有して経口投与不能	クリンダマイシン	成人：600mg を処置30分以内に静注
		小児：20mg/kg を処置30分以内に静注
	セファゾリン	成人：1.0g を処置30分以内に筋注あるいは静注
		小児：25mg/kg を処置30分以内に筋注あるいは静注

注1）体格，体重に応じて減量可能である（成人では，体重あたり30mg/kg でも十分と言われている）
注2）日本化学療法学会では，アモキシシリン大量投与による下痢の可能性を踏まえて，リスクの少ない患者に対しては，アモキシシリン500mg経口投与を提唱している
注3）セファレキシン，セファドロキシルは近年MICが上昇していることに留意すべきである

投与継続のまま抜歯を行っても適切な止血処置を行えば，重篤な合併症を発症する危険性は少ないとされています．同じく新たな抗凝固療法薬である第Xa因子阻害薬のエドキサバントシル酸塩（リクシアナ），リバーロキサバン（イグザレルド），アピキサバン（エリキュース）服用患者でも，ダビガトランエテキシラートメタンスルホン酸塩と同様に，投与継続のまま観血的処置を行っても重篤な合併症を発症する危険性は少ないとされています．現時点ではこれら新規薬剤内服患者における，歯科観血処置は内服継続下で施行可能と考えられますが，医科かかりつけ医に対診を行うことは必須です．これらの抗凝固薬を服薬している患者に対してSRPや歯周外科治療が必要な場合は，半減期の観点から内服6時間以降，可能であれば12時間以降に行うことが勧められます．

4）感染性心内膜炎の予防

感染性心内膜炎とは，心臓の弁膜や心室中隔欠損部などの心内膜に細菌が付着，増殖して疣贅となり，弁の破壊や塞栓症による全身性の合併症をきたす重篤な疾患で，死に至ることもあります．2008年に公表されている「感染性心内膜炎の予防と治療に関するガイドライン」によると，感染性心内膜炎が起こりやすい患者を3クラスに分け（表5）抗菌薬の術前投与を行うように記されています．ガイドラインで推奨されている抗菌薬の一覧を示します（表6）．感染性心内膜炎のハイリスク患者では予防投与の必要性と同時に，日ごろから良好な口腔環境を維持することが重要です．

POINT　心疾患患者への対応

☐ 心機能レベル，内服薬，局所麻酔薬（アドレナリン）の使用量を確認
☐ 抗凝固療法と抗血小板療法とも投与継続のまま観血処置が可能だが，適切な止血処置，医科かかりつけ医との連携が必須
☐ 感染性心内膜炎のハイリスク患者では抗菌薬の術前投与を行う

糖尿病

1) 糖尿病と歯周病の関連

　糖尿病と歯周病は互いに負の影響を与えます．糖尿病患者のコントロールが不良の場合，歯周外科治療を行う以前の問題として，歯周病を増悪させるという報告が数多くされています．それだけではなく，歯科治療を行ううえでも，血管障害による創傷治癒不全と易感染性が問題となります．

2) 糖尿病患者への歯周治療

　糖尿病患者に歯周病治療を行う場合，口腔清掃指導から始まる歯周治療と同時に，医科かかりつけ医への対診は必須です．糖尿病のタイプ，発症時期，食事療法，経口糖尿病薬の服用，インスリン導入の有無，HbA1cを指標としたコントロール状況についての問い合わせが必要です．

　糖尿病患者に対する歯周治療ガイドラインでは，歯周外科治療を行う血糖コントロールの目安について「糖尿病患者に歯周外科手術等の観血的処置を行う際の直接的な血糖コントロール値の基準はない．しかし，経皮冠動脈インターベンション（経皮冠動脈形成術）を行った日本人糖尿病患者における研究では，HbA1cが6.9％未満の患者は6.9％以上の患者より治療結果は良好であった．相対的に侵襲性が低い歯周外科治療ではHbA1c 6.9％前後を参考値として良いと考えられる」と記載されています．

3) 低血糖発作・低血糖性昏睡の予防

　インスリン治療を受けている患者，また経口血糖降下薬を服薬している患者の低血糖発作・低血糖性昏睡を予防することが重要です．食事前の空腹時の治療は避け，歯周外科手術前には食事の時間と経口血糖降下薬の使用を確認する必要があります．もしも治療中に低血糖症状（発汗，動悸，めまい，意識混濁など）が出現した場合には，直ちに歯科治療を中断し，迅速な救急処置が必要となります（表7）．

表7　血糖低下時の救急処置

① 血糖自己測定器で血糖値を測定し，低血糖（50 mg/dL未満）であることを確認する
② 意識があり，経口摂取が可能なら糖分を含む飲み物やキャンディを経口摂取させる
③ 意識がなくて経口摂取不可能であれば50％ブドウ糖液を20～40 mL静注する．あるいは歯肉に糖質を塗りつける
④ 静脈路の確保が困難であれば気道確保と酸素吸入を行いながら，早急に救急車で病院に搬送する

POINT　糖尿病患者への対応

☐ 糖尿病のタイプ，発症時期，食事療法，経口糖尿病薬の服用，インスリン導入の有無，HbA1cを指標としたコントロール状況を把握する
☐ 低血糖症状が出現した場合は迅速な救急処置を行う

医科主治医，かかりつけ医への対診の際の注意事項

1）基礎疾患を有している患者の対診

基礎疾患を有している患者に対しては，本格的な治療が始まる前に，患者，歯科医師，歯科衛生士のすべてが安全かつ有効に歯周治療を進められるようにすべての症例に対して医科かかりつけ医へ対診を行います（図）．基礎疾患を有する患者の歯科治療のための文書による対診は，医療訴訟への対応という観点からも重要です．

2）かかりつけ医への情報提供

計画している歯周外科治療や使用する局所麻酔薬の内容に関して，医科かかりつけ医に情報を提供することが大切です．診療情報提供書には，手術の内容と侵襲程度，局所麻酔薬の種類と使用量などについて記載します．侵襲の程度によっては医科の対応が異なることも考えられますので，処置内容に関する情報提供は必要です．歯周外科手術の内容については，医科かかりつけ医の十分な理解が難しいと判断される場合は，抜歯手術を参考にしてその侵襲程度を伝える方法も有効です（骨整形術を伴う場合は，「埋伏歯の抜歯と同程度の侵襲」と記載するなど）．

3）抗菌薬と鎮痛薬の投与についての注意点を確認

使用予定の薬剤名称や予定使用量をできるだけ具体的に記載し，投与の可否について，必要に応じて増量あるいは減量方法などを確認します．

4）基礎疾患のコントロール状況と歯周外科手術の可否，注意点を確認

局所麻酔下でのSRPや歯周外科治療を行うかどうかの最終的な判断は主治医である歯科医師が行わなければなりません．しかし，全身状態や全身疾患，あるいはコントロール状況によっては手術禁忌となる場合も考えられるため，処置および歯周外科治療の可否に関しては対診を行うべきです．

○○○病院　内科
△△△△先生

〒○○-△△△
東京都新宿区信濃町1-2-3
KO歯科医院・森川　暁

患者氏名：××××
住所：東京都文京区本駒込1-2-3
生年月日：○年○月○日（○○歳）

診断
1. 全顎的重度慢性歯周炎
2. 左側上顎第一大臼歯根尖性歯周炎
3. 2型糖尿病

前略

　突然のお手紙失礼いたします．
　現在，上記診断にて抜歯手術を含めた歯周外科手術を予定しておりますが，患者さんより貴院にて2型糖尿病の治療中と伺いました．抜歯手術を含めた歯周外科手術は8万分の1アドレナリン添加リドカイン塩酸塩カートリッジ1.8 mLを1～2本程度の局所麻酔下で行い，手術時間は約1時間程度を予定しております．手術内容は，患部の切開のあとに粘膜骨膜弁を形成し，一部歯槽骨（顎骨）の削除も必要とします．術前から5日程度のペニシリン系抗菌薬の投与を考えております．
　ご多忙のところ誠に申し訳ありませんが，現在の糖尿病のコントロール状況，HbA1c値，糖尿病の状況に応じての処置の可否や注意点，抗菌薬や鎮痛薬の使用方法などについてご教授いただければ幸いです．ご多忙とは存じますが，ご高診よろしくお願い申し上げます．

早々

図　診療情報提供書の一例

基礎からの手紙 1

臨床医からの疑問にこたえる①

 井上　孝（東京歯科大学臨床検査病理学講座）

Q フラップ手術後の治癒を，どのように考えたらよいのでしょうか？

　現在までに歯周組織の再生に関する基礎ならびに臨床研究が数多く試みられてきましたが，完全再生を達成した報告はほとんどありません．それは，これまでの研究が，歯周組織である歯槽骨と歯根膜の再生にのみ視点を当て，上皮の閉鎖による環境，つまり「閉鎖創」を設定できなかったためと換言できます（図1-1, 2）．歯周病は開放創ゆえ，細菌感染による歯周病の再発，根面齲蝕処置後の二次齲蝕誘発，そして最近では，生体内に侵入した P.g 菌が動脈硬化巣内，肝細胞内，低体重児の胎盤内に検出され，さらに慢性腎臓病患者，糖尿病患者，アルツハイマー患者で P.g 菌の血清抗体価が高値を示すなど，基礎疾患の発病や増悪に関与していることが明らかになり，一般医科からも注目を集めています．

　フラップ手術後に術部を縫合した状態は，いまだ「開放創」となっていると考えるべきで，歯周治療に用いる薬剤，サイトカイン，骨移植材などが創傷部に留まらず，生体外への流出してしまうと，本来の機能を十分発揮できない可能性があります．奇しくも，この流出を助けているのは，生体内からの滲出液による防衛反応であることは裏腹です．

　フラップ手術後に，長い付着上皮が形成される場合もありますが，上皮は外界と内界を境するものであり，この状態は上皮の両側が中胚葉（象牙質と結合組織）で安定した状態とは言えず，再び開放創になる危険性が高いと考えるべきです（図1-3, 4）．

　以上のように，フラップ手術後にエナメル質と口腔粘膜上皮を縫合閉鎖することができないことを考えれば，術後管理の重要性が浮き彫りとなると言えるでしょう．

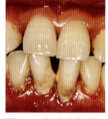

図1-1 歯周病患者の口腔内

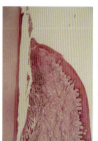

図1-2 歯周病の組織像（HE染色標本）
歯周病の組織像は上皮の連続性が途切れた開放創である

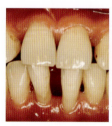

図1-3 歯周治療後の口腔内

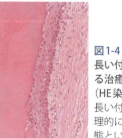

図1-4 長い付着上皮による治癒（HE染色標本）
長い付着上皮は生理的に不安定な状態といえる

Q 肉芽組織はどのくらい除去すればよいのですか？また，「良い肉芽組織」「悪い肉芽組織」というものはありますか？

　臨床的には，組織に欠損が生じたとき，創面あるいはその周囲から出てくる鮮紅色の一見肉様に見える新生組織のことを「肉芽組織」といいます．組織学的には，線維芽細胞や毛細血管に富む幼若な線維性結合組織を意味し，組織球や各種白血球などの免疫系の細胞も多く含んでいます．

　この肉芽組織は，組織自体に起きた欠損の補充や他の組織の再生力が不十分な場合の治癒機転として形成されます．さらに，生体に入り込んだ異物処理機転として，慢性炎症の際にもまた出現します．肉芽組織の運命は，

創傷の大きさ，感染の程度などにもよりますが，最終的には線維の形成が進み，液体成分が吸収されると硬度を増して瘢痕組織とよばれる組織となります（二次治癒）．

つまり，肉芽組織は，生体の創傷治癒材料であるといえるのです．強いて「良い肉芽組織」を定義するなら，毛細血管や線維芽細胞に富み，感染が少なく，生体の治癒に貢献する組織，反対に「悪い肉芽組織」は，感染が存在し，浮腫性で白血球による免疫応答があり，治癒に貢献するというより，感染などに抵抗している組織ということができるでしょう（図2-1，2）．

結論として，悪い肉芽組織と感染源，抗原物質などはすべて除去し，極力創面を近接させ，最小限の良い肉芽組織を出現させ，極力瘢痕組織を残さないような処置を行えば，限りなく一次治癒に近いような状態が得られることになります．

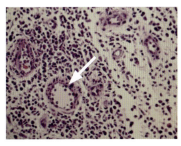

図2-1 感染を伴う組織に現れた肉芽組織
白血球を送り込むために毛細血管（矢印）は拡張し，多くの白血球浸潤が見られる

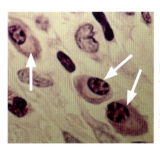

図2-2 慢性炎症の組織像
慢性炎症になると，白血球のなかでも細菌に対する抗体を産生する形質細胞（矢印，車軸核と明庭が特徴）が見られる

セメント質を残すことが推奨されていますが付着にとって有利なのでしょうか？また，汚染セメント質と健全セメント質は区別できるのでしょうか？

歯根膜は，神経と血管を含む線維性結合組織で，歯根表面を覆うセメント質と歯槽骨を繋ぐものです．シャーピー線維は，歯根膜の線維が硬組織内（セメント質・歯槽骨）に入り込んでいる部位をいい，セメント質が形成されるときに形づくられます．

仮に非感染性のセメント質を残したとして，起こりうる可能性は，次のようなことです．

①セメント質から露出するシャーピー線維断端が，歯根膜側の主線維と結合する可能性（図3-1）．

②残したセメント質の上に，健全な歯根膜が新しくセメント質を沈着し，シャーピー線維を埋め込む可能性．

もし，汚染セメント（図3-2〜4）が残っていれば以上の2点はいずれも起こらないと考えられるため，汚染セメント質は極力除去するのが付着には有利といえます．

それでは，汚染セメント質を除去するために，健全セメント質と区別することができるかといえば，汚染の定義によっては「イエス」です．汚染の定義を細菌の内毒素を含むものと定義づければ，それを同定する抗体を含む**齲蝕検知液のようなもので可視的になるのであれば**ある程度除去できるでしょうし，汚染セメント質の定義をセメント質の有機質成分の破壊ととらえれば，**手指感覚も含め，適度な超音波などの器械的破壊手段で汚染セメント質のみを除去できる可能性があります．**

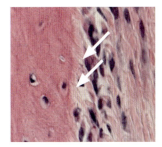

図3-1
セメント質内に入るシャーピー繊維
非感染性のセメント質が残れば，シャーピー線維（矢印）により結合する可能性がある（ブタ実験）

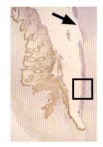

図3-2
感染を伴うセメント質（ヒト）
感染を伴うセメント質は容易に剥離したり（矢印），多くの内毒素を含むことが示唆される

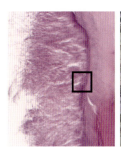

図3-3，4
歯周ポケット内の電子顕微鏡像
図3-2黒枠内が示す領域の強拡大（左）と電子顕微鏡写真（右）．歯周ポケット内には多くの細菌が存在し，セメント質（C）内に内毒素を沈着させる．多くの細菌と汚染されたセメント質が見られる

SECTION 1

フラップ手術をやってみよう

Section 1　フラップ手術をやってみよう

1 器具選択と取り扱いの基本

藤本浩平（東京都中央区/藤本歯科医院）

はじめに

　歯周外科治療に使われる器具は，使用しやすいデザインの製品が望まれます．また，使用する器具の数を極力少なくすることで，器具を探す手間や，処置中の器具の持ち替えを減らして処置時間を短縮し，限られたトレー上のスペースを有効に活用できます．特定の目的を果たす器具を多く準備することより，多目的に利用できる器具を中心に準備するほうが理想的です．歯周治療用の器具に加え，口腔外科領域で使用される器具も必要になることがあります．

器具の形状を理解しよう

　外科処置で利用される器具はデザイン，形状などに多様なバリエーションがあり，術者の技量，スタイル，好みに合わせてさまざまな選択が可能です．
　術者が触れる把持部分には大きさと形状（円筒状・平面状）のバリエーションがみられます（図1）．大きさに関しては，術者の手の大きさ，器具を握る強さから考えると，直径の大きなもののほうが長時間の処置において手指の疲れが少なく使用しやすいでしょう．

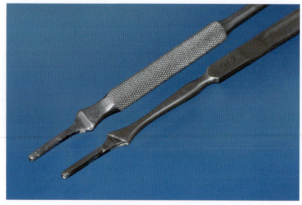

図1　メスホルダー把持部分
円筒状（左）と平面状（右）

表　歯周外科治療キット

① デンタルミラー2本
② ペリオプローブ
　　23/CP12（Hu-Friedy）
③ メス・ホルダー2本
　　No. 5（Hu-Friedy）
　　メス（ディスポーザブル）
　　No. 11/12/15
④ ユニバーサルキュレット
　　Universal Curette：4R/4L（G Hartzel）
⑤ グレーシー型キュレット
　　Gracey Curette：3/4，11/12，13/14
⑥ 骨ヤスリ
　　S/2S Sugarman File
⑦ ペリオドンタルナイフ
　　15K/16K Kirkland（Hu-Friedy）
　　Buck Periodontal knife
⑧ 骨ノミ
　　36/37 Rhodes Back-Action Chisel
⑨ 骨膜剝離子
　　PR-3 Prichard（Hu-Friedy）
⑩ ピンセット・鑷子
　　Potts SmithTissue Pliers（Hu-Friedy）
⑪ 持針器
　　Castroviejo：INCCLT（G Hartzell）
⑫ 外科用サクション
　　Coupland Handle（Hu-Friedy）24 cm
　　Coupland Tip：1（1.5 mm），2（2.0 mm），3（2.5 mm），4（3.0 mm）
　　Aspirator Adaptor（Hu-Friedy）
　　Silicone Tubing（Hu-Friedy）
⑬ 止血鉗子
　　3 Halsted-Mosquito Curved（Hu-Friedy）
⑭ 剪刀
　　Goldman-Fox Curved（Hu-Friedy）
⑮ リトラクター・鉤
　　Cawood-Minnesota（Hu-Friedy）
⑯ 注射筒
　　Anesthetic Aspirating Syringe（Hu-Friedy）

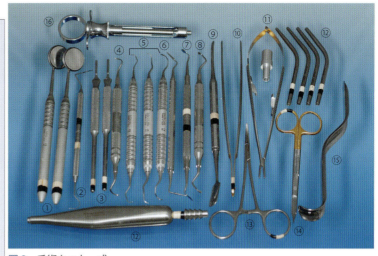

図2　手術キット一式

　視野の確保が困難な部位に使用する器具は，器具の先端部分の方向が指先の感覚を通して把握しやすい平面状のものが便利です．逆に複雑な器具の操作が要求されるときには，把持部分が円筒状であれば指先で器具の方向を自在に変えやすいという利点があります．最終的には術者の手に馴染みやすいものを，使用目的に合わせて選択しましょう．

　剪刀，ピンセット，持針器，止血鉗子などの，組織を掴む目的の器具には先端部分に硬い金属であるカーバイドが使用されている製品があります．これらの器具は，一目でわかるように後端に金色のメッキ処理が施されており，持針器のように縫合用の針が回転することなくスムーズに操作できること，ハサミでは鋭利な状態を長く保てることが特徴です．これらの器具は先端がステンレスなどのものよりも高価なため，選択は術者の判断でよいと思います．

フラップ手術に必要な基本器具

　"弘法筆を選ばず"ということわざがありますが，アクセス，作業時間，視野の確保が困難な口腔領域での手術を行う場合，適切に整備されている器具を揃えておくことは，処置時間，処置効率，術者・患者のストレス，また処置自体の治癒に直接影響する重要な要素になります．そのため，手術に利用する器具は，術者のスタイルにマッチした選択を行うことが大切です．

　歯周治療領域での外科処置用キットは，処置の目的別にさまざまな器具を組み合わせて準備する方法と，基本的な器具を集めたキットに特定の器具を目的別に組み合わせる方法とがあります．当院で使用している一般的な歯周外科手術用の器具を紹介します（表，図2）．

1）ペリオプローブ（図3）
23/CP12（Hu-Friedy）

プローブにはさまざまなデザインのものががあります．細かい目盛りのものよりも大きな目盛りのもののほうが，手術中の視認性に優れていると感じていますが，術者の判断で選択してよいでしょう．

Hu-Friedy社の23/CP12プローブの目盛りは，3mmおきに12mmまで計測が可能です．また，プローブの反対側には探針があり，処置中の診査，縫合糸の操作にも有効で，複数の場面で使用可能な器具です．

2）メス・ホルダー，メス（図4, 5）
No.5（Hu-Friedy）No.11, 12, 15

スムーズでクリーンな切開線・切断面は，術中の縫合操作や術後の治癒に影響を与える要素です．口腔内の手術はアクセスが困難で狭い環境で行われることが多く，術者が持ちやすく，操作しやすいデザインの器具を選択することが重要です．

書道においても長くバランスのよい筆を使い，指先で筆を回転させると滑らかな曲線が描きやすいのですが，術者のメスにも全く同じことが当てはまります．長いメスホルダーはバランスに優れ，円筒状の把持部分は指先の回転により刃部の方向を滑らかに回転させることができるので，手に力を入れることなく微妙な力加減で切開を加えることができます．

代表的なメスの形状にはNo.11, 12, 15があります．臼歯遠心部，舌側歯頸部などのアクセスの困難な部位や歯肉溝切開にNo.12（彎刃刀）を，それ以外の比較的アクセスのよい部位にはNo.15（円刃刀）を使用し，No.11（尖刃刀）は膿瘍切開に利用するのが一般的です．

No.15は刃部が丸い形状なので骨面に対しても滑るように切開ができ，骨膜に達する平滑な切断面が得られやすいのが特徴です．これに対してNo.11, 12のメスは刃部が尖った形状なので，骨面に押し当てると表面の不整な凹凸に影響され，引っかかりやすいのでスムーズな切断面が得られにくい点に注意しなくてはなりません．

特殊な刃部の形状としてはNo.12d, 15cがあり，特にNo.12dは刃部の内彎以外に外彎にも刃部があり，手前に操作するメスと違い，唯一押す方向で操作することも可能なメスです．臼歯遠心部で利用することがありますが，応用には細心の注意が必要です．No.15cは通常のNo.15の刃部を小型化したもので，歯冠乳頭など刃部の向きを変えるスペースが少ない部位の切開に有効です．

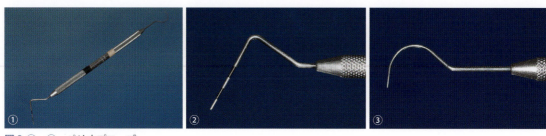

図3-①〜③　ペリオプローブ
23/CP12（Hu-Friedy）

なお，術中の患者への配慮として，アシスタントに指示を行うときは，直接"メス"とは呼ばず，"15番"と間接的に表現することも大切です．

3）骨膜剝離子（図6）

PR-3 Prichard（Hu-Friedy）

一般的に刃部が鈍なものを骨膜起子，鋭利なものを骨膜剝離子として区別しています．デザインとして刃部にさまざまな工夫がなされているものがありますが，Prichard型の器具は一端が直線状の剝離子，もう一端には平たい刃部の骨膜起子で構成されています．特に長方形の平たい骨膜起子は歯槽骨整形を行う際の粘膜の圧排にも有用です．

剝離子の刃部は鋭利な刃物です．刃部を粘膜と骨面の境界部に挿入し，骨面から刃部が離れないように注意しながら，徐々にフラップの全長に沿って均一に切開線から剝離します．

4）手用スケーラー

・ユニバーサルキュレット　4R/4L（G Hartzel，図7）

一般的にユニバーサルキュレットは歯根面上の大きな堆積物や，歯根周囲の肉芽組織の除去が主な目的になりますが，4R/4Lキュレットはわずかながら刃部の幅が広く剛性が高いので，通常のキュレットと比べ剝離操作にも応用が可能です．筆者は切断面に沿って切開が骨面に達していることを確認しながら，キュレットの先端でフラップの剝離を行っています．骨面に達していない切開線はフラップの剝離操作が困難で，破れなどのトラブルの原因になるので，確実に骨面に到達する切開を実現することが重要です．

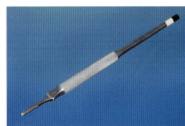

図4　メスホルダー．No. 5（Hu-Friedy）

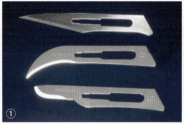

図5　メス
① No. 11, 12, 15メス

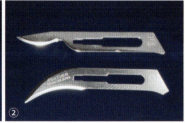

② No. 15c, 12dメス

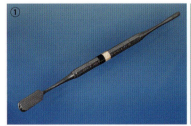

図6　骨膜剝離子
① PR-3 Prichard（Hu-Friedy）

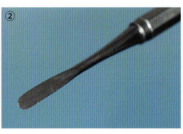

② 骨膜剝離子部分

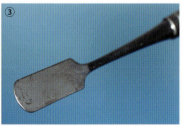

③ 骨膜起子部分

・グレーシー型キュレット（図8）
3/4（前歯部），11/12（臼歯部近心面），13/14（臼歯部遠心面）
　歯周治療において最も基本的な道具であるグレーシー型キュレットは，非外科処置と外科処置の両方で欠かすことができません．外科キットでは，通常のルートプレーニングと同様に，前歯部・臼歯部の近遠心すべての面をカバーできる3本を準備しています．
　グレーシー型キュレットのバリエーションとしてはアフターファイブやミニファイブと呼ばれるシャンクが長い製品もあります．

6) ペリオドンタルナイフ（図9）
15 K/16 K Kirkland（Hu-Friedy）
Buck Periodontal knife 5/6
　代表的な半円形のKirkland型は用途が広く，アクセスが困難な臼歯部遠心における切開，歯肉弁のシンニング，歯肉切除・整形に有効です．左右側どちらでも利用しやすいように，ハンドルの両側にそれぞれ逆の形状の刃部が付いています．
　また，梨型のBuck型などの細い刃のものは，主に隣接面部における使用を目的としています．
　ペリオドンタルナイフは，半円形の全周が刃部となっているため，アクセスが困難な部位に対しても自由に切開を加えることが可能です．使用法としては，通常のメスと同様に，切開を加える部位に対して，強く刃部を骨膜に押し付けるようにして切開を加えます．

7) 骨ヤスリ（図10）
1S/2S Sugarman File
　骨ヤスリは，バーなどの回転切削器具を用いるには歯間空隙が狭い箇所における，クレーター状の骨欠損の骨整形，肉芽組織の除去を主な目的としています．

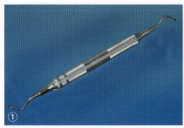

図7　ユニバーサルキュレット
① 4R/4L（G Hartzel）

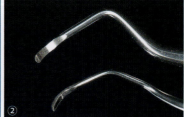

② 刃部，上：4R/4Lキュレット，下：グレーシーキュレット

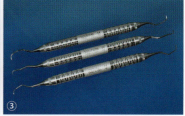

図8　グレーシー型キュレット
グレーシーキュレット．上から 13/14, 11/12, 3/4

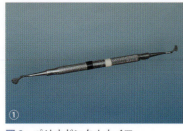

図9　ペリオドンタルナイフ
① 15K/16K Kirkland（Hu-Friedy）

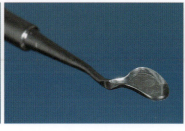

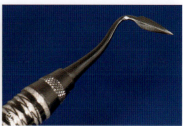

② Buck Periodontal knife 5/6 ＃6

Sugarman型の骨ヤスリは，刃部が小型で幅が細く，臼歯部と前歯部の隣接面に対して，それぞれ利用しやすい2つの形状を備えており，幅広く応用できます．

8）骨ノミ（図11）

36/37 Rhodes Back-Action Chisel

アクセスが困難な臼歯部遠心，ラインアングル部分における骨整形，搔爬に有効です．刃を近心方向に引くことで骨表面を整形します．

9）外科用サクション（図12）

Coupland Handle 24 cm（Hu-Friedy）
Coupland Tip（先端部分の直径）：1（1.5 mm），2（2.0 mm），3（2.5 mm），4（3.0 mm）
Aspirator Adaptor（Hu-Friedy）
Silicone Tubing（Hu-Friedy）

外科用サクションは，大きく分けると直接ユニットのバキュームに連結し使用するものと，ゴム製のチューブに先端を連結するデザインのものがあります．操作上の違いとしては，狭い口腔内では後者のほうが一般的に軽く，取り扱いやすさに優れています．

Hu-FriedyのCoupland型のサクションの特徴として，直径が異なる4種類の先端（Coupland Tip）があります．歯槽骨整形などの大きな削片が予想されるような処置では詰まり

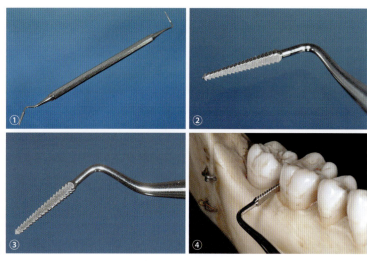

図10　骨ヤスリ
①〜③ 1S/2S Sugarman File
④ 隣接面部歯槽骨整形への応用

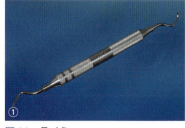
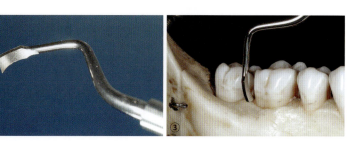

図11　骨ノミ
①② 36/37 Rhodes Back-Action Chisel　　　　　　　　　　③ 臼歯部遠心面歯槽骨整形への応用

にくい大きな直径を，結合組織移植などのデリケートな処置では小さな直径の先端を使用するなど，目的に合わせて選択することが可能です．また，一般的にチューブ式の外科用サクションを採用すると，ユニットのバキューム部分とチューブを連結するアダプターも揃える必要性があります．

ユニットのバキューム部分に直接取り付けるデザインのものは，手術の準備に際して便利です．どのデザインを使用するかは術者の判断で決定しても大きな問題はありません．外科用サクションは術野を確保するためには不可欠な器具です．

処置の際には，先端部分が詰まった場合にすみやかに交換できるように，予備のサクションや先端を清掃する細い器具を準備しておくと，中断することなく処置をスムーズに運ぶことができます．

10）リトラクター・鉤（図13）

Cawood-Minnesota

頬粘膜や舌，歯肉弁を圧排することで術野を確保し，回転切削器具から保護することが目的です．小範囲の術野ではPrichardの平たい骨膜起子（図6-③）で代用できますが，広範囲の処置ではCawood-Minnesotaリトラクターが有用です．

11）ピンセット・鑷子（図14）

Potts Smith Tissue Pliers 18 cm Plain tip

ピンセットは軟組織の歯肉弁のシンニング，縫合時の把持の安定を目的としています．ピンセットにはサイズの大小，先端形状の有鉤・無鉤，曲線の有無などさまざまなデザインのものがあります．使用する前には，先端のズレ・変形がなく，先端内面が隙間なく合うことを確認しておく必要があります．

・サイズ

臼歯部のフラップ操作を行う場合，術野の妨げにならないように，口腔外に十分な長さの把持部分が確保できる，全長の長い（18cm前後）ピンセットが理想的と考えます．

・先端形状の有鉤・無鉤

有鉤型のピンセットは，弱圧で挟むことで，組織にダメージを与えずに歯肉弁を牽引することを目的としていますが，デリケートな歯肉弁の同一箇所を繰り返して把持することによる影響を避けるためには，無鉤のものが理想的であると考えます．また，切開後に歯

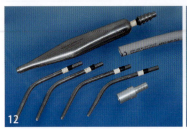
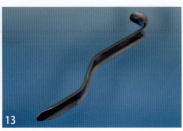

図12　外科用サクション一式
Coupland Handle, Coupland Tip, Aspirator Adaptor, Silicone Tubing

図13　リトラクター
Cawood-Minnesota

肉弁を挟んで行うシンニング操作，縫合糸・針を掴む縫合操作には，無鉤のデザインのほうが操作しやすいことも利点です．筆者は，滑りにくいカーバイド製の先端のピンセットを使用しています．

・先端形状の曲線の有無

臼歯部遠心のように，アクセスが困難であったり術野が狭い状況では，先端が曲がっているピンセットが有効なことがあります．

12）持針器（図15）

Castroviejo：INCCLT（G Hartzell）

持針器は，器械結びを行ううえで欠かすことのできない器具です．臨床的に広く利用されている持針器としては，Webster（ウェブスター）型とCastroviejo（カストロビエホ）に分けられます．

　Webster型は皮膚の縫合が主な目的ですが，針を把持する力，運針時のコントロール性がよく，手首の回転運動で器械結びも容易に行うことができます．Castroviejoは血管，神経などのデリケートな組織の縫合に使用されることを主眼に設計されています．このため，Castroviejoは先端が細く，4-0以上の縫合糸とともに用いることは不適当で，デリケートな先端を変形させてしまう可能性があります．一方でCastroviejoは，Webster型

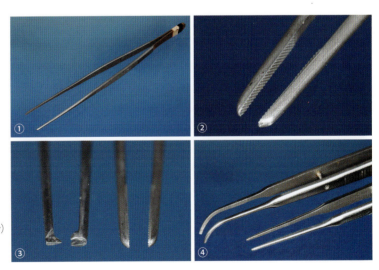

図14　ピンセット・鑷子
①② Potts Smith Tissue Pliers（Hu-Friedy）
③ ピンセット先端形状（有鉤・無鉤）
④ ピンセット先端形状（曲線の有無）

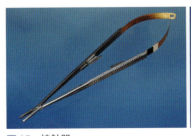
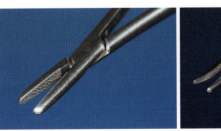
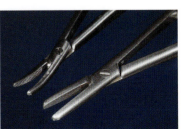

図15　持針器
①② Castroviejo INCCLT（G Hartzell）　　　　　　　　　③ 持針器先端形状の曲線の有無

と違い，ペンホルダー式に指先で軽く持ちながらロック操作ができるため，先端のブレが少なく細かい操作が行いやすいという利点があります．

　持針器はピンセットと同様，先端部分の変形がないことを確認することが重要で，またロックさせた状態で滅菌操作を行ったり，メスをホルダーから外す操作を行ってはならないデリケートな器具です．筆者は，先端がカーバイド製で滑りにくく，直線型のCastroviejoを使用しています．G HartzellのINCCLT型のCastroviejoは，先端形状が比較的太く，4-0縫合糸の針が把持できます．

13）縫合糸・針（図16）

4-0 Silk, FS-2 Reverse Cutting Needle
4-0 Silk, P-3 Reverse Cutting Needle
5-0 Silk, FS-2 Reverse Cutting Needle
4-0 Vicryl, P-3 Reserve Cutting Needle
5-0 Vicryl, P-3 Reserve Cutting Needle

縫合糸は主に非吸収性と吸収性があり，さまざまな製品がありますが，筆者が臨床で使用している製品に関して言及します．

・非吸収性

黒色絹糸（シルク）の利点としては，縫合したときの結びやすさ，解けにくさなどがあげられ，一般的には口腔内の粘膜の縫合には適しており，黒色に染色されているため抜糸時に確認しやすくなっています．欠点として，編糸であるために毛細血管現象で口腔内の液状成分・細菌が縫合糸を介して組織に浸透することが懸念されています．

筆者は通常の処置では主に4-0の太さを，結合組織移植や審美性にかかわるデリケートな処置では5-0の太さの製品を使い分けています．

・吸収性

吸収性の糸では，ポリガラクチン酸のVicrylを使用しています．Vicrylは加水分解されますが口腔内に16～20日ほど残留するので，実質的には非吸収性の縫合糸として抜糸する必要性があります．初期の糸の強度は同じ太さの絹糸よりも強く，縫合する際の操作性も良好です．絹糸と同様，編糸構造ですが，絹糸よりも小さな組織反応を示すとされています．高価ですが，結合組織移植の際の移植片やメンブレンのフラップ下固定に使用することが多い材料です．

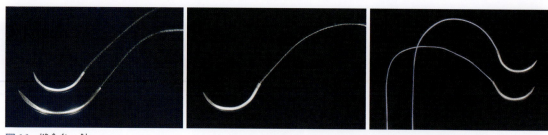

図16　縫合糸・針
① 4-0 Silk, FS-2（上），P-3（下）Reverse Cutting Needle ② 5-0 Silk, FS-2 Reverse Cutting Needle ③ 4-0（上），5-0（下）Vicryl FS-2 Reverse Cutting Needle

また，縫合糸の針にはさまざまな大きさ，形状がありますが，筆者が主に使用する針は弱彎針（3/8サークル）で断面は逆三角（Reverse Cutting）タイプのものです．

・サイズ

使用する縫合糸の太さにもよりますが，縫合術式によって二通りのものを準備しています．臼歯部の隣接面を頬舌的に縫合する場合など，刺入点から抜針点の距離が長いときには，FS-2（19 mm，4-0 Ethicon）針を使用し，マットレス縫合など，刺入点から抜針点の距離が短い場合には，P-3（13 mm，4-0，5-0 Ethicon）針を用いています．

14）剪刀（図 17）

Goldman-Fox Curved（Hu-Friedy）13 cm

剪刀は，縫合糸・組織の切断，剥離が主な用途です．剪刀にはさまざまなデザインがあり，刃の彎曲の有無，先端の形状，柄の形状などにさまざまな工夫がこらしてあります．口腔外科領域で使用される剪刀は眼科剪刀，歯肉剪刀，抜糸剪刀などがありますが，基本的には術者の手の大きさ，術中の姿勢，手首の動かしやすさを考慮し，実物を手にとって操作感を確認しながら選択するのが理想的ではないかと考えます．基本的な持ち方は，親指と中指を把持部分に通し，先端がぶれないように人差し指を関節部分に置いて使います．

なお，滅菌時には，剪刀が必ず開いた状態で行うことが基本です．

筆者は代表的な歯肉剪刀であるGoldman-Fox型を使用しています．切れ味が長く保たれるので，カーバイドの先端の製品を選んでいます．

15）止血鉗子（図 18）

3 Halsted-Mosquito Curved（Hu-Friedy）12 cm

多目的に利用できる器具であり，細かい骨片，破折歯，軟組織を掴むことができますが，最も基本的な使用法は止血目的です．止血の際には，出血している部位・血管を直接挟んで牽引し，組織の根元を縫合糸で結びます．口腔領域では手術野が比較的小さいので，先端が曲がった小型の無鉤鉗子が利用しやすいと考えます．有鉤鉗子は組織牽引には有効である半面，損傷の影響が大きいことが懸念されます．

滅菌する際には，ロックを開放した状態で行う必要があります．

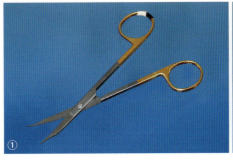 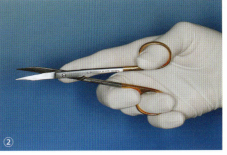

図17　剪刀
① Goldman-Fox Curved（Hu-Friedy）13 cm
② 剪刀の把持

16）注射筒（図19）
SYRCW（Hu-Friedy）

外科用バー・キット

　エナメル質の切削，形成に慣れている術者にとっては，歯槽骨の整形は容易な処置でしょう．ただし，硬い組織であるエナメル質に対して，硬度の低い歯槽骨は過剰に切削されるため，特別な注意を払う必要があります．

　カーバイドバーの利点は，細かく切削されながら骨が形成されるので摩擦熱の発生が少なくダイヤモンドバー（摩擦による形成）よりも侵襲が少ないことです．しかしながら，新しく鋭利なカーバイドバーは骨に食い込みやすく，表面に穴を形成してしまうことがあります．新しいバーを利用する前に砥石に当て鈍化させてから使用すると，これを防止することができます．

　骨に対する侵襲の最も少ない形成手段は，手用器具による切削ですが，広範囲の骨整形には効率が悪く向いていません．このような場合には，回転切削器具が効率的ですが，使用に関しては，排気の問題や，含まれる油の組織への影響が危惧されます．実際の事故についての文献的な報告はないものの，危険性には常に注意する必要があります．

カーバイド・ラウンド・バー（図20-①，②）
19 mm/25 mm Surgical Shank
1.4 mm/1.8 mm/2.3 mm

　ラウンドバーのサイズとして，大（2.3 mm），中（1.8 mm），小（1.4 mm）のサイズを準備することが理想的です．

　2.3 mmのものは骨隆起や大きな削除量を伴う骨整形に，1.8 mm，1.4 mmのものは根分岐部などの小さな骨整形に使用します．バーの長さも，19 mmの通常サイズと，25 mmの外科用シャンクのものが必要です．特に，骨欠損が深い場合やアクセスが困難な場合に，シャンクが長い外科用のバーが有用です．

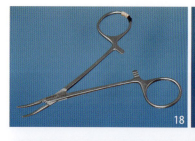
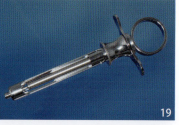

図18　止血鉗子
3 Halsted-Mosquito Curved（Hu-Friedy）12 cm

図19　注射筒
SYRCW（Hu-Friedy）

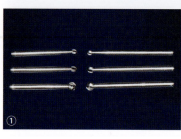
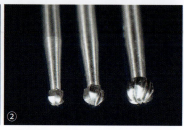

図20　カーバイド・ラウンド・バー
① 左：19 mm，右：25 mm 外科用
② 左から，1.4 mm，1.8 mm，2.3 mm

Section 1　フラップ手術をやってみよう

2 フラップ手術の基本ステップ

中川種昭（慶應義塾大学医学部歯科・口腔外科学教室）

　本章では，一番基本的な歯周外科治療の術式であるウィドマン改良フラップ手術（Modified Widman Flap Surgery，以下MWF）に準じた術式の流れに基づいて話を進めます．いよいよフラップ手術当日です．患者さんがお見えになりました．

STEP 1　診る（術前診査, 動画1）

　まずは，患者さんの体調を聞いておきます．体温，血圧の測定は必須です．そのなかには，手術当日になって気持ちが乗らず，明らかに「手術を受けたくない」という思いが表情にでている場合があります．せっかく準備をして時間を取りましたが，同意を確認せず無理に手術を行うとトラブルのもとになるので，会話を通して思いを伺い，患者さんの気持ちを優先して手術の可否を決定するようにしています．

　行うと決めたら，プロービングチャートとX線写真を確認し，術前のプロービングなどを行って，一連の術式をイメージし，使用する器具を確認します（図1）．開始するときには，患者さんに声がけをして，おおよその手術時間を知らせるようにするとよいでしょう．

診る ＞ 術前検査

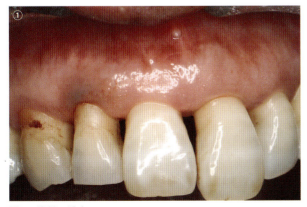
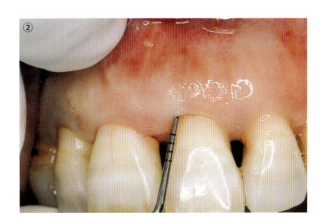

図1　術前の診査
① 術前の予定部位．3+2 にフラップ手術を行うこととした
② 術前にプロービングを行い，フォーカスする部位を確認する

STEP 2 麻酔をする（動画2）

　手術時間の予測を立て，麻酔の量を調節します．術野の大きさ，個々の患者さんの奏功時間で異なりますが，手術時間を約1時間とすると1.5〜2本（2.7〜3.6mL）を用いています．

　ジアミトールなどで術野の清掃・消毒の後，刺入点に表面麻酔（図2-1）をして，頰側の歯肉歯槽粘膜境（MGJ：Mucogingival Junction）よりやや根尖側に刺入点を求めて水平麻酔を行います（図2-2）．これは，刺入点を少なくするためです．そのとき，麻酔液が歯肉に奏功するように左手の指あるいはミラーで歯槽粘膜部を押さえます．麻酔の奏功した頰側の歯間乳頭部から舌・口蓋側に向けて麻酔を行い（図2-3），奏功した舌・口蓋側に麻酔液を追加していくことで無痛的な麻酔を目指します．歯間乳頭部や口蓋側の歯肉は麻酔液が入りにくいので，時間をかけてゆっくりと行います（図2-4）．

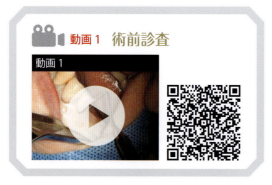
動画1　術前診査

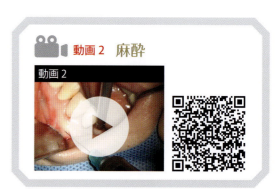
動画2　麻酔

麻酔 ＞ 浸潤麻酔

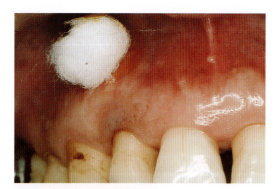

図2-1　刺入点に表面麻酔を行う

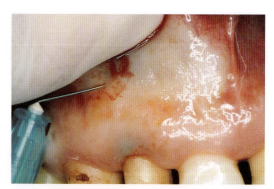

図2-2　水平麻酔を行うことで，刺入点を少なくできる

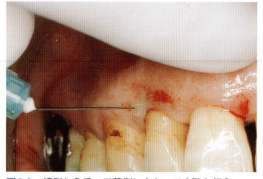

図2-3　頰側から舌・口蓋側に向かって麻酔を行う

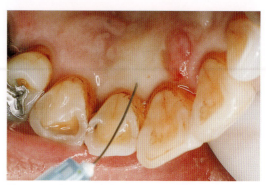

図2-4　口蓋側は抵抗が大きいので，ゆっくりと麻酔を行う

STEP 3　切る（切開, 動画3）

さて，いよいよ切開です．

① 前歯部の切開（図3）

近年では，審美性を重視するため，切開のデザインを歯肉溝切開とするケースが多くなっています．内縁にある上皮や炎症組織の除去を考慮した場合，改良ウィドマンフラップ手術を基本に考えると，歯肉辺縁付近から歯槽骨頂に向けてメスを入れることになります．厚い歯肉を薄くしたい場合，歯冠長延長術で骨を切除する場合で，歯肉の幅が十分あるケースではやや根尖側にメスを入れ，歯肉が薄い場合，歯周組織再生療法を行う場合は歯肉溝内に切開を加えます．

用いるメスは，No.15cかNo.15が一般的になっていますが，筆者はフラップのデザインを決める最初の切開にNo.11を用いる場合もあります（図3-1）．また，細かいところはCK-2，No.390などのマイクロブレードを使うことがあります．メスの先端で骨の存在を感じるようにして切開を行いますが，歯周ポケットの深い部位は無理せず，まずはフラップデザインを決めるイメージで切開を進めます（ライニング，図3-2）．再度，歯周ポケットの深い部位や，骨縁下ポケットが予想される部位は骨の存在を感じられるように切開を加えていきます（ディープニング，図3-3）．

切る ＞ 前歯部の切開

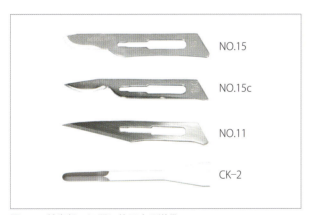

図3-1　前歯部の切開に使用する道具

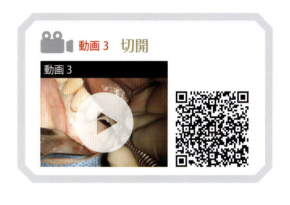

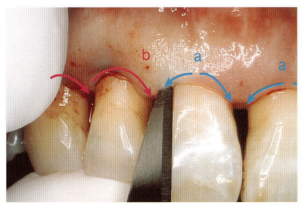

図3-2　ライニング
No.11を用いてフラップデザインを決める切開を行う

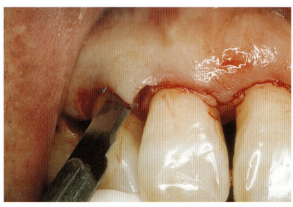

図3-3　ディープニング
No.15を用いてより確実な切開を行う

乳頭部の形態を維持するためには，メスを回しこみながら切開を行っていきます．図3-2aに示すように行うことで歯間乳頭部の保存はしやすくなりますが，図3-2bのような順序で歯間乳頭の保存に気をつけながら行うこともあります．

歯周外科治療の基本的な切開では粘膜骨膜弁（全層弁）を形成するので，メスの先で骨を感じることが重要です．メスは本来スッと引くように使用しますが，歯周外科治療の場合，押すように使用することや「ソーイングモーション」と言ってザクザクといった感じで進めることが多くなります（図3-4）．

目的の術野は歯周ポケットが深いことが多いので，その脇の歯周ポケットの浅い部位から切開を始め，メスの先端に骨を感じながら進めると確実な切開を行うことができます．

二次切開は，フラップを剝離・翻転してから必要に応じて行います（図3-7）．歯肉溝切開を行った場合には二次切開は不要です．三次切開は通常行いません．

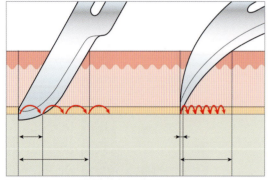

図3-4　フラップ手術のメスの動き
フラップ手術では，直線的な動きだけではなく，刃の幅に合わせたソーイングモーションも行う

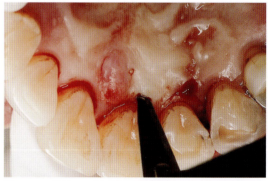

図3-5　口蓋側の一次切開
No.11メスを使用．歯肉弁が厚くなるので，薄くしたい場合には外斜切開となる

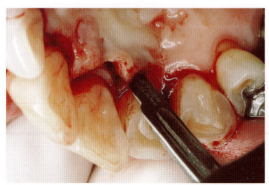

図3-6　歯間乳頭部を保存するように歯肉弁を形成していく

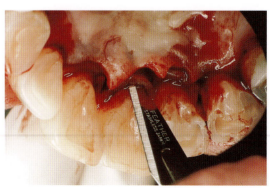

図3-7　二次切開
二次切開を入れることにより，炎症性肉芽組織の除去が容易になる

② 臼歯部の切開（図4）

臼歯部の切開では，フラップデザインを決める切開（ライニング）にNo.12を，より確実な切開にNo.15かNo15cを使用しています（図4-1）．普通のメスが届きにくい歯間乳頭部，遠心部の切開，ウェッジを形成する場合には，ペリオドンタルナイフを用いて切開を行います．

切開は血液の流れを考慮して遠心から始めるのが基本です．上顎口蓋側の歯肉弁は厚いため，薄くするために，ライニングのあとフラップが薄くなるように切開を入れる「パラタルアプローチ」という方法を取る場合があります（図4-4）．

ウェッジの形成は遠心部に歯周ポケットがある場合に行います．上顎には四角弁（図4-5-①），下顎には三角弁（図4-5-②）を多く用います．これも歯肉弁を薄くするために，できれば図4-5-③に示すような方向に外斜切開を入れます．根分岐部病変があって根分岐部が切開線上に来ることを避けたい場合には，遠心中央に入れる切開の位置をずらすこともあります．

筆者は経験を積むほど切開に時間をかけるようになってきました．これがうまくいくと，次のステップである歯肉弁の剝離・翻転が容易になり，歯肉弁の損傷も少なく，術後の形態も美しくなるからです．

切る ＞ 臼歯部の切開

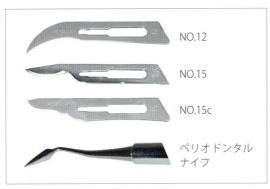

図4-1 臼歯部の切開に使用する道具

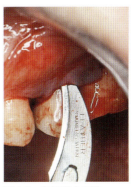

図4-2 臼歯部の切開

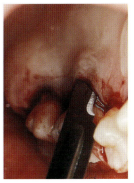

図4-3 メスの挿入角度は弁が薄くなるように外斜している

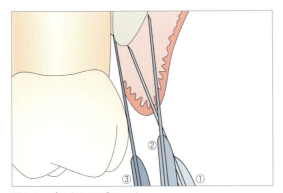

図4-4 パラタルアプローチ
① フラップデザインを決める切開　② 弁が薄くなるように切開を入れる（外斜切開）　③ 切除片の除去を容易にする切開

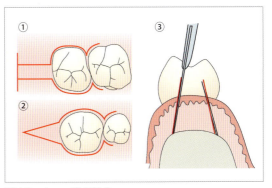

図4-5 ウェッジの形成
① 四角弁切開　② 三角弁切開　③ 弁が薄くなるように切開を入れる

STEP 4 剥ぐ（フラップの剥離・反転，動画4）

　フラップの剥離・翻転は，切開が確実に行われていれば，骨膜剥離子（骨膜起子）を用いて比較的容易に行うことができます（図5-1, 2）．剥離の開始は，病変部位ではない部位から開始します．難しいのは，歯周ポケットの深い部位や骨縁下ポケットのある部位でしょう．そのようなときは，無理に剥離しないで再度メスを持ち，歯槽骨辺縁部を探して切開を入れ直しましょう．ピンセットで歯肉弁を把持し，切開部を明視するとわかりやすくなる場合があります．骨の露出は2mm程度が目安です（図5-3）．

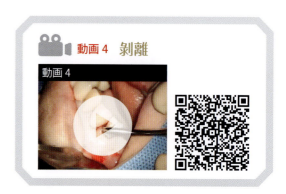
動画4　剥離

剥ぐ ＞ フラップの剥離・反転

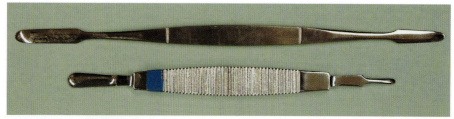

図5-1　骨膜剥離子（骨膜起子）

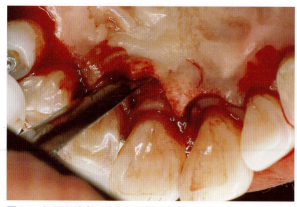

図5-2　切開を確実に行うと剥離は容易になる

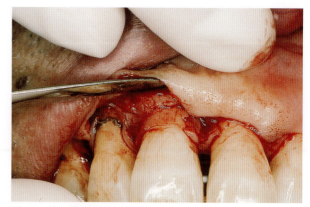

図5-3　骨の露出は2mm程度までとする（頰側）

STEP 5 取る（炎症性肉芽組織の除去, 動画 5）

　歯肉弁の剥離ができたら，続いてスケーラーあるいは有窓鋭匙を用いて炎症性肉芽組織の除去を行います．筆者が通常使用する有窓鋭匙（図6-1-①）は鋭匙の中央部が開いていて，その部分に刃がついています（図6-2）．骨や隣在歯といった硬い組織に押しつけると効率よく肉芽組織が除去できて便利です．アシスタントに骨膜剥離子で舌・口蓋側の弁を保持してもらい，術者が頰側の歯肉弁を押さえながら行うと取るべき組織が明確になります（図6-2）．

　歯槽骨頂部の肉芽組織はスケーラーで除去しますが（図6-1-③, 図6-3），一塊で取れるときは有鉤ピンセットを使用します（図6-1-②）．明視野でルートプレーニングを行うためにも，治癒を良好に導くためにも，しっかりと炎症性の肉芽組織を除去しましょう（p.46　基礎からの手紙1「肉芽組織はどのくらい除去したらよいですか？」参照）．

　近年では，マイクロエキスカベーター（図6-1-④），超音波スケーラー，レーザーを用いて行う人も増えています．

取る ＞ 炎症性肉芽組織の除去

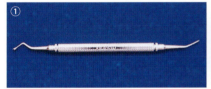
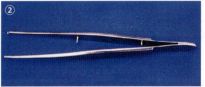
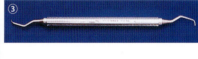
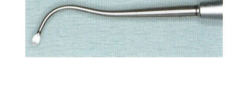

図6-1　炎症性肉芽組織の除去に用いる器具
① 有窓鋭匙　② 有鉤ピンセット　③ スケーラー　④ マイクロエキスカベーター

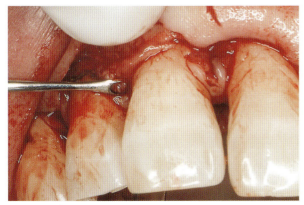

図6-2　有窓鋭匙
有窓鋭匙は歯面，骨など硬い組織に押しつけるように使用する．口蓋側の歯肉弁はアシスタントに押さえてもらう

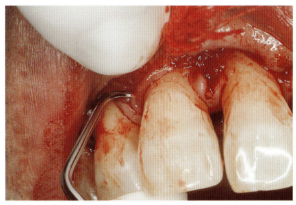

図6-3　スケーラーによる肉芽組織の除去
スケーラーの刃部を歯面に押しつけ，引き上げるように使用する

STEP 6　磨く（ルートプレーニング）

　炎症性肉芽組織が除去できると，術野の出血が抑えられ，歯根面がよく見えるようになってきます．歯周基本治療で取りきれなかった歯石が見えてくることもよくあります．切れのよいスケーラーを用いて，取り残しの歯石を除去し，ルートプレーニングを行います．歯周基本治療でのSRPの良し悪しによってこの時間が短縮できるので，SRPの技術を高めておくことはフラップ手術の成否を左右します．

　一見，きれいに見え，ルートプレーニングが必要ないと思われる歯根面であっても，歯周ポケット内に存在していたことを鑑みると細菌由来の内毒素を含んでいると考え，全歯面に対してアプローチします（図7）．

磨く ＞ ルートプレーニング

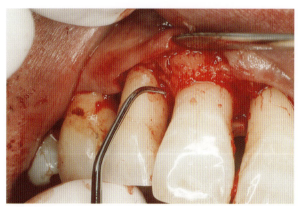

図7-1　歯根面全体をルートプレーニングする

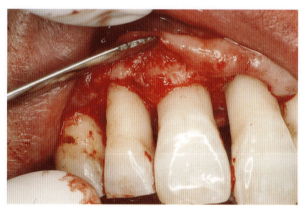

図7-2　ルートプレーニング終了時

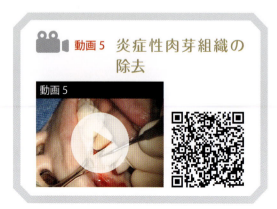

動画5　炎症性肉芽組織の除去

STEP 7 整える（歯槽骨整形，歯肉弁調整）

　ルートプレーニング後に治癒形態を考えて，歯槽骨整形を行う場合があります．図9のような骨不正の少ない症例の場合は，固有歯槽骨の除去はなるべく避けて，鋭縁を取る程度にします．このとき使用するのはシュガーマン・ボーンファイルやオーシャンビンチゼルです（図8-①，②）．図10で示すような骨整形を行う場合は，注水下でラウンドバーや骨整形用のバーを使用します（図8-③）．

　歯肉弁の調整は求める治癒形態によりますが，通常は弁と骨のレベルに大きな違いがある場合，頬側の弁と舌側の歯肉弁を接合させたときに余ってしまうような場合にNo.15メスなどを用いて行います．歯肉弁が足りない場合には，フラップの剥離を少し伸ばすか，減張切開や縦切開を入れることもあります．減張切開とは，歯肉弁を剥離する際にMGJを越える切開を粘膜弁（部分層弁）で入れることで，歯肉弁の伸展が得やすくなります（p.81参照）．

整える ＞ 歯槽骨整形，歯肉弁調整

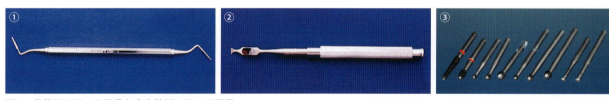

図8　骨整形に用いる器具と歯肉整形に用いる器具
骨整形に用いる器具（① シュガーマン・ボーンファイル，② チゼル），歯肉整形に用いる器具（③ 外科用バー）

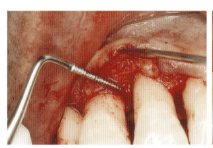

図9-1　シュガーマン・ボーンファイルによる骨の鋭縁の除去

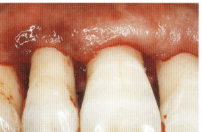

図9-2　フラップを戻す

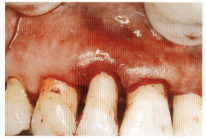

図9-3　浅い歯周ポケットを得るために歯肉を整形

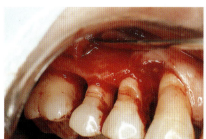

図10-1　歯槽骨の形態修整が必要な症例

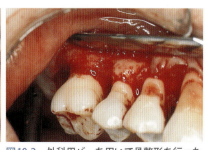

図10-2　外科用バーを用いて骨整形を行った

STEP 8　洗う（洗浄）

縫合を行う前に生理食塩水で術野の洗浄を行います．術野をきれいにして，最終的な炎症性肉芽組織，歯面の歯石の取り残しのチェック，歯根面の洗浄を行います．

STEP 9　結ぶ（縫合，動画6）

いよいよ最終ステップです．歯肉弁が過不足なく，テンションをかけなくても接合するかを確かめ縫合をスタートさせます．

持針器はウェブスター（Webster）型かカストロビージョ（カストロビエホ，Castroviejo）型が用いられます（図11-1）．

針は，主として16mmか19mmの3/8彎曲（弱彎）で，断片は逆三角形の糸付き針を使用します．慣れないうちは4-0絹糸を使用することをおすすめしますが，最近ではプラーク付着の点からモノフィラメントである4-0ないしは5-0のナイロン糸，ソフトナイロン糸を使用することが増えてきました（図12）．もし経済的事情が許せば，e-PTFE糸も推奨できます（図13）．

結ぶ ＞ 縫合

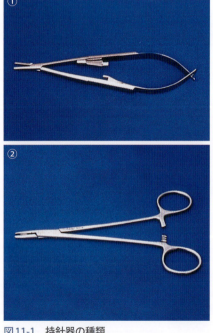

図11-1　持針器の種類
① カストロビージョ型
② ウェブスター型

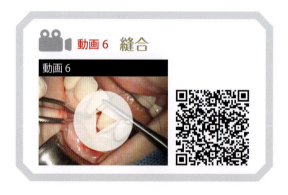

動画6　縫合

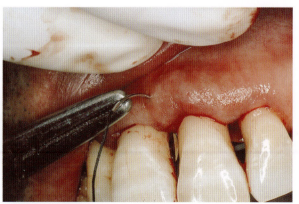

図11-2　針の刺入
歯肉辺縁から4mm程度離れた角化歯肉内に歯肉弁に対して垂直に針を刺入する

フラップ手術の縫合は，歯肉に弾力がないので弁が切れないように弁の先端から十分に距離を取り，歯肉弁に対しては直角に刺入することが大切です（図11-2）．ビギナーの方が歯肉弁を引っ掛けるように針を刺入して歯肉弁を切ってしまうのをしばしば見かけるので注意が必要です．針を入れる位置はできるだけ歯肉弁の中心部を狙うことで，頬側と舌・口蓋側の接合がよくなります．一般的なフラップ手術では歯間部縫合（単純縫合）で十分ですが，ケースによっては舌・口蓋側の歯肉弁の内側から針を入れるのが難しいことがあるので，その際はどちらも外側から針を刺入する8の字縫合を行います．

　結紮は外科結びが一般的です．長い糸を2回巻き，短い糸をつかんで引き寄せます．続いて，結び目が反対になるように上で1回巻くように締めます．

　1度目の縫合を行う時は，糸を引く方向に注意します．正しい方向に引けていれば2回のねじれが直視できますが（図11-3），逆だといわゆる"ダマ"になり，しっかりとした結紮ができなくなってしまいます（図11-4）．2度目の縫合前に2本の糸を頬側に寄せることで結び目がゆるまずに縫合が行えます．

　持針器の扱いは重要なので，事前にラバー模型やブタ顎でしっかり練習することで手術時間の短縮につなげましょう．絹糸の場合は二重縫合で十分ですが，ナイロン糸を使用した場合にはゆるみやすいので三重縫合を行うことが一般的です（持針器の取り扱い，縫合のポイントはp.78，79参照）．

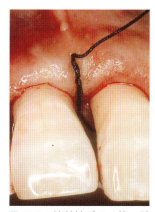
図11-3　外科結びでの第一結節．正しい結び目

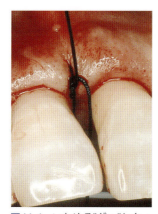
図11-4　いわゆる"ダマ"になった状態

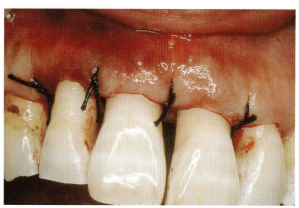
図11-5　縫合終了時

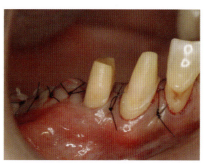
図12　ナイロン糸による縫合

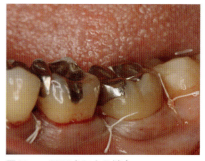
図13　e-PTFE糸による縫合

STEP 10 守る（歯周パック・投薬）

　歯周パックに関しては，創面の閉鎖が十分でない場合，歯肉弁根尖側移動術を行って骨の露出がある場合には行いますが，一般的なフラップ手術ではあまり行わなくなりました．

　投薬については，全身に問題の少ない患者には通常ペニシリン系，あるいはセフェム系の抗菌薬を術後3日程度，並びに頓用で鎮痛薬を処方しています．感染に注意を要する患者さん，全身的に注意を要する患者さんには医師に対診して指示を仰ぎ，必要に応じ抗菌薬の術前投与も考慮します．

　今後は術前投与を行い，術後は短時間の抗菌薬使用という方向に変わる可能性があるため，ガイドラインの変更に注目が必要です．

術後の経過

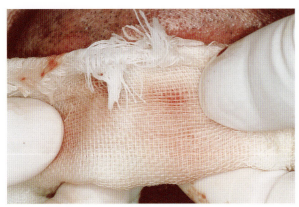

図14-1　生理食塩水を含ませたガーゼで止血を図る

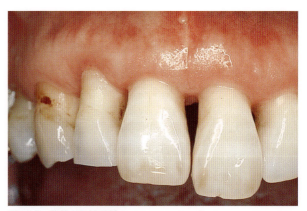

図14-2　術後3年経過時
歯周ポケットは2mm以下を維持している

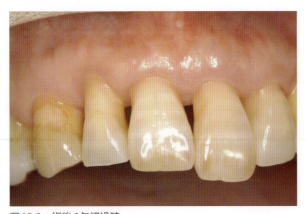

図15-3　術後6年経過時
歯周組織は安定している

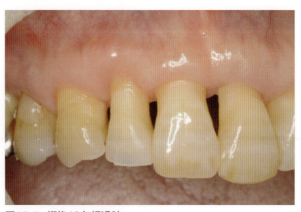

図15-4　術後12年経過時
歯周組織は引きつづき安定している

切開線について

　切開について，これまでは歯肉辺縁部付近から歯槽骨頂部に向けてメスを入れ，図a，図c-①のように行う術式がスタンダードでした．この場合，歯周ポケット上皮（内縁上皮），炎症性肉芽組織を除去することができ，歯周ポケットは浅くなりますが，歯間乳頭部や歯肉辺縁部の退縮を認めることもあります．

　そこで最近では，特に前歯部においては，歯肉溝切開を入れ（図c-②），歯間部が狭い場合には，Simplified Papilla Preservation Flap（SPPT）に準じた切開を，幅がある場合には歯槽頂切開を加えることで歯間乳頭部を極力保存するように行うことが多くなっています（図b）．この場合は，剥離がやや難しくなるのと，炎症性肉芽組織の一部が歯肉弁に付着しているため，どこまでそれを除去するのかなどの判断に経験が要求されます．

　歯周組織再生療法では後述する歯間乳頭保存フラップ手術（p.130 Section2「③歯間乳頭保存フラップ手術」参照）も応用されますので，目的に応じた切開線の設定が大切です．

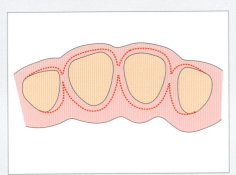

図a　歯肉辺縁からの切開

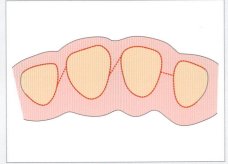

図b　歯肉溝切開

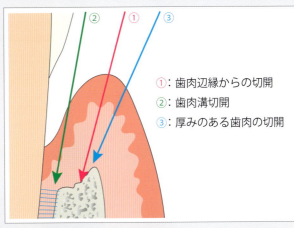

①：歯肉辺縁からの切開
②：歯肉溝切開
③：厚みのある歯肉の切開

図c　切開線の設定

Section 1 フラップ手術をやってみよう

❸ フラップ手術のポイント

井原雄一郎（東京都目黒区・井原歯科クリニック）

手術に大切なこととは？

　すべての手術においていえることですが，手術には必ず侵襲が伴います．手術は，侵襲を伴ってでも手術を選択したほうが，しなかった場合と比較して良い結果・状態を得ることが予測される場合に，患者の同意を得て行われるべきです．患者の苦痛を減らし，手術により良い結果を得るためには，①術式の熟知，②正確な技術，③短い手術時間，④術後の良好な治癒，⑤チーム全員（術者，アシスタント，外周り）の共通理解が不可欠です．

　なかでも私たちがもっとも大切にしていることは，術式の熟知です．切開から縫合までが手術前に頭の中でシームレスにつながっていることが大前提です．そのためには，術式を熟知することはもちろん，使用する器具・器材，各器具を使用するタイミングなどを暗記するほど熟練者，上級医の手術を見学することが第一歩であるように思います．本稿では，筆者が先輩方から学んだポイントをご紹介します．

切開

　切開デザインは，術前の歯周病検査，デンタルX線写真，浸潤麻酔後のボーンサウン

切開デザインの決定

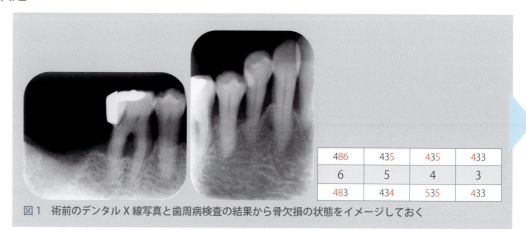

図1　術前のデンタルX線写真と歯周病検査の結果から骨欠損の状態をイメージしておく

ディング，角化歯肉幅，審美性などを総合的に判断して決めます（図1）．近年ではコーンビーム CT（CBCT）で骨欠損をより具体的に把握できる場合も多く，今後は CBCT の応用が必須になるかもしれません．

切開デザインが決まった後は，イメージした切開デザインをメスで描いていく流れになります．歯周ポケットを減少させるのか，歯槽骨整形を併用して歯周ポケットを除去していくかなど，手術の目的によって切開および歯肉弁の形成は変わってきます．オープンフラップデブライドメントの場合は歯肉溝切開を行います．ウィドマン改良フラップ手術のように歯肉溝から 1〜2 mm 離した位置を切開することもありますが，歯周病が進行し付着歯肉が少なくなっている場合は歯肉溝切開を選択します．

メスの基本動作は"引き"ですが，アクセスが限定される場合では押し進めるような動作になることもあります．選択されるメスは，No. 11, 12, 15, 15c とさまざまですが，全層弁を形成する場合には，いかなるメスを用いても，いかなる切開方法でもメスで骨面を感じながら切開を進めていくことが大切です．骨欠損上に切開デザインを設ける場合にも，骨面に触れることができ，かつ確実な切開ができていれば，後につながる剥離が容易になります（図2）．メスが届かない部分（臼歯部の隣接面や最遠心部）には，ペリオドンタルナイフを応用することですべての切開デザインをつなげることができます（図3）．十分な時間をかけ，ていねいな切開を行うことが，後のすべてのステップに影響し，手術の仕上がりの良さや良好な治癒につながります．

鍵となるのは，歯冠乳頭部の切開を正確につなげられるかどうかです（図4）．術者のポジションと部位により，メスを引く場合，押し進める場合がありますが，大切なことは手

切開

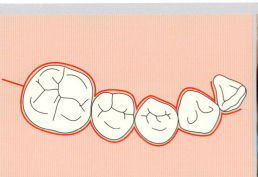

図2 メス刃にて骨面を感じながら切開を進める

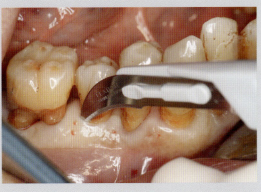

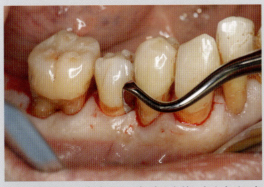

図3 隣接面には角度のついたペリオドンタルナイフを応用する

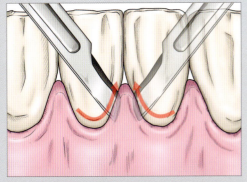

図4 歯冠乳頭部の切開

首の柔軟性，およびメスのアクセスの方向を瞬時に判断して，引く動作と押す動作をうまく使い分けることです．メスで引くことができなければ，刃先を逆方向に持ち替えて押す動作で行う，ペリオドンタルナイフに持ち替える，患者の頭部をすこし側方へ傾けるなど，その場で臨機応変に対応できる引き出しがあれば自然とスムーズな切開ができます．

また，術中の穴布がかかっている状態の患者は，聴覚が研ぎ澄まされており術者の声や動きに非常に敏感です．過度の緊張や不安を与えるような「メスください」「切ります」などの言葉は好ましくないでしょう．メスは「ブレード」あるいは「12，15c」などの番号でスタッフに伝えることで，患者の緊張や不安を軽減することができます．

剥離

切開が正確に骨膜まで到達していれば，剥離に過度な力は必要なく，骨膜剥離子を骨面に当てて手首を左右に捻転させる回内・回外運動で進めていくと，容易に剥離が行えます（図5）．慣れないうちは必ず左手の人差し指を歯肉弁に添えて，器具の動作を触知しながら行うことをお勧めします．特に舌側を剥離する場合には，反対側の指で骨膜剥離子に触れた状態で行うことで（図6），口腔底への器具の迷入や，出血のリスク回避にもつながります．歯肉溝切開の場合は歯間乳頭部より剥離を行い，縦切開がある場合には，縦切開から剥離を始めるとスムーズです．

剥離

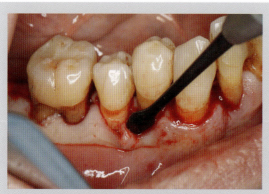

図5 歯間乳頭からアプローチし骨面を感じながら回内・回外運動で剥離を進める

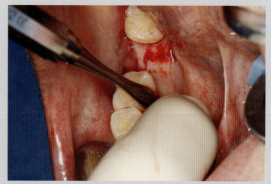

図6 インスツルメントの先端を触れおくことで安全に剥離が行える

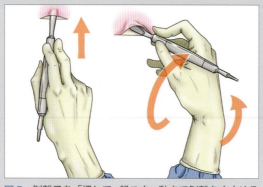

図7 剥離子を「押して・起こす」動きで剥離をすすめる

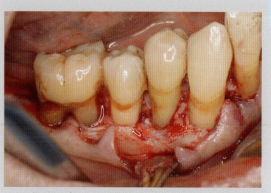

図8 根面にプラークや歯石の付着，骨面に肉芽組織がない状態にする

剥離ができない場合や過度の力が必要なときは，切開が骨膜まで到達していないと判断し，再度メスやペリオドンタルナイフを用いて骨膜まで切開を到達させます．急いで強引に力をかけてしまうと大切な軟組織の挫滅や欠損につながります．特に，骨欠損のある部位は骨欠損内に肉芽組織が入り込んでいるため，無理せず一つ前のステップに戻り，切開を入れ直します．なお，切開がしっかりとできていても，剥離に時間がかかってしまっている場面をしばしば目にします．剥離子を骨膜下に30〜45°の角度で挿入し，"押して・起こす"イメージで手首の柔軟性を身につけることができれば（図7），手術時間の短縮におおいにつながります．剥離量については，骨面の露出が小さく，空気にさらされている時間が短いほど組織へのダメージが少ないことを理解しておくことです．それをふまえたうえで，最小限の剥離量で骨欠損が明示できること，ハンドスケーラー，鋭匙などの器具がしっかりと到達し，確実なデブライドメントができることが一つの目安になります（図8）．

デブライドメント

デブライドメントには，炎症性肉芽組織の除去とプラーク，歯石の除去があります．炎症性肉芽組織の除去のポイントは，一塊にして除去することです．そのためには，器具を骨面と炎症性肉芽組織の間に挿入して剥がすようなイメージで行うことです．有窓鋭匙やスプーンエキスカベータ，あるいはハンドスケーラーを用いて骨欠損の上部から底部に押し込むように剥がしていき，最後にポケット底部分を剥がすようにします（図9）．

プラーク，歯石の除去は，できればマイクロスコープあるいは高倍率の拡大鏡下で切れ味の良いハンドスケーラーや超音波スケーラーを用いて確実に行います．デブライドメントができたと思っても，術中写真を見返すとプラークや歯石が残っていた（図10）という

デブライドメント

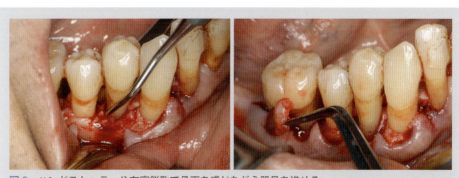

図9　ハンドスケーラーや有窓鋭匙で骨面を感じながら器具を進める

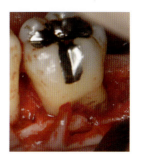

図10　フラップ手術中の写真（参考症例）
歯石の取り残しが見受けられる

経験をされた方もいるのではないでしょうか．これもカメラという一つの拡大ツールを用いたことでわかり得たことですので，拡大視野による利益は大きいと思います．もちろん，普段のスケーリング・ルートプレーニングが確実にできていることが大前提です．もっと基本的な話に戻ると，刃物であるスケーラーを切れ味よくシャープニングできる，あるいは執筆状変法にてハンドスケーラーを把持して根面に器具の力を伝えられていることはいうまでもありません（p.28〜 Section 0「④ まず SRP ができるようになろう」参照）．

縫合

縫合の仕上がりの良さは，切開で決まるといっても過言ではありません．きれいな切開デザインが描けていれば，切開された歯肉を元の位置に戻すことはさほど難しいことではありません．縫合は持針器を用いた器械結びで行うことが多いと思いますが，このとき，針の基部がある持針器の先端ではなく針先から 1/2〜3/4 の位置を把持します（図 11）．絹糸の場合はあまり必要ありませんが，ナイロン糸を用いる場合は巻き癖がついている場合があるため，針から 2 cm 程度離れたところを指で持ち，もう片方の指で糸端までナイロン糸をしごくことで縫合時の糸の絡みがなく，縫合時間の短縮につながります．

そこまで準備できたら，頰側から口蓋側（舌側）へ針を進めていきます．歯肉辺縁から 3〜4 mm 離した部位から垂直に刺入し，隣接面部分に運針した後，口蓋側（舌側）のフラップに同様に刺入し，再度，下部鼓形空隙を口蓋側（舌側）から頰側に運針させます（図 12, 図 14）．

結紮は第一結紮が一番のポイントです．結び目を必ず順目になるようにコントロールし，結紮をした後に短い糸の糸端を同側に運び縫合糸をロックすることで糸の緩みを防ぐ

縫合

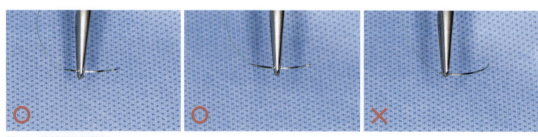

図 11　持針器の把持部

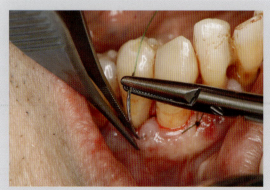

図 12　頰側から口蓋（舌）側へ運針する

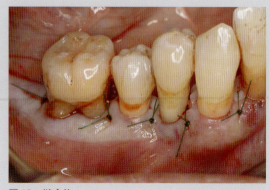

図 13　縫合後

ことができます．あるいは，第一結紮でループを二重にする外科結びを行なうことも緩み
を防ぐ工夫の一つです（図15）．第二結紮は第一結紮とは逆のループを作り締め付けます．
絹糸であれば第二結紮で十分ですが，ナイロン糸を使用する場合は第三結紮まで行わない
と緩んでしまいます．

　手首を橈骨神経側に回転させる回内運動を尺骨神経側に回転させる回外運動を理解して
おくとスムーズに縫合の動きが理解できます（図16）．口腔内の縫合は視野や操作性が限
定され，貯留した唾液，血液，舌，頬粘膜，歯などさまざまな障害も多く，アシスタント
ワークの重要性はいうまでもありません．糸端を術者が持針器で把持できるよう術野を展
開する，あるいは糸端を吸引し，第二結紮への移行をスムーズにすることも大切だと考え
ます．

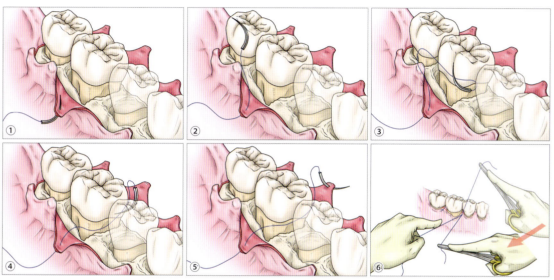

図14　縫合の手順
①②唇側の歯肉弁に針が垂直になるよう歯肉弁を展開して運針する
③④針先を保護するために針の後ろから舌側へ運針する
⑤舌側の歯肉弁に針が垂直になるよう運針する（この際，患者の顔を患側に傾けることで運針しやすくなる）
⑥結紮後に短い糸端を手前に引くことで糸の緩みを防ぐ

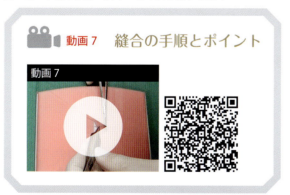

動画7　縫合の手順とポイント

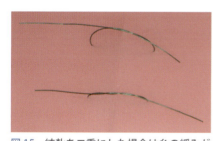

図15　結紮を二重にした場合は糸の緩みが
少ない（手前：ループが二重）

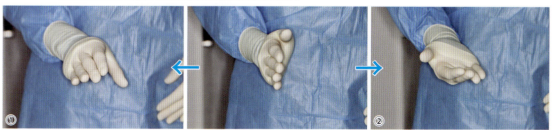

図16　回内運動（①）と回外運動（②）

遠心切開・ディスタルウェッジ

臼歯部に特徴的な切開には，遠心切開やディスタルウェッジがあります．下顎7の遠心切開を入れる場合には直線的に入れるのではなく，遠心部は必ず弁と弁がバットジョイントになるよう切開します（図17）．遠心切開を歯列に並行に長く入れてしまうと，舌神経の損傷につながります．必ず切開の前に触診をして骨の裏打ちのある部位に切開を入れます．もう1つのポイントは，左手の人差し指で歯槽粘膜を牽引することです（図18）．下顎7遠心の頰側には付着歯肉がない場合が多く，メスを歯槽粘膜に入れることになります．この牽引がなければ切開ができず，何度もメスを組織に入れることになり挫滅させてしまいます．

また，ディスタルウェッジは歯肉の厚みをコントロールして歯周ポケットを減少させる目的で用います．下顎の場合は三角弁切開，上顎の場合は四角弁切開を用います（p.65 図4-5参照）．切開は入り口よりも中に末広がりにメスを進めていきます．直線的なインスツルメントは組織への到達が難しく，No.12のメスあるいはペリオドンタルナイフを用いることで効果的に切開ができます．切開後は，組織を一塊にして除去します．そうすることで歯肉弁を薄くでき，より良い歯周組織環境が得られます．

遠心切開

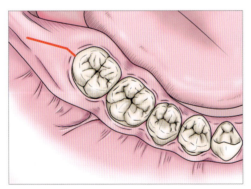

図17　歯槽頂切開を入れたのち，遠心切開を入れる

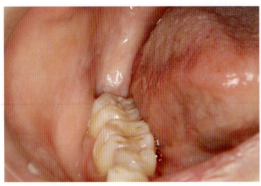 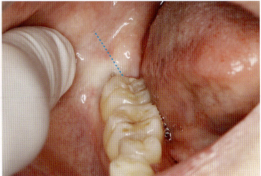

図18　粘膜を牽引してテンションのかかった粘膜に切開を入れる

減張切開

　歯周組織再生療法や骨移植を併用する際には，粘膜の緊張を緩和する目的で減張切開を行うことがあります．減張切開の大きなポイントは左手です．左手に鑷子を持ち，粘膜をしっかりと牽引した状態で，新しいメスを用いて骨膜にのみ横切開を入れます（図19）．左手に持った鑷子の牽引ができていない状態では，粘膜の緊張がないため切開することができず，何度もメスを入れることになり，組織を傷つけることになります．きちんと減張切開ができているかどうかは歯肉弁を元の位置に戻したときに，元の位置よりオーバーラップするかどうかで確認します．

　減張切開の際に重要なことは，血管や神経の走行を把握しておくことです（p.74〜Section 0「②おさえておきたい解剖学」参照）．メスを深く入れてしまう，あるいは切開の位置を間違ってしまうと知覚鈍麻や出血の危険性もあるため，手術前に十分にシミュレーションしておくことが大切です．

　さらに，手術において大切な基本技術の1つである止血の方法を習得しておくことは欠かせません．粘膜からの出血の場合，まずはガーゼで圧迫止血をし，出血点を明示した後に，糸による結紮，あるいは電気メスやバイポーラによる凝固を行うことが一般的です．これも上級医の手術見学，あるいは多くの手術に携わり，身につけるべきことです．減張切開を伴う手術の場合は，患者に術後の腫脹，内出血の可能性を事前にしっかりと説明しておくことも忘れないようにしましょう（図20）．

減張切開

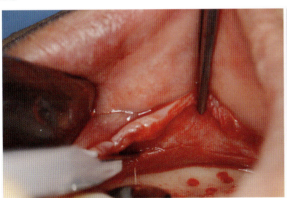
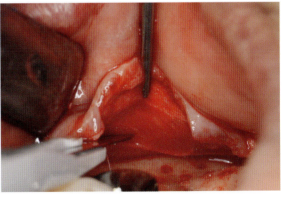

図19　鑷子で粘膜を牽引して新しいメスで骨膜にのみ一層切開を入れる

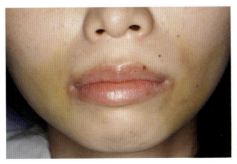

図20　減張切開を伴う手術の術後は腫脹および内出血が起こる場合がある

縦切開

通常のフラップ手術であれば，歯肉溝切開で十分に骨欠損を明示することができますが，骨欠損の大きい場合や，自家骨を採取してくる場合には術野の確保，術野へのアクセスを考えて縦切開を応用することがあります．縦切開のデザインは血流の確保と術野の明示を考えて行います．縦切開の位置は術野の1歯隣の近心部，あるいは遠心部に末広がりになるようにデザインします（図21）．ポイントは歯肉辺縁に垂直に切開を入れることです（図22）．血流も確保され，縫合時の歯肉の位置づけが容易になり，治癒も良好になるからです．

メスを歯肉辺縁部から歯肉歯槽粘膜境（Mucogingival Junction：以下，MGJ）に進める，"引き"の動作が基本ですが，MGJから歯肉辺縁部に進める，"押し"の動作を用いる場合もあります．歯槽骨の形態や手術部位，メスのアクセスなどを総合的に判断して安全に行うことが大切です．下顎の小臼歯付近では，引きの動作よりも押しの動作でメスを扱うほうがより安全です．

もう一つ大切なことは，縫合できる部位に切開を設けることです．術野の確保を優先して縦切開を入れたものの，縫合に悪戦苦闘している場面をしばし目撃します．口腔内は狭く，器具のアプローチも制限されるため，患者の開口量，口腔周囲筋，解剖学的形態を事前に把握して切開位置を設定することが，縫合時間の短縮にもつながります．

縦切開

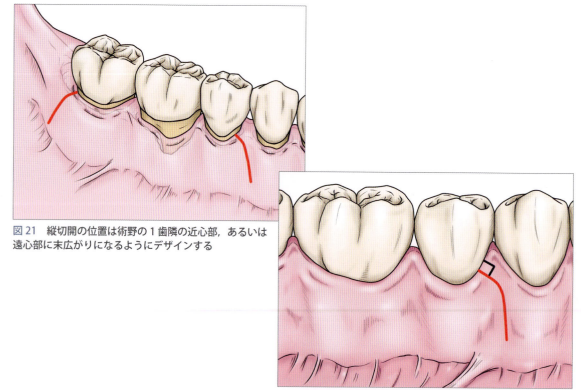

図21 縦切開の位置は術野の1歯隣の近心部，あるいは遠心部に末広がりになるようにデザインする

図22 歯肉辺縁には垂直に切開を入れる

Section 1　フラップ手術をやってみよう

4 術前・術中・術後のケア

中山亮平（慶應義塾大学医学部　歯科・口腔外科学教室）
中川種昭（慶應義塾大学医学部　歯科・口腔外科学教室）

はじめに

　フラップ手術を円滑に行うためには，術者・アシスタントが術前から術後に至るまで治療の流れに対して共通の認識を持つこと大切です．しかし，これが"ルーティンワーク"となり，患者の病態にばかり目がいってしまうような状況は避けなくてはなりません．医療者にとっては"いつもの治療"であっても，患者は"手術"という言葉を聞けば当然，不安や心配などを感じるはずです．そこに気づかず治療を進めてしまうと，原因は些細なことであっても患者との関係は一気に悪くなってしまう可能性もあります．

　本稿では，術前・術中・術後において患者との良好な関係を築くための不安や疼痛へのケアについて紹介します．

術前の患者へのケア

炎症のコントロール

　歯肉の炎症のコントロールが不十分な状態でフラップ手術を行うと，歯肉弁がちぎれやすくなり，剝離も困難になります．また，術中の麻酔の効果の低下や出血のコントロール不良にもつながるため，徹底的に口腔清掃指導を行い，炎症をコントロールしておきます．

カウンセリング

　多くの場合，歯周基本治療をとおして患者との信頼関係は築けているものと思われますが，"手術"と聞けばやはり治療に対するハードルは上がるはずです．術前にきちんとカウンセリングを行い，歯周外科治療がなぜ必要なのかを理解してもらう必要があります．その際は具体的な術式や術後の偶発症についても丁寧に説明し，手術への理解を深めてもらいます（図1）．

　また，基礎疾患がある場合は，主治医との連携をとって治療計画を立てる必要があります（詳細は，p.39〜Section 0「⑥全身状態を知ろう」参照）．

図1 術前の説明書と同意書（慶應大学医学部 歯科・口腔外科）
① 手術前の注意とお願い
②～⑤ 説明書
⑥ 同意書

抜歯・小手術前の注意とお願い

① 睡　眠
・前日は十分な睡眠をとるように心がけてください

② 食　事
・食事は軽くすませてください
・手術後は 2～3 時間食べることができません

③ 薬
・毎日服用している薬（血圧・心臓の薬など）は，医師からの中止の指示がないかぎり，いつもの時間に服用してきてください

④ 服　装
・服装は窮屈でないもの（処置のため 30 分～1 時間，椅子に座っていなければなりません），汚れてもかまわないもの（汗や血液で汚れる場合があります）を身につけておいでください

⑤ その他
・髪の長い方は髪をたばねるゴムをお持ちください
・口紅は取り除いてください
・処置は清潔な状態で行いますので，処置前の歯磨きを忘れないでください
・予約時刻の **15 分前までに**おいでください
・予約のキャンセルは，必ず前日までにご連絡ください

①

【説明・同意書番号:566330 第 1.00 版(2018/02/02)】

患者氏名：　　　患者番号：

歯周外科手術に関する説明文書

この文書は、歯周外科手術について、その目的、内容、起こりうる合併症などを説明するものです。説明を受けられた後、不明な点がありましたら何でもおたずねください。

【あなたの病名と病態】

病名：　□ 慢性歯周炎　□ 侵襲性歯周炎　□ 歯肉歯槽粘膜形態不良

病態：（※ 印刷前に記載し、記載した内容は電子カルテ内に保存してください。）

歯周外科手術とは歯周病に対する治療のひとつであり、歯周組織に行う手術のことです。歯周外科手術は歯周ポケット内細菌に対する処置であり、またそれらが再感染しにくくする手術でもあります。歯周病の病態として、主に以下の 2 つがあります。
□ ①歯の周りの歯肉に歯周病原細菌感染による炎症が持続し、進行した結果、歯を支えている骨が吸収されている状態です。今後、このまま吸収が進むと歯の揺れが大きくなりやがて抜け落ちてしまいます。
□ ②歯の周りの歯肉の幅や厚さの不足により、歯磨きが困難な状態です。このままにしておくと効果的な歯磨きが難しくなり、徐々に歯周病が進行していく可能性があります。

【手術の目的】

＜目的＞

歯周病の基本的な治療で改善しなかった部位に対して、歯周ポケット内細菌や感染組織の徹底的な除去、もしくは減少を目指します。これによって今後歯周病に再発しにくい歯周組織の構築を目的とします。

＜必要性＞

歯周病に罹患している部位に対して行った歯周基本治療によって、病態が改善しなかった部位を歯周外科手術の適応部位とします。歯周基本治療で改善がみられなかった部位は歯周ポケットが非常に深く、同じ治療を繰り返しても組織を損傷させてしまうだけで、病態の改善が見込めません。そのような部位に確実な感染組織の除去や歯周病の再発しにくい環境を構築する上で歯周外科手術は必要と考えられます。

有効性（手術によって期待される効果）

①歯周ポケットの改善

深い歯周ポケットが手術により浅くなることで、歯周病原細菌が定着しにくい環境を構築することで、歯周病の再発がおこりにくくなることが期待できます。その結果、歯肉の腫れ・痛み・出血の減少が期待できます。

②清掃性の向上

歯肉の形を手術により改善する事で、歯ブラシや歯間ブラシなどによる清掃が行いやすくなります。これにより歯周病の発症、再発の可能性が低くなることが期待できます。

なお、上記のような効果を長期的に維持するためにはご本人による正しいブラッシングや、定期的な検診を受けていただくことがたいへん重要です。また手術をしても歯の予後が悪いと判断された場合は抜歯の適応となることがあります。

【手術の方法】

歯周外科手術の内容には次のようなものがあります。

1. フラップ手術

②

【説明・同意書番号:566330 第 1.00 版(2018/02/02)】

対象となる歯の周りの歯肉に局所麻酔を行います。歯肉を切開し、明視下でのプラークや歯石、炎症を起こしている組織を除去し、縫合します。場合によっては、骨の形態不良などを平らにします。通常、手術日の 7～10 日後に抜糸をします。手術時間は約 1 時間です。

2. 歯周組織再生療法

基本的な術式はフラップ手術と同じです。歯肉を切開し、周囲をきれいにした後、再生材料を充填し、縫合します。患歯の安静のために、隣り合う歯との固定や咬み合わせの調整を行うことがあります。手術時間は約 1 時間 30 分～2 時間です。

3. 歯周形成外科手術

手術する場所に局所麻酔を行います。歯肉を移植する場合には移植片を採取する場所（おもに上顎の口蓋歯肉）にも局所麻酔を行います。歯肉を切開し、周囲組織を調整して移植片を創部に固定します。どちらの部位も縫合し、7～10 日後に抜糸します。手術時間は約 1 時間 30 分です。

上記のうち

□ 1. フラップ手術

□ 2. 歯周組織再生療法

□ 3. 歯周形成手術

［ □ 小帯切除術　□ 歯肉弁側方移動術　□ 歯肉弁歯冠側移動術
□ 歯肉弁根尖側移動術　□ 遊離歯肉移植術　□ 歯肉結合組織移植術 ］

を施行する予定です。

＊何か異変を感じた場合は、すぐにお申し出ください。

【ご注意いただきたい事項等】

1. アレルギー体質やこれまで何か薬で反応が出たことがある人は事前に申し出てください。
2. 妊娠中あるいはその可能性のある方も申し出てください。
3. 食事・飲水制限はありません。
4. 局所麻酔下での日帰り手術になります。
5. 治療内容の変更の可能性

エックス線での診断には限界があり、実際に歯肉を切開した場合に方針が変わることがあります。患歯の保存が難しいと判断した場合は手術を中止し、当日または後日に抜歯が必要となることがあります。また骨の形態によっては予定していた再生療法を中止することもあります。

6. 使用する歯周組織再生材料に関して

すべて厚生労働省から認可を得ている材料を使用します。

□ エムドゲイン®ゲル

高度管理医療機器
承認番号 21300BZG00049000
歯の発生期に重要な役割を果たすタンパク質に着眼して開発された歯科用医療機器です。歯周炎の治療を目的とした歯周外科手術の際に、歯根面に同製品を塗布することにより、歯周組織を正常な構造と機能へと再生誘導する働きがあります。

□ ガストリッヒ　バイオオス：非吸収性骨再生用材料

高度管理医療機器　吸収性歯周組織再生用材料　70436004
医療機器承認番号：22500BZI00003000
本品はガンマ線滅菌されており、ブタのコラーゲンを用いたシート状の吸収性材料であり、被覆により歯周組織の再生を図る目的で使用します。

③

【説明・同意書番号：566330 第1.00版(2018/02/02)】

☐ ガストリッヒ　バイオガイド：吸収性歯周組織再生用材料
高度管理医療機器　吸収性歯周組織再生用材料　70436004
医療機器承認番号：22500BZI00003000
本品はガンマ線滅菌されており、ブタのコラーゲンを用いたシート状の吸収性材料であり、被覆により歯周組織の再生を図る目的で使用します。

7. 現在服薬中の薬剤の変更または休薬の可能性について（全身疾患を有する場合）
全身疾患の種類や病状あるいは処方薬剤について担当科主治医に対し、観血的処置に対する注意点に関する照会を行います。

【避けられない合併症　その他の不利益】
本手術を受けた場合、次のような合併症やその他の不利益が生じることがあります。このことは、本手術に伴う避けられないものです。この点を考慮したうえで本手術を受けるか否かを決定してください。

歯周外科手術に伴う併発症および対応
1. 腫脹
　手術後は歯肉や頬などが1週間程度腫れることがあります。また、術後の痛みを生じる可能性もあります。
2. 手術後出血
　術後の縫合処置や止血処置は十分注意して行いますが止血確認後に手術部位から出血する事があります。手術後出血を認めた場合にはすぐに適切な止血処置を行います。
3. 縫合不全および創部感染
　歯肉の縫合部の治りが悪いと、手術部位が感染しやすくなります。創部感染した場合、洗浄処置や抗菌薬の変更・追加をすることがあります。また、移植片が感染・壊死した場合は除去せざるを得ない場合があります。このような場合の追加費用は通常の保険診療費のご請求になります。
4. 知覚過敏症
　手術後、歯肉の腫れが収まったことにより歯根が露出し、知覚過敏症（冷たいものがしみる症状）を認めることがあります。薬物塗布などの治療により良くなることが多いですが、場合によっては手術前の状態まで回復しない場合もあります。
5. 知覚異常
　手術に伴う侵襲によって手術部の知覚異常が生じる可能性があります。知覚異常が生じた場合多くは時間の経過とともに徐々に回復していきます。また、回復を早める薬物療法を行うこともあります。しかし、神経の損傷程度によっては術前の状態まで回復しない可能性もあります。
6. 歯間部空隙の増加
　歯周外科手術によって歯肉の炎症が改善することで歯肉がひきしまり、歯と歯肉の間に隙間が生じることがあります。
7. 不測の事態
　全身状態や年齢により脳梗塞、心筋梗塞、心不全、不整脈、肺梗塞などの不測の併発症をきたす危険性も完全には否定できません。このような場合には適切な担当科の医師と協力して最善の処置をいたします（その際の追加費用は通常の保険診療費のご請求になります）。

なお、上記の併発症その他の不利益が発生したときは、当院において適切な処置を行います。当該処置は通常の保険診療であり、治療費は患者さんのご負担となります。あらかじめご了承ください。

【代替可能な治療法　その他の処置】

④

【説明・同意書番号：566330 第1.00版(2018/02/02)】

歯周外科手術以外に、明視下で歯周ポケット内細菌や感染組織の徹底的な除去、もしくは減少を達成する治療はありません。しかし、全身状態やその他の理由によって歯周外科治療が行えない場合、これまでのように
1. プラークコントロールの徹底
2. 専門的機械的歯面清掃
3. 歯周ポケット内洗浄
4. スケーリング・ルートプレーニング
（歯肉を切開することなく歯周ポケット内の細菌および代謝産物を減少させる処置）
5. 抗菌療法（経口投与あるいは歯周ポケット内投与）
以上の処置を行うことで、歯周病の進行を少しでも遅らせる、あるいは停止させることを目指します。

【何も治療を行わなかった場合に予想される経過】
歯周外科手術を行わなかった場合、以下の項目が予後として考えられます。
1. 感染の継続による症状悪化
　歯周ポケット内の細菌が残存することになるため、腫れや痛みを伴う感染を繰り返すことがあります。その結果現在よりも病気が進行することがあります。
2. 清掃性の悪化
　歯肉の形の不正やブラッシング時の痛みによって、適切な口腔清掃が行われない結果、歯周炎の進行や、新たなう蝕が生じてしまうことがあります。

【特記事項】（※ 患者さんに特有の事柄を記載し、電子カルテ内に保存してください。）

特になし

【セカンドオピニオン】
現在のあなたの病状や治療方針について、他院の医師の意見を求めることができます。必要な書類をお渡ししますので、お申し出ください。

【同意を撤回する場合】
いったん同意書を提出しても、手術が開始されるまでは、本手術を受けることをやめることができます。やめる場合にはその旨を下記まで連絡してください。

【退院後／帰宅後】
手術を受けた後は、担当医師の指示に従い、服薬方法、口腔内清掃方法、再診時期についてご注意ください。

【連絡先】
本治療についての質問や治療を受けた後に緊急の事態が発生した場合には下記まで連絡してください。

慶應義塾大学病院　　歯科口腔外科　　電話　●●-●●●●-●●●●（大代表）

説明日：　2018年03月28日
説明者：　中山　亮平

病院側同席者　☐ 有　　氏名＿＿＿＿＿＿＿＿＿＿
　　　　　　　☐ 無

⑤

【説明・同意書番号：566330 第1.00版(2018/02/02)】

歯周外科手術に関する同意書
（病院保管）

慶應義塾大学病院長　殿

私は、上記歯周外科手術の内容の説明を受けました。また、文章に記載されていない詳細な内容についても、口頭での説明を受け、不明な点は質問を行い、目的、必要性、方法、併発症の可能性と危険性、選択しうる他の治療法について理解しました。
上記歯周外科手術を行うために必要な処置と、これらの目的にかなった全身、またはその他の麻酔を受けることもあわせて同意します。

説明内容をよくお読みになって、わからない事がある場合には医師へ質問をしてください。
その上で、手術を受ける事に同意される場合、下記に自署で記名いただき、本書面（病院保管）を手術前に必ずご提出ください。

同意日：　　　　　　年　　　月　　　日

患者氏名（自署）：＿＿＿＿＿＿＿＿＿＿＿＿＿＿＿＿
※親族や代理人の場合は、代理人氏名欄に自署してください。

代理人氏名（自署）：＿＿＿＿＿＿＿＿＿（患者さんとのご関係：　　　　）

慶應義塾大学病院　　歯科口腔外科
説明日：　2018年03月28日
説明者：　中山　亮平

患者氏名：　　　　　　患者番号：

⑥

手術当日

体調の確認

患者が来院したら，まず体調を確認し，血圧・体温の測定を行います（図2）．このとき，普段は血圧に問題ない方でも，まれに白衣性高血圧で血圧が上昇する場合もあるため，注意が必要です．また，麻酔の後に血圧の値が高く出ることがあるため，先に血圧を測定しておいた方が正確に把握できます．

収縮期血圧が160以上もしくは拡張期血圧が100以上と高値を示した場合は，一度待合室などで少し休んでもらい，リラックスした状態で再度測定を行います．連続して血圧の高値を認めた場合は無理をせずに一度内科に対診を行い，血圧が安定するまで手術の延期も考慮します（表1）．また，必要に応じて歯科医師の管理下で超短時間作用型抗不安薬を服用してもらう場合もあります．体温に関しては明確な基準はありませんが，術後の反応で一時的に熱が出る患者さんもいるため，術前から把握しておいた方が安全です．

清掃・消毒

当科では超音波スケーラーなどを使用しプラークを完全に除去，フロスも全歯に対して行い，その後洗口剤で含嗽していただいています．この際，手術部位だけでなく口腔内全体に行うことが大切です．

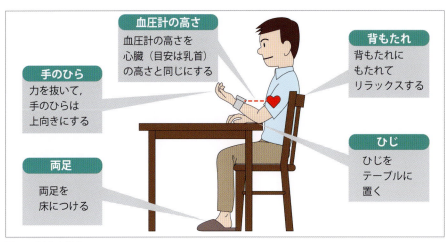

図2　血圧の測定

表1　高血圧の重症度と歯科治療の可否

	I度高血圧 収縮期血圧 140〜159 mmHg or 拡張期血圧 90〜99 mmHg	II度高血圧 収縮期血圧 160〜179 mmHg or 拡張期血圧 100〜109 mmHg	III度高血圧 収縮期血圧≧180 mmHg or 拡張期血圧≧110 mmHg
基礎疾患の合併症なし	通常の歯科治療可能	短時間の歯科治療可能	歯科治療は危険
脳血管障害，狭心症，心筋梗塞，慢性腎臓病の合併あり	通常の歯科治療可能	歯科治療は危険	歯科治療は危険

麻酔（図3～5）

　浸潤麻酔の刺入点に表面麻酔薬を塗布し，痛みの少ない麻酔を心がけます．その際，粘膜面は十分に乾燥させたほうが高い効果が得られます．浸潤麻酔薬の選択は，患者の全身状態を考慮し決定します．フラップ手術は通常の治療よりも麻酔の量が多くなるため，最初から血管収縮薬添加の麻酔薬を使用すると心拍数増加などの不快症状が出やすくなります．そのため，患者が緊張状態にある場合などは，シタネストオクタプレシンなどの循環器に影響の出にくい局所麻酔薬から使用することもあります．顔色や脈拍など全身状態を注意深く観察し，痛みの少ない麻酔を行うよう配慮することが大切です．

術中の患者へのケア

　術中は集中するあまり手術部位にのみ目がいってしまい，他に注意を払えなくなりがちです．また，患者の顔はドレーピングされているため表情が見えず，痛みや不安などに気づきにくいものです．そのため，**術中の患者に対するケアとして，① 除痛管理，② 不安などをやわらげるための声かけ，③ タイムマネジメントが大切となります．**

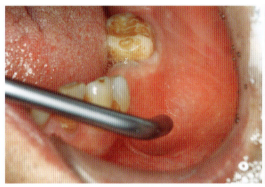

図3　表面麻酔薬の塗布1
麻酔の効果を高めるために，表面麻酔を塗布する前に十分に粘膜を乾燥させる

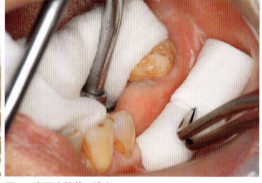

図4　表面麻酔薬の塗布2
表面麻酔薬は苦く，舌に付着すると不快なため，ロールワッテや排唾管を有効利用する

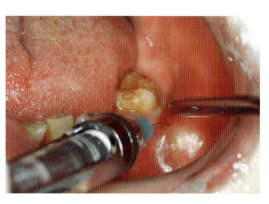

図5　局所麻酔薬の使用
まずは歯肉頬移行部にバルーンをつくる要領で麻酔を注入する．ここに麻酔を行うことで麻酔薬が徐放され，比較的長時間の効果が期待できるほか，頬粘膜が排除されるため術野が確保される．また，術中にリトラクターなどで圧迫されることによる疼痛の予防効果もある．麻酔時は薬液が咽頭に流れないように吸引を心がける

除痛管理

顔面の消毒後，口角にワセリンなどの軟膏を塗布し，器具による裂傷を防止します（図6）．手術部位でなくても，鉤引きなどで器具が圧迫することが予想される部位にはあらかじめ麻酔をしておき，術中に疼痛を起こさないよう管理します．また，麻酔の効果が完全に切れる前に追加の麻酔を行うなどのマネジメントも重要です．全層弁で開いている場合は，開いた歯肉弁に麻酔をしても歯や骨には効きませんので，伝達麻酔を行います．その際は血管に薬液が入らないように必ず吸引テストを行います．

術中の声かけとタイムマネジメント

手術中は患者の不安を軽減するため，つねに声をかけ，安心させることが重要です．具体的には，「現在どの段階まで進んだのか」「あとどのくらいで終わるのか」などを伝えることで，患者はゴールを見据えた手術が行われていることを理解します．

つい目の前のことに集中し時間を忘れてしまいがちですが，長時間口を開け続けることは苦痛を伴います．最初から「何分でこの手術を終わらせる」といった目標を立て，きちんとタイムマネジメントをしながら手術をすることが患者との信頼関係にもつながります．

術後のケア

手術直後

注意事項や起こりうるアクシデント（偶発症）をすべて説明します．自宅で注意事項を再確認できるよう，プリントを手渡します（図7）．

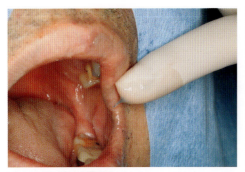

図6　ワセリンの塗布
器具が触れる部位には予めワセリンや軟膏を塗布し，器具による裂傷を防ぐ

抜歯・小手術後の注意とお願い

①止　血
・いまは血が止まっていますが，あまりうがいをしないでください．うがいを頻回にするといつまでも血が止まらないばかりか，痛みや治りを悪くする原因になります
・通常，1日ほどは唾液に少し血が混じっていますが，多量に出血したり，出血が持続するときは，清潔なガーゼや脱脂綿などを丸めて傷口を圧迫するように当て，10分以上噛んでください

②痛　み
・麻酔の効果は1～2時間ほど持続しますが，醒めると痛みを感じることがあります．痛いときは我慢せず鎮痛剤を服用してください

③湿　布
・通常は必要ありませんが，痛みが強いときは，抜歯した部分の外側（頬）を冷水で湿布してかまいません．しかし，極度に冷たい湿布（氷など）はかえって痛みを強くしたり，治りを悪くするため行わないでください

④食　事
・手術当日は軟らかい食事にし，反対側で噛んでください．刺激物やアルコールは避けてください

⑤その他の禁止事項
入浴，飲酒，過労，夜更かし

明日は午前中の予約時間にご来院ください．予約日までに心配なことが起こりましたら，下記にご連絡ください．
Tel ○○○○○○

図7　術後に渡す説明文書

手術翌日以降

① **翌日**：疼痛や腫脹，感染所見がないかを確認し，その後，術者による清掃や消毒を行います．患者の自覚症状や創面の状態によっては追加の薬剤投与や薬剤の変更を行います．基本的には術部には何も当たらないよう，食事時やブラッシング時に注意を払うよう伝えます．

② **抜糸後**：おおよそ術後1〜2週間の間で抜糸を行います．その際は，まず縫合糸のプラークを除去し，汚染している面が歯肉内部を通らないようにカット部位を決めます．抜糸後はブラッシングの開始時期を伝え，術部に極力プラークが溜まらないよう注意します．

抗菌薬の投与について

　従来，日本においては一般的に，抜歯やフラップ手術などの小手術後に抗菌薬を処方し，術後の感染を予防してきました．しかし，最近では抗菌薬の乱用がさまざまな問題に発展し，なかでも薬剤耐性菌は世界各国で議論をよんでいます．薬剤耐性菌の拡大を防止することは重要な課題の一つであり，**抗菌薬を処方する際もむやみやたらに処方せず，効率的でかつ適切な使用が求められてきています．**当院では以前は通常のフラップ手術の場合，術後に抗菌薬を投与（第3世代セフェム薬を3〜5日間）を行ってきましたが，最近では「術後感染予防抗菌薬適正使用のための実践ガイドライン」（表2)[1]を参考に，耐性菌の発現予防と手術部位感染の減少を両立するため，術前に経口アモキシシリン1,000 mgを，ペニシリンアレルギー患者にはクリンダマイシン600 mgを手術30〜60分前に1回投与する流れになっています．また，骨削除など侵襲が大きい治療では術後48時間まで抗菌薬投与の延長を考えており，術前投与を行わずに術後のみ投与することは避けるようになってきています．一度耐性菌が出現すると患者の生活に大きく影響を及ぼすため，きちんとした服薬指導とともに耐性菌を考慮した抗菌薬の処方が大切です．

表2　術後感染予防抗菌薬適正使用のための実践ガイドライン[1]

創分類	術式	予防抗菌薬の適応 推奨グレード/エビデンスレベル	推奨抗菌薬	β-ラクタム系抗菌薬アレルギー患者での代替薬	投与期間 単回または術後時間	推奨グレード/エビデンスレベル	備考
クラスII	抜歯 感染性心内膜炎の高リスク症例：① 生体弁，人工弁置換患者，② 感染性心内膜炎の既往を有する患者，③ 複雑性チアノーゼ性先天性心疾患：単心室，完全大血管転位，ファロー四徴症，④ 体循環系と肺循環系の短絡増設術を実施した患者，⑤ ほとんどの先天性心疾患，⑥ 後天性弁膜症，⑦ 閉塞性肥大型心筋症）	C1-III	アンピシリン，アモキシシリン（経口1回2g）	クリンダマイシン（経口），アジスロマイシン（経口），クラリスロマイシン（経口）	単回	C1-III	① 手術1時間前に服用 ② 米国心臓協会（AHA）のガイドラインでは予防抗菌薬投与の対象症例を下記にとどめている：a. 人工弁置換術後，b. 感染性心内膜炎の既往，c. 先天性心疾患（未修復のチアノーゼ性先天性心疾患），d. 術後6カ月以内，e. 心臓移植患者 ③ 抜歯時の予防抗菌薬の適応に関してはその他の報告も散見される
クラスII	抜歯（SSIリスク因子あり）	C1-III	アンピシリン（経口1回250 mg〜1g），CVA/アンピシリン（経口1回375 mg〜1.5g）	クリンダマイシン（経口）	単回〜48時間	C1-III	手術1時間前から服用
クラスII	抜歯（心内膜炎，SSIのリスク因子なし）	C2-III	予防抗菌薬の使用は推奨しない	—	—	—	

Section 1　フラップ手術をやってみよう

5 歯科衛生士がかかわる歯周コントロールとフラップ手術時のアシスタントワーク

髙橋優子（横浜市西区・東京都中央区/医療法人社団誠敬会誠敬会クリニック）

はじめに

　歯周外科治療を成功へと導くためには術者の知識や技術だけでなく，アシスタントにも同等の知識や技術が必要であり，手術に欠かせない重要な役割を任っています．アシスタントは術前・術中・術後と一連の流れを通して患者の口腔内の管理や精神的サポートを担うだけでなく，医院スタッフと連携のうえ手術に向けての準備を行うなど，任される仕事は多岐に渡ります．

　誰でもはじめて手術のアシスタントにつく際には，"どんなことをしたら良いのだろう？"と，漠然とした不安や緊張を感じると思います．本稿を通じて，歯周外科治療を行う前の準備や実際のアシスタントワークの手順について参考にしていただければ幸いです．

術前準備

1) 口腔内の環境整備

　はじめに，口腔内を手術が行える環境に整えることが必要です．歯肉に発赤，腫脹などの炎症が認められる場合は，手術当日までに炎症のコントロールを行い，歯周組織が良好な状態になるようにマネジメントします．炎症を残したまま手術を行ってしまうと，出血のコントロールが困難になる，歯肉弁の取り扱いが難しくなるなどの問題が生じ，術後の感染リスクの増大につながります．患者の口腔内状況に合わせた口腔清掃指導，セルフケアによる歯肉縁上のプラークコントロールおよび術者による歯肉縁上・縁下の感染性沈着物の除去を行い，感染源を取り除きます．

2) 手術当日の口腔内のコントロール

　手術当日は手術予定部位だけでなく，口腔全体の清掃・消毒を行い，口腔内の総細菌数を減少させます．具体的には，超音波スケーラーや歯間ブラシ，デンタルフロスなどによる機械的清掃と，0.5％グルコン酸クロルヘキシジン溶液を併用した科学的清掃を行います（図1）．0.5％グルコン酸クロルヘキシジン溶液にはプラークの分解・溶解作用があり，消毒に有効的な薬剤です（表）．しかし，過去にはアナフィラキシーの事例もあり，アレル

ギー反応を起こす可能性があるため,事前にアレルギーテストを行い問題がないことを確認する必要があります(図2).また,アレルギー検査は歯科医師の指示のもとに行い,判定も必ず歯科医師が行います.

術前の準備

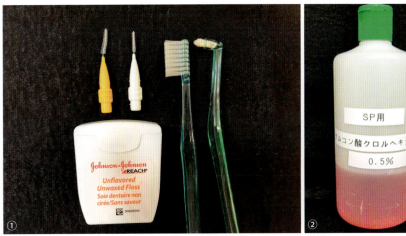

図1 術前の口腔清掃
①患者さんの口腔内に合った清掃用具を選択する
②0.5%グルコン酸クロルヘキシジン溶液

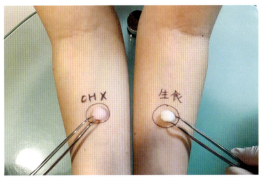

図2 グルコン酸クロルヘキシジン溶液に対するアレルギーテスト
口腔内で使用する前に皮膚でアレルギーテストを行う

表 洗口剤の比較

主な成分	クロルヘキシジン	ヨード	塩化セチルピリジニウム	エタノール
商品名	コロロSP(サラヤ)	イソジンうがい薬(シオノギヘルスケア)	ガムデンタルリンス(サンスター)	リステリン(ジョンソンエンドジョンソン)
殺菌作用	○	○	△	○
プラーク分解作用	◎	×	×	×
アナフィラキシーの危険	△	○	○	○
組織刺激性	○	×	○	×

グルコン酸クロルヘキシジン溶液
・0.01%未満…静菌的作用
・0.12%以上…殺菌的作用,抗プラーク作用
・0.5%以上 …プラーク分解作用

手術を控えた患者への心理的サポート

はじめて外科手術を受ける方に限らず，患者の多くは不安や緊張を抱えています．口腔内の状況だけでなく，手術の内容や所要時間，費用，処置後に起こりうる偶発症や日常生活において制限が必要なこと，術後の口腔内の状態などについてはすべて事前に説明し，各々の問題点に対する解決策を提示することで手術への理解を深めていただきます（術前・術後の説明については p.83〜「④術前・術中・術後のケア」参照）．

どんなに些細な内容でもわからないことがあれば質問できる環境をつくり，疑問を残さないようくわしく説明します．また，自分から話すのが得意ではない患者の場合，聞きたいことがあってもなかなか言い出せず，不安や緊張を抱えたまま手術当日になってしまうこともあります．診療中の様子や会話のなかで，患者の性格やどんなことに心配を感じているのかを汲み取り，その方に合わせた心理的サポートをすることが大切です．表情や反応を注意深く観察し，1回のカウンセリングでは不十分な場合には繰り返し説明を行うことが必要です（図3）．

また，歯科医師には聞きにくいことでも，患者と接する機会の多い歯科衛生士なら相談できる場合もあるので，歯科衛生士が患者と歯科医師との架け橋になり，三者がコミュニケーションを図ることで不安を軽減することが可能です．手術を受けることを一人で決断することが難しい患者には，ご家族にもカウンセリングに同席していただき，いっしょに理解を得てもらうことで治療がスムーズに進行します．

歯周外科治療時のアシスタント

1) アシスタントの役割とは？

直接アシスタントは手術の成否を左右する重要な役割を担っています．術式を理解することはもちろんですが，バキュームによる血液や唾液の吸引，頰粘膜や口唇，口角，歯肉弁の排除および器具の受け渡しなど，すべての動作において術者とタイミングを合わせ，術者が治療に集中するための補助が求められます．手術をスムーズに進行させるためには，日ごろから，術者の一歩先の行動を見据えた的確なアシスタントワークができるよう

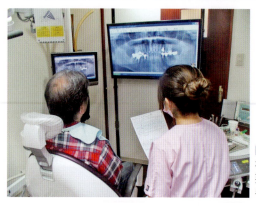

図3 カウンセリング中の様子
補足の説明が必要だと思われる場合には必要に応じて複数回カウンセリングを行い，手術に対する理解を深めていただく

トレーニングを重ねることが欠かせません．また，外科処置を行うためには手術が安全に行える環境が整っていることが重要であり，事前の準備が必要です．

2）手術を行う場所，器具の準備

外科処置において術後感染は避けなければならない偶発症の1つです．これを防ぐためには，準備の段階から清潔域・不潔域をしっかり区別することが大切です．使用する器具・機材は手術開始前までに滅菌を完了させておきます（図4）．滅菌方法としては，オートクレーブ滅菌，エチレンオキサイドガスによるガス滅菌，ガンマ線滅菌などがあげられます（図5）．すべての器具，機材を滅菌することが理想ですが，タービンのホースやライトの持ち手部分など，物理的に滅菌が不可能なものは消毒後に滅菌済みのディスポーザブル製品を用いてドレーピングし，清潔域の確保を行います（図6）．

手術室がない歯科医院の場合は，個室を使用し，人の出入りを制限することが望ましいです．一般の診療室内で手術を行う場合には，ほこりが立ちにくい入口から一番遠いユニットを使用します．ユニット周辺を清潔な環境にするため，観葉植物などの不要な物はすべて撤去します．清潔域と不潔域の区別を徹底するために，床は奥から手前に，ユニットは高い所にあるものから順に清拭を行います（図7）．

当日手術が予定されているユニットの隣には，スプリントや義歯の調整など粉末，水滴が飛び散るおそれのある処置の予約を入れないよう管理して，清潔な環境を整備します．

3）手洗い・術衣の準備

手洗いの目的は手指を介した交差感染から患者を守り，病原微生物から医療従事者を守ることです．手洗いは漠然と行っていると洗い残しが生じやすいため，最初に洗い残しが発生しやすい部分を認識しておく必要があります（図8）．消毒剤にて手洗いし，滅菌されたタオルでよく水分を拭き取ります（図9）．

環境，器具の準備

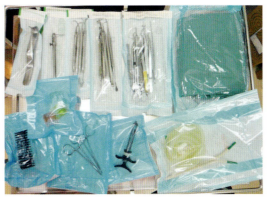

図4　器具の滅菌
手術開始前までに使用する器具・機材の滅菌を完了させておく

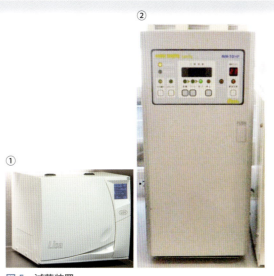

図5　滅菌装置
①高圧蒸気滅菌装置（クラスBオートクレーブリサ／白水貿易），②ガス滅菌装置（ホルホープデンタル／アスカメディカル）

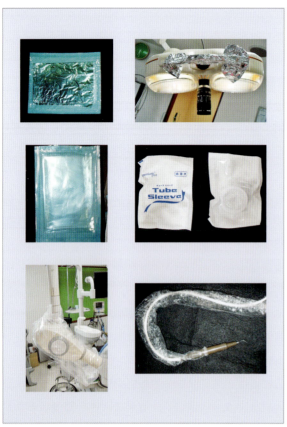

図6　ドレーピング
物理的に滅菌が不可能なものは，滅菌済みのスリーブやアルミホイルなどを用いてドレーピングを行う

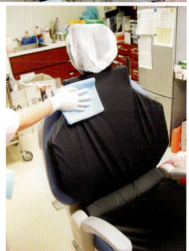

図7　清拭
床は奥から手前に，ユニットは高いところにあるものから順に清拭を行う

手術の準備

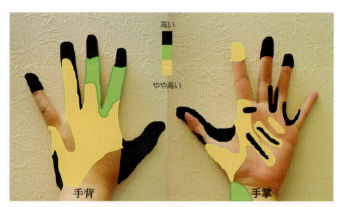

図8　手洗いミス発生部位の分布と頻度

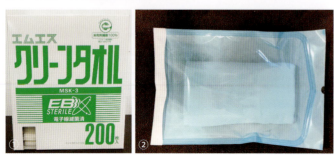

図9　滅菌されたタオル
①滅菌済みディスポーザブルタオル，②高圧蒸気滅菌にかけたタオル

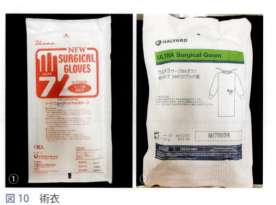

図10　術衣
①滅菌済みのグローブ，②ガウン

外科手術時には，感染防止のために滅菌済みガウン，滅菌済みグローブ，サージカルキャップ，マスクを着用します（図10）．術者とアシスタントが飛沫感染を防止するために，ゴーグルの装着も必要です．

　すべての着用が完了したら，不潔域に触れないよう両手を胸の位置に保持します．術衣の清潔域は体幹全面のみなので，手を下げないよう注意します．これが手術時の基本的な姿勢となります（図11）．

アシスタントワークの実際

1）基本の姿勢

　原則として，右手にバキューム，左手にデンタルミラーや口角鉤を持ち，肩に力が入らない姿勢をとります（図12）．肩に力が入りすぎてしまうと，無駄な力がかかり，歯肉弁の排除などの精密な動きができず，手術に影響がでてしまいます．また，立位で手術を行う場合は，まっすぐ立ち，体重は両足へ均等にかけます．片側の足に体重をかけるような姿勢は疲労につながるだけでなく，重心が安定せずふらついたり，足を組みかえたときに術者と身体がぶつかったりと，医療事故となる危険性があります．普段の診療とは異なり，手術中は鋭利な器具を使用する場面が多いので，安定した姿勢でアシスタントにつくよう心がけます．

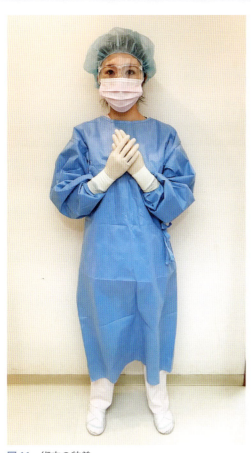

図11　術衣の装着
ガウン，グローブの装着後は両手を胸の前で組み不潔域に触れないよう注意する

手術の基本姿勢

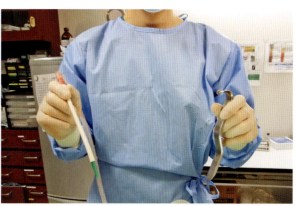

図12　手術時の基本的な姿勢
右手にバキューム，左手にリトラクターやミラーなどの鉤引きを行う器具を持つ．このとき，肩に力が入らないよう注意する

2）麻酔時のアシスト

　麻酔を追加する際，薬液が咽頭に流れるのを防止するため，刺入点付近でバキュームを構えます（図13）．手術中，患者は苦くても口をゆすぐことができないため，不快感を与えないよう注意します．エピネフリン含有の局所麻酔薬は，一時的に脈拍が上がり気分が悪くなってしまうこともあるので，患者に「脈の上昇により一時的にドキドキする可能性があります」などの声がけをし，体調に問題がないかを確認します．手術中は生体監視モニターを使用し，血圧・脈拍・酸素飽和度のバイタルサインを可視化し，容体の変化を見逃さないように配慮します（図14，動画8）．

3）切開時のアシスト

　切開をした部位からは出血してくるため，血液の吸引が必要になります．バキューム操作を行うときは，まずどこから出血しているのかを確認します．むやみにバキュームを動かすのではなく，メスの先端から約1 cm後方にバキュームを置き，メスの位置に向かって追いかけるように吸引すると術野を明瞭に保てます（動画9）．

麻酔時の注意点

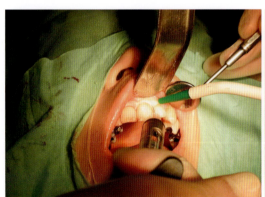 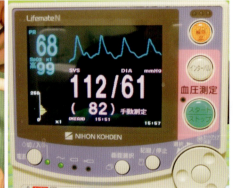

図13　刺入点付近のバキューム操作の様子
麻酔薬が咽頭に流れるのを防ぐため，吸引の際は刺入点付近でバキュームを操作する

図14　生体監視モニター
血圧，脈拍，酸素飽和度の確認を行う

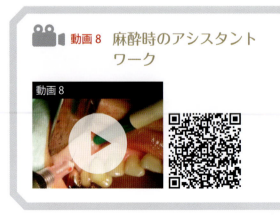 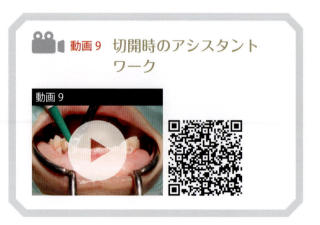

動画8　麻酔時のアシスタントワーク

動画9　切開時のアシスタントワーク

4）術野の明示

アシスト中は術者の視野を妨げないように注意しなければなりません．手術中は血液や唾液の吸引をすると同時に，頰粘膜や舌の排除をしながら術野の確保を行います．このとき，一生懸命になりすぎていつの間にか自分が口腔内を見やすいようにのぞき込んでしまいがちです（図15）．これでは術者の邪魔になり，手術の進行を妨げるだけでなく，手術時間を長引かせ，結果として患者の負担になってしまいます．大切なのは術者の視野・動きを妨げないことです．

術者とアシスタントは違う角度から術野を見ており，見え方も双方でまったく異なります．視野を確保する際は，術者側からはどのように見えているのかを意識しながらアシストすることが大切です．実際に術者側に立って口腔内を見てみることで違いが明確になり，どの位置で排除したら術者は見やすいのか，邪魔にならない位置はどこなのかがイメージしやすくなります（図16）．

5）歯肉弁，骨の取り扱い

軟組織の過度な排除や牽引により，裂開や挫滅を起こしてしまう可能性があります．術部の確保のために歯肉弁を引っぱりすぎて組織を痛めてしまっては，せっかくの手術が台無しとなり患者からの信頼も失ってしまいます．歯肉弁を排除するとき，把持している器具の先端に力を入れすぎてしまうと，圧迫による組織の損傷が起こってしまうため，十分な注意が必要です．頰粘膜・舌・口唇においても，過度な排除によって軟組織を傷つけてしまう可能性があるので注意します．

アシスタントのポジション

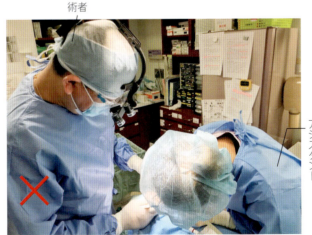

図15　アシスタントが術野を見やすいように覗き込んでいるため，術者の視野を妨げている

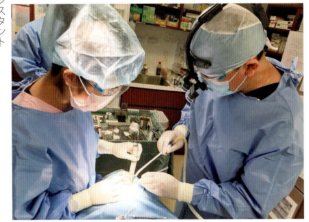

図16　アシスタントが術者側に立ち，術野がどのように見えるのかを確認している様子

軟組織および骨は乾燥によっても大きなダメージを受けます．バキュームによる過度な吸引で乾燥しすぎてしまうと，組織が痛み，術後の疼痛や歯肉弁の壊死を引き起こしかねません．原則として歯肉弁，骨は生理食塩水で適度に湿潤させ，必要のないときには歯肉弁を元の位置に戻しておく，生理食塩水を浸したガーゼを術部に置いて乾燥を防ぐなどの対処を行います（図17）．

　また，切開線部に血餅が固まってしまうと後で除去しにくくなるだけでなく，残存したままの状態は治癒遅延も引き起こしてしまうので，生理食塩水で血液を洗浄する，バキュームで血液を吸引するなどし，歯肉弁が痛まないよう注意します．

6）縫合時のアシスタントワーク

　縫合の際は，必要に応じ，離した歯肉弁をピンセットやバキュームなどで抑え，縫合針が歯肉に穿孔しやすいようにマネジメントします（動画10）．刺入した縫合糸が歯肉を貫通したら，ピンセットで縫合糸の先端を把持して術者が持針器で受け取りやすいようにします．結紮の際は，縫合糸の断端を吸引して持針器の方へ持っていき，糸を切りやすいように配慮します．縫合時には結紮点に出血が付着していると見えにくいので，バキューム

術中・術後の配慮

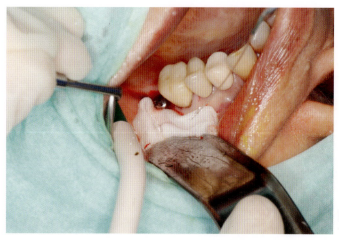

図17　歯肉や骨が傷まないよう生理食塩水で湿らせたガーゼを置き，乾燥を防ぐ

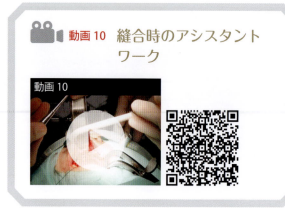

動画10　縫合時のアシスタントワーク

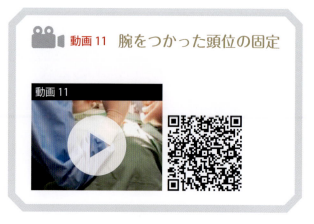

動画11　腕をつかった頭位の固定

での吸収やガーゼで圧迫止血を行います．また，術者が歯肉弁を定位置に戻そうとする力と頬粘膜を排除する力が引っぱり合わないように，リトラクターを牽引する力加減にも注意しましょう．牽引の際，固定をとらずに行うと，患者の頭も牽引されている方に向いてしまい，術者が処置を行いづらくなります．牽引する際，アシスタントは指や腕などで患者の頭部を固定し，術者が見えやすいようにします（動画11）．

7）術中の患者への配慮

手術中は患者の顔に覆布がかかっているため，直接表情を伺うことができません．視野が遮断されているぶん，普段よりも聴覚が敏感になり，少しの物音や言葉に不安を感じやすくなります（図18）．また，患者は開口している状態で発語ができず，痛みを我慢してしまっているかもしれません．「お痛みはないですか？」と声をかける，「あと○分位で終わります，順調に進んでいます」など，適宜進行状況を伝えることによって患者の不安は軽減します．また，力がかかるとき，水が出るとき，口腔内が乾燥するときなど，状況が変わるときに声がけをすることで，患者は心の準備をすることができます．口腔内以外でも，体勢は辛くないか，お手洗いを我慢していないか，室内の暑さや寒さはどうかなどにも気を配り，スタッフ全員がすぐにサポートに入れるようにしておきます．

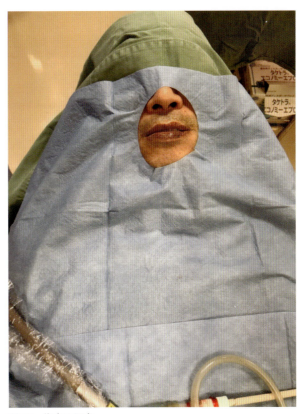

図18　術中の配慮
覆布をかけた後は，患者の表情を観察することができなくなるため，いつも以上に患者さんの訴えを感じ取ることが大切である

術後の管理

1）手術直後

無事に手術が終わると患者もほっと一安心しますが，良好な結果を得るためには術後のケアが必要不可欠です．患者が誤って術部を歯ブラシで磨いてしまうと，歯肉に裂開を引き起こしてしまう危険性があるため，術部は絶対に歯ブラシを当てないよう口腔清掃指導を行います．また，手術よって起こりうる顔面の腫れや内出血などの偶発症や薬の服用方法，運動や入浴の制限，禁煙などの注意事項を説明します．患者が帰宅後にも確認ができるように，注意事項が記載された文章をお渡しすると良いでしょう（図19）．

2）手術翌日

痛みや出血の有無，麻痺や痺れ，腫れの状態や顔面の内出血などを確認するため，手術翌日に来院していただきます．担当医に報告し，必要に応じて薬剤の追加投与を行います．術者による創面の清掃・消毒後，口腔清掃指導を行います．創面の治癒遅延の原因には，創面が感染を起こしている場合や裂開などが考えられますが，そのほかにも患者の生活習慣により引き起こされている場合もあります．禁煙指導はもちろんですが，術部の不適切なブラッシング，手術部位での過度な咀嚼による創面の裂開なども関係してくるため，術後の注意事項は必ず繰り返し説明を行います．術式，治癒の状態と患者のセルフケア能力により，2〜4日ごとに来院してもらい口腔内の管理を行います．

おわりに

外科手術は患者にとっても緊張する処置であり，限られた時間のなかでスムーズに処置を終わらせるためには，術者とアシスタントがうまく連携することが重要です．手術中，術者は口腔内に集中しているため，口腔外に目を向けることが難しくなります．そんなときにアシスタントが次に使う器具をサッと出せれば，手術を停滞させずに進めることができます．その一つひとつの動作が積み重なることで，結果として手術時間の短縮につながり，患者の身体の負担も最小限ですみます．アシスタントの能力は手術の結果に大きく影響すると言っても過言ではありません．知識と技術の向上のために日々トレーニングを重ね，安心して手術を受けていただけるようなアシスタントを目指していきましょう．

【手術後の注意事項】

① 処方された薬（抗生剤、消炎剤、腫れ止め、鎮痛剤）は、服用方法に従い、きちんと飲んでください。頓服の痛み止めは、痛みを我慢してから飲むと効きにくくなるので、少し痛み始めたら早めに飲むようにしてください。

② うがい薬で、手術の翌日から一日3〜4回うがいをしてください。原液0.5ml（約10滴）を100CCの水で希釈し、合わせて1分以上になるように口の中を消毒してください。睡眠中は口腔内の細菌が増加しますので、就寝前と起床時は必ずうがいをしてください。

③ 手術後2〜3日してから術部の腫れや内出血を起こすことがありますが、1週間程度で必ず引きますので心配しないでください。術部を冷やす場合は、濡れタオル等で冷やし、氷水では冷やさないようにしてください（治癒遅延の原因になります）。

④ 手術当日は急激な血流の上昇を避けるため、お風呂はシャワー程度にしてください。激しい運動や飲酒も避け、安静にしてください。2日目以降は通常の生活をして構いません。

⑤ 火傷、咬傷を作りやすいので、食事は麻酔が切れてからにしてください。また1週間ぐらいは手術部位で噛まないように気をつけて食事をしてください。

⑥ タバコは1週間以上厳禁です。特にインプラントや骨移植手術の場合は成功率の極端な低下が報告されています。再手術の必要が懸念されますので、絶対に吸わないでください。

⑦ 術部の歯肉部分は歯ブラシを当てないようにしてください。術部以外のところは必ず磨いてください。担当の歯科衛生士の口腔衛生指導に従ってください。術後1週間後から取れる糸から抜糸します。

疑問、質問、心配等ございましたら、遠慮せずに何でも誠敬会クリニックまでご連絡ください。

医療法人社団誠敬会　誠敬会クリニック

図19　術後の説明書

Section 1 フラップ手術をやってみよう

6 ビギナーが陥りやすいピットフォール

中山亮平（慶應義塾大学医学部　歯科・口腔外科学教室）
中川種昭（慶應義塾大学医学部　歯科・口腔外科学教室）

はじめに

　筆者がはじめてフラップ手術を行ったのは，卒後2年目の中ごろでした．それまでも先輩が行うフラップ手術のアシスタントに入り，"いつかは自分も！"という思いを募らせ，ようやくやってきたチャンスです．直前まで頭の中でイメージを膨らませ，いよいよ手術開始となりましたが，いま思い返すと目の前のことにいっぱいいっぱいで，細かなところに目が届いていなかったなと反省するばかりです．

　また，過去に行った歯周外科治療の記録写真を見返すと，手術を行わない方がブラッシングしやすかったのではないか，患者にとってはデメリットの方が大きかったのではないかと思い悩むこともあります．また，フラップ手術のビギナーでは，いくつかの要因が重なりアクシデントが起こる可能性が否定できません．

　本稿では私自身をはじめとする研修医が過去に行ったフラップ手術症例で生じた問題点とその原因，対応を解説していきます．

術中
- 歯肉弁の損傷
- デブライドメント不足
- 出血の管理不良
- 歯肉弁の剥離不足によって術野が不明瞭になる
- 縫合操作の不良

術後
- 創部の裂開，壊死，治癒不全
- 歯肉の退縮，それに伴う知覚過敏
- 縫合糸の圧痕

表　フラップ手術でよく起こるアクシデント
実際の臨床ではこれらのことが単独で起こるというよりも複数のものが影響し合いながら生じることが多い

CASE 1　フラップ手術後にブラッシングがしにくくなってしまった症例

　最初に示す症例は，フラップ手術の後，患者から「ブラッシングがしづらくなった」と言われたものです．

　図1は，56歳男性のSRP後の口腔内写真です．歯肉退縮はあるもののプラークコントロールは良好です．7̄6̄にかけて4mm以上の深い歯周ポケットがありました．同時期のX線写真（図2）では，6̄には根分岐部病変があり，7̄6̄にかけて垂直性の骨吸収が認められます．当時の自分は，「深い歯周ポケットと骨吸収＝フラップ手術」という安直な考えでフラップ手術を行いました．

　術中に気づいたことですが，6̄は4根あり，デンタルX線写真でもよく見ればそれがわかります．頬舌的，また頬側から遠心にかけての根分岐部病変はⅢ度であり，途方にくれながらも可及的にデブライドメントを行い，歯肉を閉じたことを覚えています．しかし問題はその後に生じました．術後，経過観察をしているなかで6̄の頬側根分岐部が完全に露出し，さらに6̄，7̄の頬側の角化歯肉幅も大きく減少してしまいました（図3）．これによりプラークコントロールが困難になるだけでなく，知覚過敏が発生し，齲蝕のリスクも高まりました．手術の一つひとつの手順はもちろん大切ですが，そもそも**フラップ手術の適応なのか，まずは診査・診断を適切に行うことが重要であり，患者には術後に起こりえるリスクをきちんと説明し，同意を得ることが必要です**．

　フラップ手術から4年後（図4），良好なプラークコントロールは維持されているものの，やはり根分岐部に食渣が詰まり，毎日のブラッシングに苦労されています．

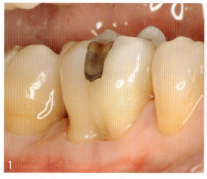
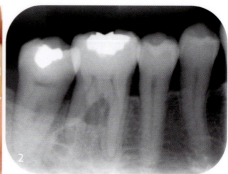

図1　56歳，男性の術前の口腔内
図2　同X線写真

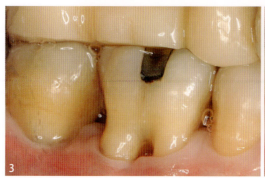
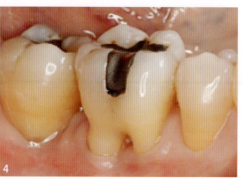

図3　フラップ手術後3カ月
図4　フラップ手術後4年経過時

CASE 2 歯肉の裂開（犬歯唇側）

　5～3| にかけて自家骨移植術を併用したフラップ手術を行った症例です．縫合後の写真（図6）では，3| 唇側の歯肉が中央部付近で裂開しているのがわかります．犬歯の唇側の歯肉は薄いことが多いため，切開・剥離は慎重に行わなければなりません．また，術中はデブライドメントに集中するあまり歯肉弁を押さえる剥離子などに無意識に力をかけてしまい，知らず知らずのうちに歯肉弁を挫滅させている場合もあります．さらに本症例では，角化歯肉の幅が狭いという点もあらかじめ考慮しておかなくてはなりません．

　本症例のように歯肉の薄い部分で裂開が生じると，術後の歯肉退縮や知覚過敏につながることがあります．本症例では 3| に補綴を予定しているため，多少歯肉のラインが変動しても対応できますが（図7），天然歯ではそうはいかないので注意が必要です．

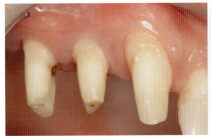 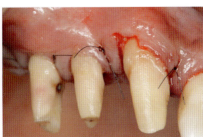 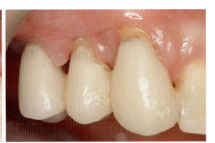

図5　術前の口腔内　　図6　縫合後　　図7　術後6カ月

CASE 3 口蓋歯肉の挫滅・裂開（上顎臼歯部）

　|4～7 にかけてフラップ手術を行った症例です．縫合後に|4，|5 間の口蓋歯肉が挫滅しており，|5 口蓋歯肉の中央部は一部裂開しています（図9）．抜糸時には，同部位において歯肉の治癒不全を認めます（図10）．

　一般的に，上顎臼歯部の口蓋歯肉は厚みがあるため歯肉弁の剥離・翻転が難しいものです．無理やり剥離を進めていくと歯肉の裂開につながりますし，デブライドメントや縫合時などティッシュプライヤーで歯肉弁を把持する際は無意識に力が入りすぎてしまい，歯肉を挫滅させてしまうこともあるので注意が必要です．

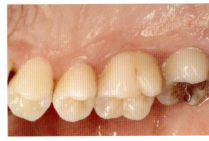 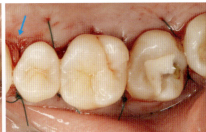 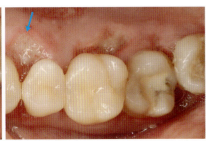

図8　術前の口腔内　　図9　縫合後　　図10　抜糸後

CASE 4 不良肉芽の取り残し＋歯肉の陥凹（下顎前歯部）

　下顎前歯部は比較的器具の到達が容易ですが，歯が小さいため切開時のメスのハンドリングでは細い操作が必要となります．また，歯肉が薄いことが多いため裂開にも注意が必要です．

　本症例では $\overline{3\hspace{-2pt}+\hspace{-2pt}3}$ にかけてフラップ手術を行いました．デブライドメント後には，不良肉芽の除去が不十分で骨の形態も不明瞭となっています（図12）．まずは，明視野でデブライドメントを行える前歯部のフラップ手術でしっかりと不良肉芽を除去できる技術を習得する必要があります．また，本症例のように骨の形態が不正な場合，デブライドメントのみでは術後に歯間部で歯肉の陥凹が生じることが多く，歯肉ラインも不正になることが多いため，注意が必要です（図13）．

　歯肉の陥凹が生じた場合，時間の経過とともに回復はしていきますが，その間プラークコントロールは困難になり，歯周ポケットの再発のリスクも上がります．本症例では術後6カ月には，歯肉の陥凹はある程度回復しているように見えます（図14）が，安定した歯周組織を確立するためには不正な骨の平坦化が必要です．本症例のように部分的に垂直性の骨欠損がある場合は，歯周組織再生療法の適応になる場合もありますし，技術的に難しければ再SRPという選択肢もあるでしょう．どちらにしても術前に診査をしっかり行い，適正な術式の選択が良好な予後につながります．

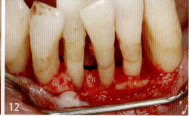
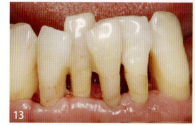
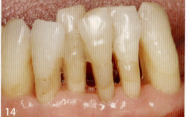

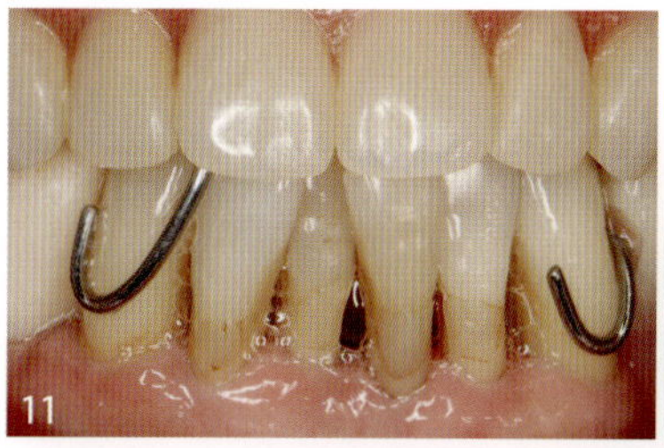

図11　術前の口腔内
図12　デブライドメント後
図13　抜糸後1週間
図14　術後6カ月

CASE 5 炎症のコントロールが不十分＋縫合による圧痕

　$\overline{7\sim5|}$ にかけてフラップ手術を行った症例です．縫合後には口蓋の歯間部歯肉が発赤し，痛々しい印象を受けます（図16）．振り返ってみると，剥離や縫合の過程でもっとていねいに組織を扱うよう心がけるべきでした．また $\underline{5|}$，$\underline{6|}$ 間の歯間部歯肉は一部消失しており，創面を緊密に合わせることができていませんでした．

術前の写真を確認すると（図15），5̲」の歯間部歯肉に発赤を認め，歯周基本治療で歯間部の清掃指導がなされていなかったことがうかがえます．このような状態で手術を行ったため，組織的に脆弱となっていた歯肉が切開や剥離の過程で消失してしまったと考えられます（図16）．このことからも，術前の炎症のコントロールの重要性が理解できます．また，術後の写真をよく見ると歯間部に縫合糸の圧痕が残っています（図17）．これは緊密な縫合を意識するあまり結ぶ力が通常よりも強くなったことが原因と考えられます．圧痕は時間の経過とともに大半は消えていきますが，本症例では術後2年経過後も残存しています（図18）．前歯部で圧痕が生じれば審美的に不良になるので注意が必要です．

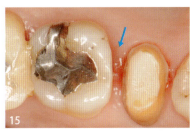
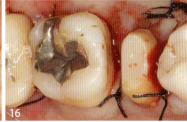

図15　術前の口腔内
図16　縫合時

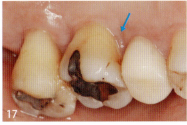
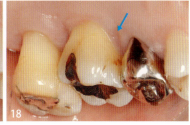

図17　術後6カ月
図18　術後2年

CASE 6　自家骨移植のための縦切開＋縫合のエラー

2+2̲ にかけてフラップ手術および自家骨移植術を行った症例です．本症例では自家骨を採取するため縦切開を入れていますが，デブライドメント後の写真では縦切開が 2̲」，「2̲ の唇側中央からほぼ垂直に入っているのが確認できます（図19）．下顎前歯の唇側中央部は特に歯肉が薄く，ここに縦切開を入れてしまうと術後の歯肉退縮の原因になるため，切開線は遠心よりに設定したほうが良かったでしょう．また，縫合時には縦切開部は1糸しか縫合されていませんが，これでは術後の出血のリスクや治癒不全にもつながりかねません（図20）．

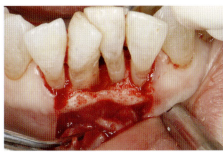
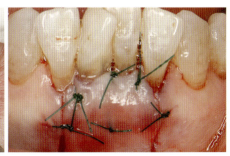

図19　デブライドメント後　　図20　縫合後

抜糸時には歯肉の治癒がやや不良で，部分的に一時閉鎖が得られていません（図21）．術後6カ月の写真では若干の歯肉退縮は認めるものの，歯周組織の状態は安定しています（図22）．

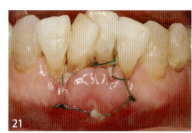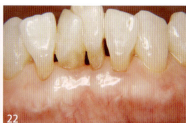

図21　抜糸時
図22　術後6カ月

CASE 7　歯肉のネクローシス

　⌊5，⌊6間の垂直性骨欠損に対して自家骨移植術を併用したフラップ手術，および⌊6頬側遠心根のトライセクションを行った症例です．術後1週間で⌊5，⌊6間の歯肉はネクローシスを起こしており，填入した自家骨が一部露出している状態です（図25）．歯周組織再生療法後の歯肉のネクローシスは特にビギナーによく起きるアクシデントです．

　歯肉のネクローシスの一番の原因は，歯肉への血液供給の不足が考えられます．歯間部は幅が狭いため，一度切開を行うと血流の減少が生じます．その直下で自家骨などを補塡すると，歯肉に対する骨からの血流も少なくなり，その結果，術後数日して歯間部の歯肉がネクローシスを起こすのです．これを防ぐには切開・剝離をていねいに行い，歯肉にダメージを与えないことが大切です．また，骨を補塡した場合はそのぶんボリュームがでるため，そのまま無理に閉創しようとするとテンションがかかりすぎ，術後創部の裂開につながります．そのため，減張切開や縦切開を応用し，テンションフリーの縫合を心がける必要があります．

　縫合においても，緊密に歯肉弁を合わせなければ血流が不足する原因になるので注意が必要です．また，本症例では，自家骨を塡入する前に皮質骨をラウンドバーなどで穿孔（デコルチケーション）し，骨からの血流を促したほうがよかったでしょう．本症例の縫合後の写真では，頬側と口蓋側のフラップが緊密に縫合されておらず，頬側のフラップはややテンションがきつく見えます（図24）．これではよい結果を得ることはできません．

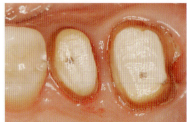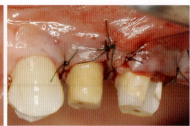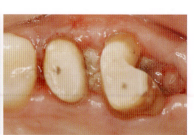

図23　術前の口腔内　　図24　縫合後　　図25　術後1週間

本症例のように裂開してしまった場合には，生理食塩水で洗浄を繰り返し，上皮が回復するまで経過をみるしかありません．この患者は術後4カ月経過時点でも，歯肉溝から細かな移植骨の露出を認めました（図26）．このように，一度裂開した組織は元に戻るまで時間がかかり，患者の来院回数も増えて負担がかかるため，一つひとつの施術をていねいに行わなくてはなりません．

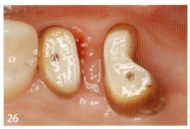
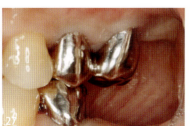

図26　術後4カ月
図27　補綴後2年

本稿では，いくつかの症例を通してビギナーが注意すべきポイントを解説しました．実際にフラップ手術を行ったことがなくても，術後に起こりうるアクシデントがどのような理由で生じるか，またどのような経過をたどるのか参考になったでしょうか．

フラップ手術をはじめとする歯周外科治療に最初に取り組むときは，誰しも失敗の経験があると思います．そのようなときは，なぜ失敗したのか，その原因を必ず探索し，次の治療につなげなくてはいけません．この積み重ねが上達の一番の近道だと思います．まずは明視野を確保できる前歯部からぜひチャレンジしてください．

POINT　ビギナーが注意すべきポイント

① 歯周基本治療をしっかりと！
歯周基本治療をしっかり行い，良好なプラークコントロールが獲得できた状態でフラップ手術に臨みましょう．手術に耐えうる歯肉の確立が大切です．

② ていねいな患者説明
術後に起こり得る有害事象を説明し，もし生じた場合はどのように対処するかを伝えます．伝え方によっては患者さんを不安にしてしまうため，手術を行う必要性やメリットを十分に説明しましょう．

③ 適切な診査・診断と術式の選択
術前に行う検査・診査を元に適切な術式を選択しましょう．その際は神経や脈管の走行だけでなく歯肉の厚み，付着歯肉の幅など細かな部分も考慮する必要があるので，はじめのうちは上級医といっしょに治療計画を立てた方がよいでしょう．自分一人では気づかなかったポイントを指摘してくれるはずです．

④ 繊細な手技で，一つひとつの施術をていねいに！
手術に際しては，すべてのステップで歯肉弁を愛護的に，繊細に扱うことを意識し，一つひとつの施術をていねいに行いましょう．術中の歯肉の損傷は，術後の経過不良につながります．

基礎からの手紙 2

臨床医からの疑問にこたえる②

井上 孝（東京歯科大学臨床検査病理学講座）

Q 骨の裏打ちのない結合組織移植，歯肉移植は病理学的にはどう捉えたらよいでしょうか？

　自家骨移植は，生体の一部の組織を切り取って，同一個体の他の部分に植え付ける操作をいい，移された組織を「移植片」または「移植組織（Transplant, graft）」，移された個体を「移植主（host）」と呼びます．その成功は，移植後に元と同じ組織構築が起こり，機能することにあります．その前提として，移植組織が十分な生活力をもち，大きさが適当であること，さらに移植片が幼若で活性が高い場合，達成の確率は高いといえます．

　さて，歯槽骨の裏打ちのない線維性結合組織または歯肉を移植すると，露出した歯面を直接被覆する状態となります（図1）．もし，移植主の根面（特にセメント質）が清潔（非感染性）である場合に，次の可能性が考えられます．

　① 根面のセメント質上に接着性タンパクで線維性に結合し，かつ移植組織の線維がセメント質表面に露出するシャーピー線維と結合する可能性（図2）．

　② 残存する歯牙周囲の歯根膜組織が移植部に侵入する場合．周囲の健全歯根膜組織が露出根面上新生セメント質を沈着し，移植組織の線維と結合しシャーピー線維をつくる可能性．

　ただし，GBR法の応用，残存歯根膜の活性などの条件が整わなければ，歯槽骨-セメント質の関係が再生する可能性は低いと言えます．

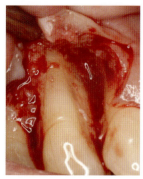

図1　フラップ手術で感染性物質を完全に除去された後の根面

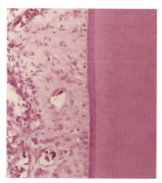

図2　歯肉の移植
清潔な根面に骨の裏打ちのない歯肉を移植すれば，セメント質に露出するシャーピー線維と結合する可能性は高い（イヌ実験）

Q 切開を歯肉-歯槽粘膜境（MGJ）を越えて入れるとフラップが動くようになりますが，これは病理学的にはどのようなことでしょうか？

　通常の粘膜は，筋肉上に乗っているので，可動性です．しかし，筋肉でなく，直接骨に裏打ちされる歯肉などの咀嚼粘膜は，臨床的には非可動性に思えます．これらの部分では，歯肉の線維性結合組織が筋肉を介することなく，直接骨膜・骨中にシャーピー線維を入れて付着しているからです．粘膜骨膜弁を形成する際には，この骨内に侵入するシャーピー線維を断裂させて，骨面から歯肉を剥離する操作をします（図3）．

　歯肉頬移行部（歯肉-歯槽粘膜境）を超えて骨の裏打ちがない可動性の強い軟組織に切開を加えると，前述の骨

面から剥離されたフラップはその粘膜と連動し自由に動くようになります．

フラップ手術後の治癒では，粘膜の下に骨が存在するか，筋肉が存在するかにより治癒後の可動性が変わってくることになるのです．

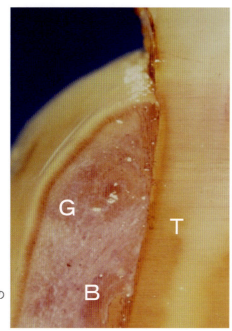

図3 歯肉は骨に裏打ちされた非可動性の軟組織である
G：歯肉，B：骨，T：歯

Q 骨が再生する，しないはどのように決まるのでしょうか？

「再生」の定義は，失われた組織が同じ組織で補われることです．再生の一般原則によれば，個体の各組織において，未分化なほど再生力は強く，反対に脳神経細胞や心筋細胞のように分化しきった組織は再生せず，平滑筋・横紋筋，腺組織は再生力が弱いとされます．この点からは，人間の高齢者でも，骨の再生力は比較的強く，再生療法に有利といえます．

また，種属発生的には下等なほど，個体発生的には幼弱なほど，特に発生初期においては再生力が強いです．これらのことを考え合わせれば，最高等動物の人間でさらに高齢者であれば，再生力は弱く，骨の再生にも不利な対象といわざるを得ないでしょう．

さて，これらの条件に加え，再生に関わる細胞（図4）が増殖するために必要な酸素や栄養素は血管から運ばれてくることを考えれば，海綿骨である上顎骨は，緻密骨の下顎骨より再生条件は良いといえます．加えて，GTR（Guided Tissue Regeneration），GBR（Guided Bone Regeneration）の理論に基づけば，骨欠損部に，骨形成能をもつ細胞以外の非特異的線維性細胞が入り込めば，骨の再生は起こりません．さらには，**骨造成を試みるための骨移植材の生体親和性，吸収性，置換性などを考慮しないと，生体の異物除去反応の対象となり，骨造成どころか，吸収に働くこともあるでしょう**（図5）．

また，再生を左右する因子を挙げれば，全身性因子としては各種疾患，ホルモン，ビタミン，ミネラル，体内水分，局所因子としては創の形状，大きさ，深さ，血液量，酸素量，栄養量，さらに手技的には創の固定，安静，感染などが大きな要因となります．これらのことを考えると，**基礎疾患をもち，組織反応が悪く，術式が不良で感染などがあれば，再生には不利な条件が重なることになります**．以上に挙げたすべての条件により，骨の再生が左右されるといえるでしょう．

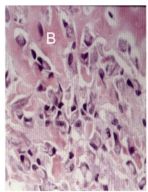 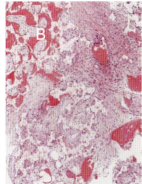

図4 骨芽細胞の増殖が骨再生の鍵となる
骨：B

図5 骨移植材（βTCP：白部）を入れた骨欠損部
骨形成（B）が見られる部分もあるが，肉芽組織による異物除去反応の像も認められる（移植後6カ月のヒト症例）

SECTION 2

フラップ手術から一歩前進しよう！

Section 2 フラップ手術から一歩前進しよう！

1 歯周組織再生療法をやってみよう！
～エムドゲイン®，リグロス®，GTR法

片山明彦（東京都千代田区・有楽町デンタルオフィス）

歯周組織再生療法とは？

前章ではフラップ手術の基本的な術式を解説してきましたが，ここでは歯周組織再生療法について説明します．すこしステップアップしますが，基本的な術式は同じです．再生療法には，細胞（Cell）と細胞が増殖する足場（Scaffolds），細胞に刺激を与える生理活性物質（Signaling Molecules），そして細胞に栄養を供給する血流が必要となります[1]．4つの因子が揃ったときにより高いゴールが得られ，エムドゲイン®，リグロス®などの再生療法剤は生理活性物質として働きます．また，歯周組織再生療法を行った場合には，再生の場（スペース）の確保，根面への血餅の維持，縫合などのフラップマネージメントを行い，早期の治癒を促進することが再生の鍵となります[2]．

歯周組織の再生（Periodontal Regeneration）とは，「歯根膜，セメント質，歯槽骨を含めた歯周組織の再生」と定義されており[3]，1980年代からGTR（Guided Tissue Regeneration）法が応用され，その後国内では1998年にEMD（Enamel Matrix Derivative）が，2016年にはリグロス®が承認されました．

ただしこれらは魔法の薬ではありません．歯周組織再生療法を行うときには，適切な患者選択，フラップの操作，不良肉芽の除去などが重要であり，特に軟組織の扱いに注意が必要です．軟組織（粘膜）がしっかりと骨を覆わないと歯周組織再生療法は成功しません．切開線，縫合，歯の固定などにも注意が必要です．

エムドゲイン®を知ろう

1990年代，Hammarströmらにより，歯の発生期にヘルドヴィッヒ上皮鞘から分泌されるエナメルマトリックスタンパク質が歯周組織の形成に関与することが発見されました[4]．これをエムドゲイン®として商品化し[5]1995年に欧州で承認，日本でも1998年に承認されました．エムドゲイン®は世界中で200万症例以上に使用されており，歯周組織再生療法における有効性・安全性が多くの文献で認められています[6]．

現在発売されているエムドゲイン®ゲル（Straumann）は，幼若ブタの歯胚から抽出したエナメルマトリックスタンパク質にプロピレングリコール（PGA）を基材として加えた

粘稠性の高い溶液です．1本入り（図1-①）と5本入り（0.15mLのみ，図1-②）があり，1本入りはそれぞれ，0.15mL，0.3mL，0.7mLのものがあります（図2）．1歯の垂直性骨欠損などであれば0.15mL1本で十分です．

エムドゲイン®は，歯の発生において，エナメル質だけではなくセメント質の形成にかかわることが解明され[7]，その原理を破壊された歯周組織の再生に応用するものと理解できます．セメント質が形成されることで歯根膜が誘導され，歯槽骨の再生環境が整えられることで，時間はかかるものの歯槽骨の再生が期待できると考えられています（図3）．

> ≪エムドゲイン®の適応症≫
> 歯周ポケットの深さが6mm以上，X線写真上で深さ4mm以上，幅2mm以上の垂直性骨欠損（根分岐部を除く）を有する中等度または重度の歯周炎

エムドゲイン®

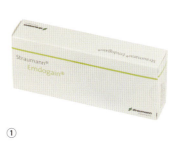

①

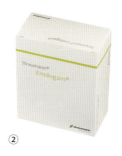

②

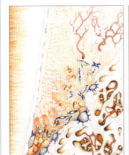 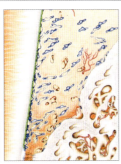 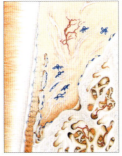 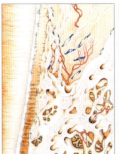 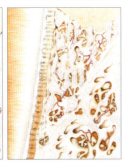

図1 エムドゲイン®ゲル
① 1本入り，② 5本入り

図2 エムドゲイン®ゲル

| 術前 歯周疾患は，炎症とアタッチメントロスおよび上皮のダウングロースを伴う | 数日後 術後，EMDのタンパク質は凝集し，歯根表面で不溶性のマトリックスを形成する | 数週間後 EMD処置後の歯根表面に沿って，セメント質と歯根膜を伴う新付着が形成される | 数カ月後 新生歯槽骨は，骨欠損の周辺ではなくEMDで処理した歯根表面で開始される | 数年後 機能的な新付着はこのような過程で完成する |

図3 EMD応用による治癒の仮説

リグロス®を知ろう

リグロス®は，遺伝子組換え技術により製造したヒト塩基性線維芽細胞増殖因子（basic fibroblast growth factor, bFGF, FGF-2），一般名トラフェルミン（遺伝子組換え）を有効成分とした世界初の歯周組織再生医薬品です（2016年9月に承認，図4）．投与時の液垂れを防止し，かつ多様な骨欠損の形状に対応するため，ヒドロキシプロピルセルロース（hydroxypropylcellulose, HPC）を基剤として適度な粘稠性を有する液剤となっています．

bFGFは，線維芽細胞，血管内皮細胞など創傷治癒に関わる種々の細胞に対して遊走や増殖促進作用を有することから，褥瘡，皮膚潰瘍治療剤として臨床応用され有効性が認められています．

非臨床試験において歯槽骨，セメント質および歯根膜の新生並びに結合組織性付着の再構築による歯周組織の再生を促進することが明らかにされています[8]．また，日本国内で行われた臨床試験では，歯槽骨，セメント質，歯根膜の再生を促進し，結合組織性付着が形成されたことから，歯周組織再生に対する有効性および安全性が確認されました[9]．

作用機序としては，歯周組織欠損部の未分化間葉系細胞，歯根膜由来細胞に対して増殖促進作用を示すとともに，血管新生を促進し，これらの作用により増殖した細胞が骨芽細胞，セメント芽細胞へと分化し，歯槽骨，セメント質及び歯根膜の新生や結合組織性付着の再構築により歯周組織が再生されるとされています[10]（図5）．

リグロス®を使用する際は科研製薬のホームページ（http://membership.regroth.jp）にてe-learningを受講するか，認定講習会を受講する必要があります．

≪リグロス®の適応症≫
歯周ポケットの深さが4mm以上，骨欠損の深さが3mm以上の垂直性骨欠損

リグロス®

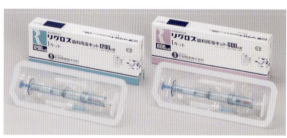

図4 リグロス®

現状ではエムドゲイン®ゲルは保険適応にはならないため，患者に費用を負担していただくことも考え，術前にしっかりと説明することが必要です．リグロス®は保険適応ですが，臨床応用されはじめたばかりなので，これからの臨床例などを参考にしていく必要があります．いずれにしても，患者選択，適応，術式のしっかりとした理解が必要です．

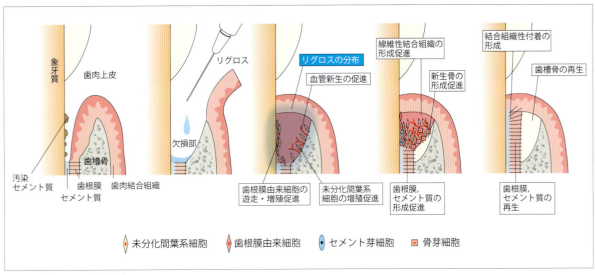

図5 リグロス®の作用機序

歯周組織再生療法を始める前に……

術前にプロービング値，X線写真，またはコーンビームCTを撮影して骨欠損の形態を把握しておくことが重要です．歯周組織再生療法の適応あれば，患者に再生療法剤の特性等について説明し，同意を得る必要があります．また，術部の石膏模型なども作製しておき，骨欠損の形態をイメージして切開線の設定などをシュミレーションしましょう．

術前の口腔内写真を撮影しておくと，経過を比較でき，自身のスキルアップにつながります．

エムドゲイン®，リグロス®をつかってみよう

術式の基本は一般的なフラップ手術と大きな違いはありませんが，以下にエムドゲイン®，リグロス®を用いた歯周組織再生療法を行う際のポイントを挙げていきます．

1）麻酔

患者さんの全身状態をチェックした後，術野の消毒を行い，浸潤麻酔を行います（図6）．頰側は水平浸潤麻酔で，針入点を少なくします．通常のフラップ手術では歯間乳頭部に麻酔をして舌側に効かせていきますが，歯周組織再生療法を行う場合は，歯間乳頭の保存が重要になるため，組織の血流に影響を与えないように歯間乳頭部に刺入しないという考え方もあります．

2）切開

歯周組織再生療法では歯肉での完全閉創が必要なため，基本的には歯肉溝内切開で行います（図7）．これは歯肉の退縮を防ぎ，付着を期待する目的もあります．特に歯間乳頭部は，できるだけ保存できるように慎重な切開を心がけます．骨内欠損のある部位の切開

では骨を感じるのが難しいのですが，粘膜骨膜弁（全層弁）で剝離するため，メス先で歯槽骨頂部をしっかり感じるようにします．

Cortelliniらは以下のフラップテクニックを推奨しています．

・根間距離が2mm以下の場合⇒Simplified Papilla Preservation Technique（以下SPPT，図8）
・根間距離が2mm以上の場合⇒Modified Papilla Preservation Flap（以下MPPF，図9）

通常はNo.15c，12dなどのメス刃を用いますが，乳頭部など細かい切開を行うときにはマイクロブレードを用いることもあります．特に前歯部ではさまざまな切開方法（図10）があり，歯間乳頭を保護する，骨欠損部上を避けるなど症例に応じて使い分けます．また，必要に応じ減張切開（p.81参照）を行い，縫合時に歯肉の緊張がないようにしましょう．

3）剝離

剝離（図11）は，臼歯部であれば近心から全層弁で行います．骨内欠損のある部位は，歯槽骨頂部を明示するように剝離します．このときに力を入れすぎて歯肉弁を傷めないように愛護的に行います．骨欠損が深く歯肉弁が開けないときは無理に剝離しようとせず，骨欠損内の肉芽をメスで切開しながら剝離する場合もあります．また，Coltilliniらが提唱しているMIST（Minimally Invasive Surgical Technique）やM-MIST（Modified Minimally Invasive Surgical Technique）など，すべての骨面を剝離せず行う方法もあります．

麻酔・切開

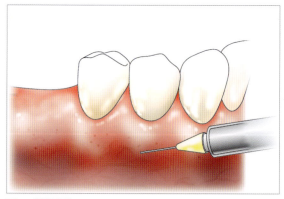

図6　浸潤麻酔

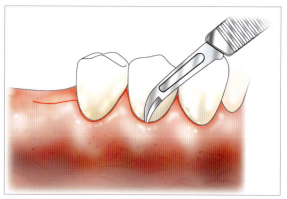

図7　歯肉溝切開

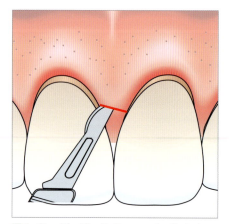

図8　Simplified Papilla Preservation Technique

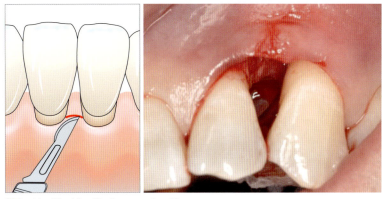

図9　Modified Papilla Preservation Flap

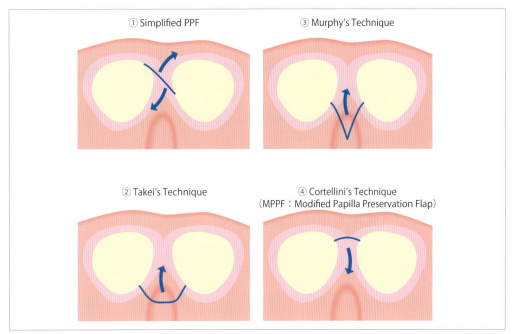

図10　前歯部の切開の方法

剥離

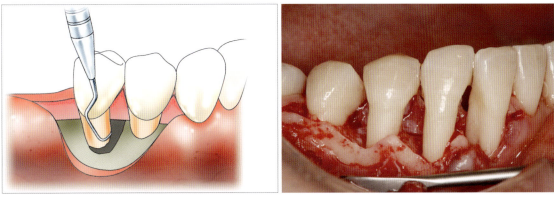

図11　剥離

4）取る　～炎症性肉芽組織の除去，ルートプレーニング

炎症性肉芽組織を除去し，術野を明視野にします．特に骨内欠損部は肉芽組織で覆われているため，有窓鋭匙，スケーラー，ラウンドバーなどを用いてしっかりと炎症性肉芽組織を除去します．完全に肉芽組織が除去できると，出血がない状態になります．さらにスケーラーでルートプレーニングを行い，歯根面から病的な組織を除去します．超音波スケーラー，チゼル，鋭匙，コントラ用のバーを補助的に用いることもあります．

再生療法剤を応用後すぐにフラップを閉じるために，この時点で頰側と舌側の歯肉弁の接合性を確認しておき，必要であれば減張切開を追加します．歯肉溝切開を行っているので，歯肉弁が足りなくなるケースは少ないですが，緊張がなく接合するように歯肉弁を調整します．

また，先に垂直マットレス縫合変法（Vertical Sling Mattress Suture，図14）を行って縫合糸を完全に結ばず，再生療法剤を応用してから閉創するとよいでしょう．

5）塗る　～歯面処理，エムドゲイン®ゲル・リグロス®の応用

エッチングによる歯面処理は，歯根表面のスメア層を除去することで再生を有利にしようというものです（図12）．エムドゲイン®ゲルはエッチングが必要であり，リグロス®は必要ないとされています．日本ではリン酸によるエッチングが厚生労働省により認可されていますが，実際にはエチレンジアミン四酢酸（Ethylenediaminetetraacetic Acid, EDTA）が多く用いられています．EDTAは海外ではStraumann社から発売されており，他の組織への影響も少ないことから日本での承認が待たれています．

エムドゲイン®使用時のエッチングにリン酸を使用する場合には，組織為害性があるため，歯面以外の周囲組織に酸が触れないように注意します．続いて，滅菌生理食塩水で洗浄を行い，その後根面全体にエムドゲイン®ゲルを塗布します（図13）．それまでは，歯根面に唾液や血液などのタンパク質が付着すると効果の妨げになるため注意します．

リグロス®にはエッチングは必要ないとされていますが，根面の清掃を兼ねてEDTAによるエッチングを行うことはよいでしょう．エッチング後にデコルチケーション*を行い骨髄由来の細胞や血流を促しリグロス®を応用します．

*デコルチケーション…皮質骨をラウンドバーなどで穿孔して血流を促すこと

塗布

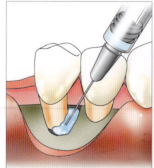
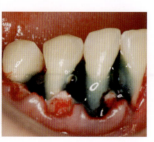

図12　リン酸によるエッチング

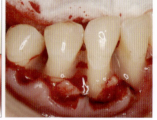

図13　エムドゲイン®ゲルの塗布

6）縫合

　縫合の前に，頬側と舌側の歯肉弁の接合を確認します．頬舌側の歯肉弁を緊密に縫合するため垂直懸垂マットレス縫合を行います（図14）．また単純縫合と垂直マットレス縫合を組み合わせて用いることもあります（図15）．縫合糸はプラークが付着しにくい5-0，6-0のナイロン糸かGore-Tex®縫合糸を用います．操作性は増し絞めができるGore-Tex®縫合糸のほうがよいかもしれません．

7）固定，咬合調整

　歯の動揺がある場合には必ず固定を行います．動揺があると血餅が安定せず，再生の失敗の原因になるともいわれます．隣在歯とスーパーボンドで固定するか，ワイヤーなどを用いて両隣在歯とスーパーボンドなどで固定します．その際，エッチングの液が歯肉弁に垂れないように注意してください．動揺歯を固定した後に咬合状態を観察して早期接触などが起こるようであれば，咬合調整を行います．

8）術後

　術後は感染予防のため抗菌薬を投与し，局所的にはクロルヘキシジンを含む含嗽剤で含嗽をしてもらいます．きちんと閉創していれば歯周パックは応用しません．抜糸は創面の治癒を確認しながら14日後を目処に行います．特に再生療法後には術後から抜糸までの間の治癒が重要であり，翌日，3日後，7日後，10日後，14日後など，なるべく多く来院してもらい，口腔衛生状態や咬合のチェックを行いましょう．

縫合

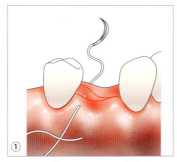 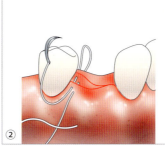 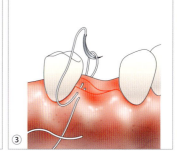

図14　垂直マットレス縫合変法
①乳頭部の先端より十分距離をとり，頬側より針を刺入する
②舌側の歯冠側の歯肉弁に外側から針を刺入し，続いて頬側に刺入する
③舌側にできたループに針を通す

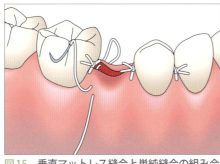 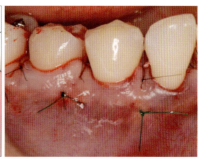

図15　垂直マットレス縫合と単純縫合の組み合わせ

GTR法について知ろう

　通常のフラップ手術では，歯肉上皮（細胞）が創面を覆う速度が一番速いため，その治癒形態は，長い上皮性付着と接合上皮性付着の組み合わせからなります．GTR法は，この歯肉上皮と歯肉結合組織が歯根面に到着することを防ぐメンブレン（遮蔽膜）を使用することにより，歯根膜由来の組織・細胞がセメント質新生を伴う新しい結合組織性付着を形成できるようにする方法で（図16），1982年にNyman[11]らが報告しました．

GTR法とEMD法

　GTR法はEMD法に比較し，メンブレンの裂開，操作の煩雑さを考えると初心者にとっては少し難しい処置となります．しかし，2壁性骨欠損など骨欠損の幅が広い症例に自家骨，骨移植材などと併用することによって，よい結果が報告されています[12]．GTR法とエムドゲイン®を使用した場合を比較したときには，再生効果においてはほぼ同等であるという報告があります[13]．

　切開線は歯根間距離が2mm以上の場合はMPPF（図9）を，2mm以下の場合にはSPPT（図8）を行います．続いて歯根間距離が広いか，骨壁の少ない場合は吸収性膜と骨移植材を応用，3壁性の骨欠損の場合にはエムドゲイン®のみの応用，骨幅が狭いか，骨壁の多い場合には吸収性膜の応用を推奨しています．それぞれの特性を理解して術式の選択を行う必要があります．

メンブレン（遮蔽膜）

　現在国内で使用でき，GTR法で認可されているメンブレンは吸収性のもののみです（図17）．

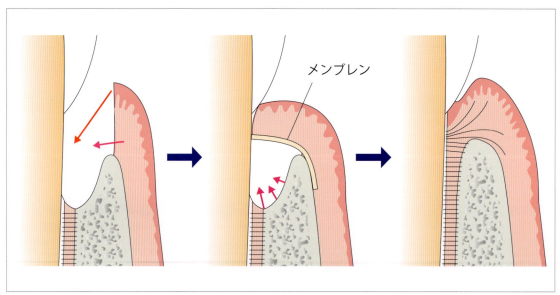

図16　GTR法

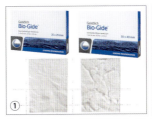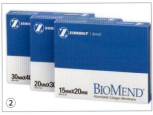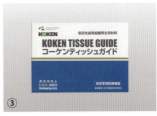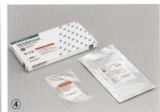

図17　GTR法に利用可能なメンブレン
①Bio-Gide®（コラーゲンメンブレン，Geistlich Pharma）
②バイオメンド®（コラーゲンメンブレン，白鵬）
③コーケンティッシュガイド™（コラーゲンメンブレン，高研）
④ジーシーメンブレン（乳酸/グリコール酸共重合体，ジーシー）

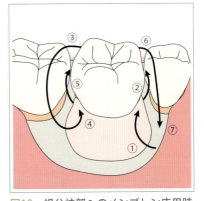

図18　根分岐部へのメンブレン応用時の縫合
メンブレンの安定が悪いときにはこのように吸収性糸で縫合する

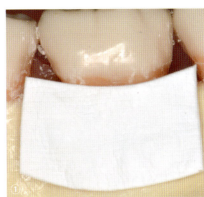

図19　Bio-Gide®
①乾燥した状態，②生理食塩水で湿潤させた状態

GTR法の術式

　p.115〜のエムドゲイン®，リグロス®の術式と基本的に同じですが，縫合の手順が異なり，メンブレン（遮蔽膜）を応用します．基本的にはメンブレン単独で使用するか骨移植材を併用しますが，エムドゲイン®かリグロス®を併用することもありますので適応症を見極める必要があります．

　現在国内でGTR法で応用できるメンブレンは吸収性のものだけなので，もしメンブレンを固定するならば縫合糸も吸収性のものにします．その方がリエントリーの必要がなくなります．根分岐部などでメンブレンの安定が悪いときには，図18のように吸収性糸で縫合し固定します．

　Bio-Gide®はメンブレンの安定性が高く，滅菌生理食塩水や血液との馴染みが良く縫合糸で固定をしなくても安定するため，使用しやすいと考えられます（図19）．骨欠損部や根分岐部より周囲2mmほど大きくトリミングして覆います．

　骨移植材を応用する際，そのまま使用すると乾燥により操作がしにくいため，滅菌生理食塩水や血液と混和すると操作性がよくなります（図20〜27）．このとき，元の骨の形態を考え必要以上に盛りすぎないようにしましょう．

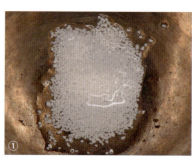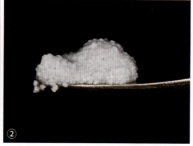

図20 サイトランスグラニュール
①, ②生理食塩水と混和した状態

CASE リグロス®とサイトランスグラニュール, Bio-Gide®を応用した例

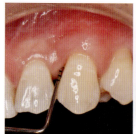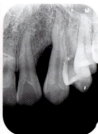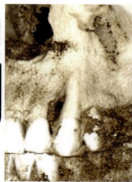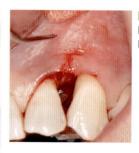

図22 MPPF（Modified Papilla Preservation Flap）による切開

図21 42歳, 女性
|3 近心に歯周ポケット10 mmの垂直性骨欠損を認める

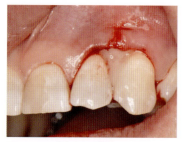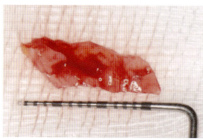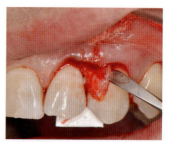

図23 リグロス®の応用　　図24-1 口蓋より上皮下結合組織（SCTG）を採取　　図24-2 SCTGをWall techniqueにて応用

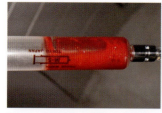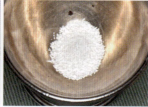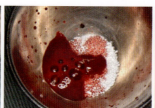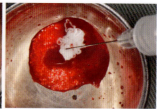

図25 自己血を口蓋部より採取し, リグロス®とともにサイトランスグラニュールに混合

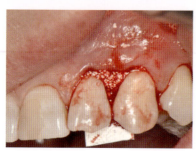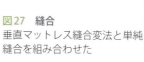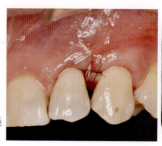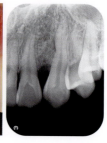

図26 MISTにてリグロスとサイトランスグラニュール, Bio-Gide®を応用

図27 縫合
垂直マットレス縫合変法と単純縫合を組み合わせた

Section 2　フラップ手術から一歩前進しよう！

2 骨移植をやってみよう

片山明彦（東京都千代田区・有楽町デンタルオフィス）
斎田寛之（埼玉県所沢市・斉田歯科医院）

　GTR法，エムドゲイン®，リグロス®に併用される骨移植材は，自家骨，他家骨，異種骨，人工骨に分類されます．それぞれに利点，欠点があり作用，特徴が異なります．

　骨移植材を併用する目的には，再生するスペースの確保や歯肉の陥凹の防止，血餅・再生療法剤などの維持などが挙げられます．どの骨移植材が良いか，早期に吸収するのが良いか，長期に吸収するのが良いか，どの組み合わせが良いかなども議論にあがります．それぞれの特徴を理解し，患者に適切に説明したうえで応用してください．

自家骨 (Autogenous graft)

　骨欠損において骨形成を促すには骨形成能，骨誘導能，骨伝導能の3つの能力が必要とされています．自家骨はこれら3つの能力を併せもつ唯一の移植材であり，安全性の高さからも骨移植材のゴールドスタンダードと考えられています[1]．

　論文的にもヒト骨内欠損への自家骨移植により，骨移植材を用いないフラップ手術に比較して臨床的にも有意な改善がみられ[2]，組織学的にも歯周組織再生が確認されています[3]．

　しかし，自家骨は採取部位や採取量が限られ，部位によっては採取自体が難しいこともあり，それでも採取しようと思えば手術部位が2カ所に渡ることになります．そのため，自家骨採取によるメリットとデメリットを天秤にかけ，メリットが上回ると思えば自家骨移植を選択します（図1）．私（斎田）の臨床では自家骨移植を第一選択としていますが，デメリットが大きいと判断すれば異種骨などの人工骨を用います．

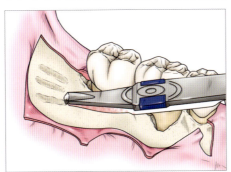
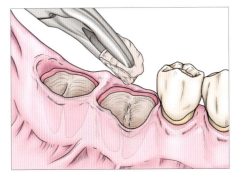

図1　自家骨の採取部位と採取方法

採取部位：歯槽骨基部（頬側），下顎枝部，抜歯窩
採取方法：ボーンスクレーパー（ミクロスなど），バーで切削して採取
　　　　　破骨鉗子による抜歯窩からの骨採取

*骨形成能…移植材中の骨芽細胞が実際に新生骨の形成を促す能力
*骨誘導能…移植材中の成長因子が未分化間葉系細胞を刺激し新生骨形成を促進，もしくは誘導する能力
*骨伝導能…移植材が足場となり隣接する歯槽骨に由来する骨芽細胞の遊走・増殖を促し新生骨形成を生じさせる能力

異種骨 (Xenograft)

ウシ由来，サンゴ由来など，海藻由来のものがあります．国内ではウシ由来のBio-Oss®（Geistlich Pharma，図2），ボーンジェクト®（高研）が認可されています．Bio-Oss®は多くの研究論文，優れた臨床成績があり，安定して臨床で使用できます．応用する際には生物由来であることを患者に伝えておく必要があります．

人工骨 (Alloplast, 図3)

人工合成材料で歯周組織再生材料として国内で認可されている材料としては，βリン酸三カルシウム（β-TCP）のセラソルブ®M（白鵬），アローボーン-β-デンタル（ブレーンベース），テルフィール（オリンパステルモバイオマテリアル），炭酸アパタイトからできているサイトランス グラニュール（ジーシー）があります．

サイトランス グラニュールは主成分である炭酸アパタイト[4)]が体液中では安定しており，細胞性の吸収で溶解するため，β-TCPと比較して遅延吸収型であり，今後期待できる材料と考えられています．これらは生物由来でないため安心して応用でき，今後リグロス®との併用なども期待できます．

他家骨 (Allograft)

海外では多くの文献があり優れた臨床成績がありますが，国内では未承認の材料です．ヒト由来の材料で脱灰凍結乾燥骨（Demineralized Freeze-Dried Bone Allograft：DFDBA）および凍結乾燥骨（Freeze-Dried Bone Allograft：FDBA）があります．

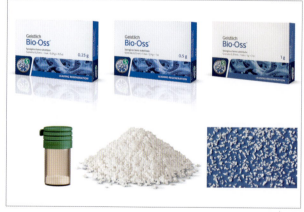

図2　Bio-Oss®（Geistlich Pharma）

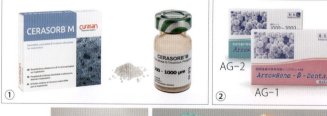
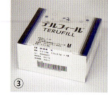
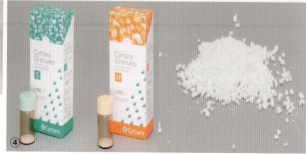

図3　人工骨
① セラソルブ®M（白鵬）
② アローボーン-β-デンタル（ブレーンベース）
③ テルフィール（オリンパステルモバイオマテリアル）
④ サイトランス グラニュール（ジーシー）

CASE 1 自家骨移植で歯周組織再生療法を行った症例 (斎田)

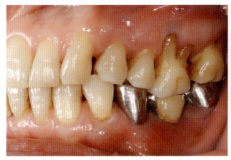
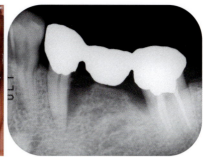

図4 60歳男性，非喫煙者
「5 7には垂直性骨欠損が認められ，「5 遠心には10 mm，「7 近心には9 mmの歯周ポケットがみられた

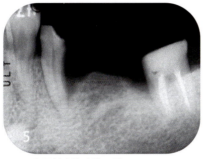
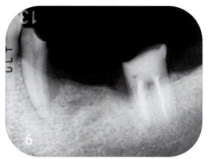

図5 歯周基本治療終了時
歯周ポケットの改善はみられたものの「5 遠心には最大9 mm，「7 近心には7 mmの歯周ポケットと骨欠損が残存したため，歯周組織再生療法を行うこととした

図6 術直後のX線写真
X線写真とプロービングチャートから1～2壁性骨欠損と判断したため，足場としては自家骨を使用した

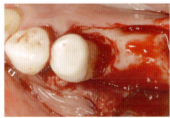
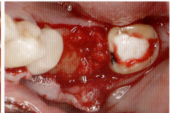
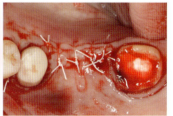

図7 自家骨移植
ポンティック部と遠心から自家骨をボーンスクレーパーで採取し，エムドゲイン®を塗布した後に骨欠損に自家骨を塡入し縫合した

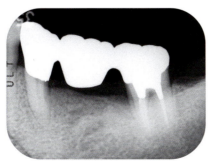
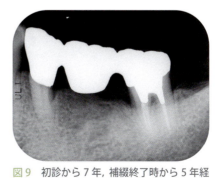

図8 術後8カ月のデンタルX線写真
骨欠損の修復が得られ，歯周組織は安定したと判断して補綴処置を行った

図9 初診から7年，補綴終了時から5年経過時のデンタルX線写真
骨の安定を示す歯槽頂部歯槽硬線はさらに明瞭化し，現在のところ安定した経過をたどっている

CASE 2　自家骨と人工骨を併用した症例（斎田）

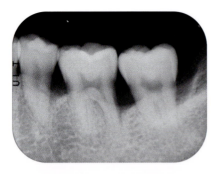

図10　30歳，女性．非喫煙者
⌊5 6 7には歯周基本治療後にも骨欠損が残存したため，少しでも付着を獲得することを目的に歯周組織再生療法を行うこととした

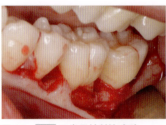 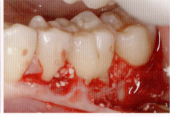 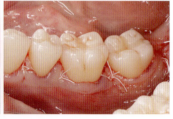

図11　⌊5 6の歯周外科治療時
骨移植材は可能であれば自家骨と考えているが，もともと骨幅が少なくボーンスクレーパーでの自家骨採取には限界があったため，⌊6 遠心のみ自家骨で対応した．⌊5 遠心部にはBio-Oss®を使用した

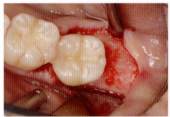 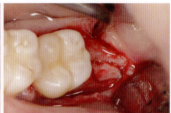 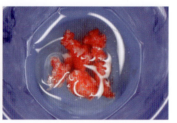

図12　⌊7の自家骨移植
⌊7 遠心は日を改めて遠心の下顎枝からブロックで自家骨を採取してボーンミルで砕いて骨移植を行った

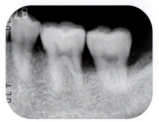 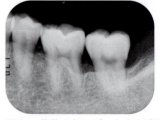

図13　術後1年のデンタルX線写真
骨欠損は修復されているが，自家骨を用いた⌊6 7 遠心は歯槽硬線がみられるものの⌊5 遠心は骨の修復量としては十分な歯槽硬線はみられない

図14　術後5年のデンタルX線写真
術後5年時もその状況は変わらない．Bio-Oss®を用いたところは臨床的には全く問題ないが，骨移植材の粒状感は未だに残存している．骨移植材としての役割は十分なものの歯周組織再生のスピードは自家骨に分があるようである

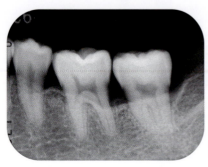

図15　術後6年のデンタルX線写真
ようやく歯槽硬線が明瞭に見えるようになってきた

CASE 3　2壁性骨欠損に対してエムドゲイン® ゲルと骨移植材（Bio-Oss®），メンブレン（Bio-Gide®）を応用した症例（片山）

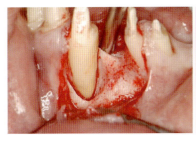
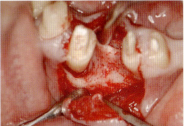

図16　35歳，男性
全顎的に歯周病が進行しており広汎型侵襲性歯周炎である．歯周基本治療後に 3̄ に2壁性の深い骨縁下欠損を認める．動揺度は1度であった

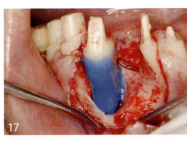
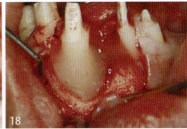

図17　リン酸によるエッチング
図18　エムドゲイン® ゲルの塗布

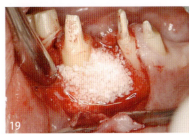
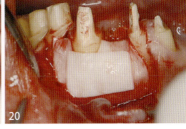

図19　骨移植材（Bio-Oss®）の応用
図20　メンブレン（Bio-Gide®）の応用

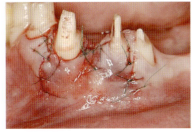

図21　縫合

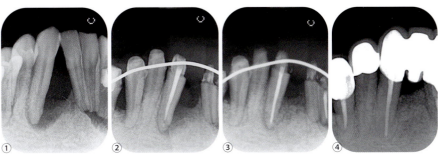

図22　経過
① 初診時，② 術前，③ 術直後，④ 術後2年
術後経過は良好．歯周ポケットは2 mmと安定しており，ブリッジの支台歯としても機能している．骨欠損に対してのBio-Oss® 応用後は徐々に骨に置換されていると思われる．同一手術部位から自家骨が採取できない場合には骨移植材の応用が有用である

CASE 4 根分岐部病変Ⅱ度と遠心部に幅の広い3壁性の骨欠損に対し，リグロス®と骨移植材（Bio-Oss®）を応用した症例（片山）

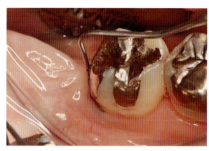

図23 56歳，女性
7⏌の歯肉腫脹を主訴に来院した．歯周基本治療後，頬側根分岐部に4mm，遠心部に8mmの歯周ポケットを認める

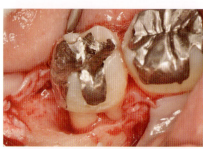 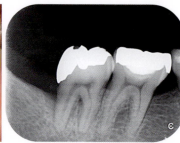

図24 歯周外科治療時
7⏌にⅡ度の根分岐部病変と遠心部に幅の広い3壁性の骨欠損が認められる

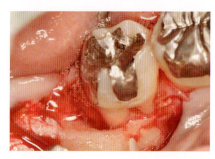

図25 リグロス®の応用

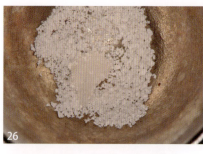 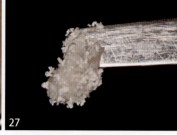

図26 リグロス®と骨移植材（Bio-Oss®）の混和
図27 混和すると操作性が良い

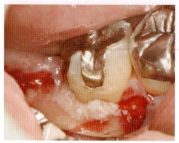

図28 骨移植材（Bio-Oss®）の応用

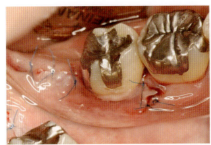
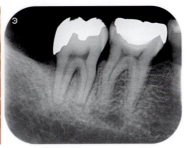

図29 縫合

図30 術後9カ月
7┘遠心部の歯周ポケットは3 mmと改善した

　本稿で言及した歯周組織再生材料，骨移植材は厚生労働省の認可を受けているものに限定しました．ほかにも多くの再生療法材がありますが，基本的には認可の受けているものを使用した方がよいと思われます．国内の学会などでは，認可外の材料を使用した症例などは発表が難しくなってきています．
　歯周組織再生療法で大切なことは，フラップ手術の基本術式をしっかりとマスターし，切開線の選択，汚染根面，不良肉芽を廓清して緊張がない歯肉で覆い縫合をすることです．それぞれの術式を着実にマスターしてステップアップしていってください．

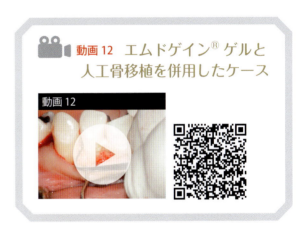

動画12　エムドゲイン® ゲルと人工骨移植を併用したケース

Section 2 フラップ手術から一歩前進しよう

3 歯間乳頭保存フラップ手術
(Papilla Preservation Flap Surgery)

北島　一（静岡県磐田市・北島歯科医院）

初期閉鎖の重要性

　骨欠損へのアクセスを目的とした従来型のウィドマン改良フラップ手術（MWF）のようなフラップデザインは，歯間乳頭を一部除去してしまうため初期閉鎖（primary closure）が得られにくい術式です．これに対して，骨欠損の再建を目標とする術式においては，術後の骨欠損部に存在する血餅や骨移植材，再生療法剤に汚染や感染が起こらないようにすることが重要です．つまり，術野を口腔内のバクテリアから守ることが必要で，そのために切開・剥離された歯肉弁が閉鎖された状態が持続されなければなりません．

　また，初期閉鎖が得られないと軟組織の退縮が起こり，このことは審美性に重大な問題を生じさせたり，発音障害やフードインパクションを引き起こしたりする可能性があります．

　つまり，歯周組織再生療法を成功に導くためには，歯間乳頭部における一次閉鎖を達成し，同時に歯間部骨頂上の軟組織を最大限温存する必要があり，それらを目的とした術式が考案されてきました．

歯間乳頭保存フラップ手術の種類

　歯間乳頭保存フラップ手術の代表的な術式を以下に挙げます．
① Papilla Preservation Technique（PPT）[1]
② Modified Papilla Preservation Technique（MPPT）[2]
③ Simplified Papilla Preservation Flap（SPPF）[3]

　これらの術式は，歯周組織再生療法における歯間部領域での審美的，機能的治療結果を最適化し，術後の歯肉退縮を最小限にすることを可能とします．

1）Papilla Preservation Technique（PPT, 図1）

　頬側，隣接面，舌側の歯肉溝切開を行い，舌側の歯冠乳頭に半月状の切開を入れます．この半月状切開は歯肉表面に対して直角に入れるようにし，その位置は隣接面部の骨欠損の辺縁から少なくとも3mmは離さなければいけません．そして歯間乳頭は頬側に剥離・

翻転されます．もし骨欠損が舌側に大きく広がっている場合には，半月状切開を頰側に行うように術式を改変することができます．

2) Modified Papilla Preservation Technique (MPPT)

MPPTはPPTの改良型といえます．これは初期閉鎖を得ることに加え，歯間乳頭をより歯冠側に位置づけることを可能にする方法です．

まず，頰側の歯間乳頭部基底部における水平切開時のメスの挿入角度は，歯冠乳頭表面の曲面に対し直角もしくはわずかに内斜させます（図2）．切開の深度は骨欠損をもつ歯の隣在歯の健全歯槽骨頂に達するまでの深さ（約3mm）とし，その深度を変えることなくメスを平行移動させていきます．つまり，骨欠損内の深部にはメスは入っていかないことになります．メスの上下動作がないため，切開面はきれいな平面に形成され，このことは初期閉鎖を達成するためにとても重要なポイントとなります．なぜなら，縫合時に2つのきれいに形成された切開面が良好に適合し，より早期の治癒が得られるようになるからです（図3）．

Papilla Preservation Technique (PPT)

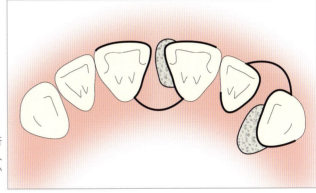

図1　Papilla Preservation Technique
頰側，隣接面，舌側の歯肉溝切開を行い，舌側の歯冠乳頭に半月状の切開を入れる．骨欠損が舌側に大きく広がっている場合には半月状切開を頰側に行う

Modified Papilla Preservation Technique (MPPT)

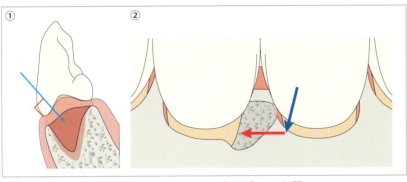
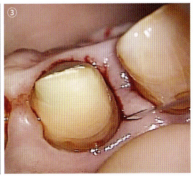

図2　Modified Papilla Preservation Technique（MPPT）での切開
① 水平切開時のメスの挿入角度は歯間乳頭表面の曲面に対し直角もしくはわずかに内斜させる
② 切開の深度は骨欠損が存在する歯の隣在歯の健全歯槽骨頂に達するまでの深さ（約3mm）とする
③ マイクロブレードによる水平切開

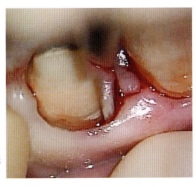

図3　歯肉溝内切開
マイクロブレードを歯根面につねに接した状態で切開を進め，歯根面に極力軟組織が残らないようにする

次に，両隣在歯の頬側と隣接面に歯肉溝内切開を加え，頬側の歯肉弁を頬側の歯槽骨頂が明示されるところまで全層弁で剝離します．その後，隣接面における歯肉溝内切開を口蓋側方向に延長し，舌側隅角まで到達させます（図5）．さらに口蓋側の歯肉溝内切開を加え，隣接面の切開とつなげて連続させます．そして歯間乳頭と骨欠損内の肉芽組織を切り分けるための切開を頬側から舌側の骨頂よりやや根尖側に向けて水平に入れ，歯間乳頭を舌側に剝離・翻転していきます（図6）．これによって歯間乳頭は均一な厚さにコントロールでき，隣接面の骨欠損は完全に明示されます．その後，骨欠損内の肉芽組織をなるべく一塊になるよう除去し，デブライドメントを行います（図7, 8）．

頬側の歯肉弁に縦切開や減張切開（p.81参照）を行えばテンションフリーの状態で歯冠側に挙上することができるため，骨移植やメンブレンを応用する際に有効です．

MPPTの適応症例は，単根歯で歯根間距が2mm以上広く開いているケースです．大臼歯部は頬舌幅が広く，長い歯間乳頭を舌側に剝離・翻転することが困難であるため，適用できません．

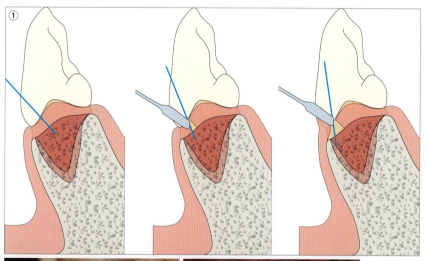

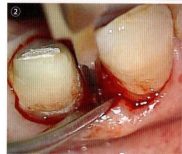
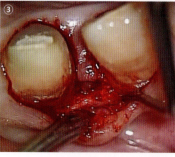

図4 唇側フラップの切開・剝離
①図2の水平切開ののち，隣在歯の健全歯槽骨頂部を全層で剝離する．その後，剝離子で歯肉を起こしながら骨欠損内の肉芽組織に唇側に向かって少しずつ切開を加えていき，唇側骨壁骨頂を露出させる
②イラスト中図に対応する臨床写真．骨欠損内の肉芽組織を唇側骨頂の内側壁のやや根尖側に向かって切開を進める
③歯肉弁を唇側に剝離し，唇側骨頂が明示された状態

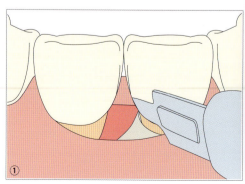
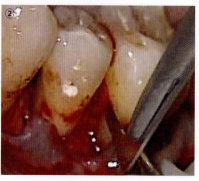

図5 歯肉溝内切開を唇側から舌側隅角近くまで行い，その後舌側を歯肉溝内切開し，それぞれの切開を連続させる

3 歯間乳頭保存フラップ手術 (Papilla Preservation Flap Surgery)

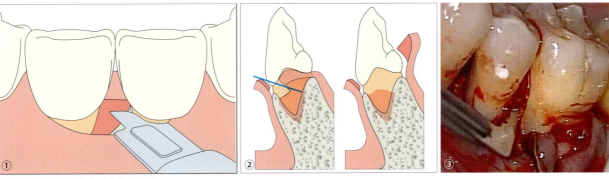

図6　舌側に向かう水平方向の切開
①舌側に向かう水平方向の切開を行い，歯間乳頭と肉芽組織を切り分けて歯間乳頭を舌側に挙上していく．
②③このときメスは舌側の歯肉を穿通しないように水平よりやや根尖方向に向ける．舌側へのフラップの挙上は舌側の骨頂が明示されるまでとする

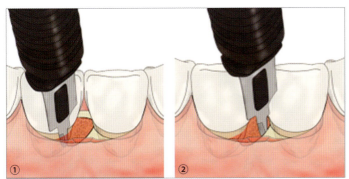

図7　骨欠損内の肉芽組織の除去
歯間乳頭は舌側に展開されている．骨欠損内の肉芽組織を明示し，歯根に沿って（①），その後骨欠損の骨壁に沿って（②）メスを入れ，キュレット等でなるべく一塊として除去する

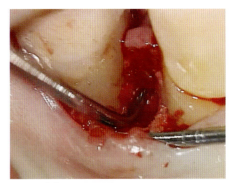

図8　デブライドメント
肉芽組織を取り出したのち，歯根面および骨欠損内のデブライドメントを行い，再生療法剤を必要に応じて貼付し歯間乳頭を元に戻し縫合する

3) Simplified Papilla Preservation Flap（SPPF，図9, 10）

　MPPTが適用できない狭い（2 mm以下の歯根間距離）歯間部のスペースに対して，または臼歯部の頰舌径が長い歯間部に対して用いるために考案されました．最初の歯間乳頭への切開は，骨欠損がある歯の隅角から隣在歯のコンタクト直下に向けて斜めにメスを運びます．このとき舌側の歯間乳頭が薄くならないようメスの軸は歯軸と平行に保ちます．そして隣接面から頰側にかけての歯肉溝内切開を行ったのち，頰側のフラップを全層弁で剝離します．舌側の歯間乳頭はMPPTと同じように切開，剝離・翻転していきます．

Simplified Papilla Preservation Flap (SPPF)

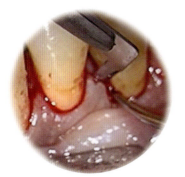
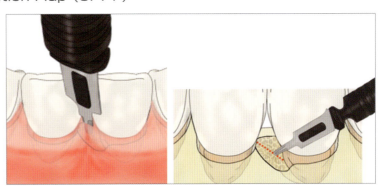

図9　Simplified Papilla Preservation Flap（SPPF）
骨欠損側隅角部から隣在歯コンタクト直下に向けて斜めに切開を行う．この時点での切開の深さは約3 mmで骨欠損内部まではメスは入らない

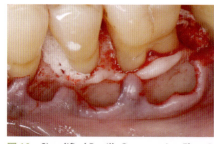
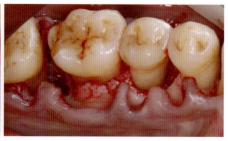

図10　Simplified Papilla Preservation Flap の術中写真
歯肉弁辺縁部は軟組織を失うことなく鋭利に切開・剥離され，特に歯間乳頭は均一な厚さで，きれいな面となっている．また，両側の歯肉弁はダメージを与えることなく頬側と舌側に展開される必要がある．均一な厚さとなるためには歯間乳頭を含む歯肉弁と骨欠損内の肉芽組織を適切に切り分けなければならない．このことは MPPT でも同様である

縫合

歯周組織再生療法における縫合は骨欠損形態によって使い分けます[4]．

1）中等度程度までの骨欠損の場合

限局した術野で小範囲の切開・剥離を行い，縫合時は歯肉弁を元の位置に戻すような術式を用いる場合は垂直マットレス縫合変法を適用します．この方法は単純縫合だけで歯肉弁を閉鎖するのに比べ，歯間乳頭切開部から離れた部位を把持し両側の歯肉弁を引き寄せながら閉鎖するため，一次治癒を得るために重要な切開部近辺の小さな歯間乳頭組織に引っ張り力や縫合糸による圧迫などの侵襲を与えることが少なく，絞扼による血流阻害を起こしにくいため治癒に有利であると考えています（図11）．

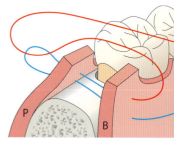
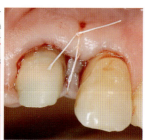

図11　垂直マットレス縫合変法[4]

2）根尖近くに及ぶ深い骨欠損の場合

根尖近くに及ぶ深い骨欠損の場合で，骨壁が少なく血餅の安定が困難な骨欠損形態（non-containing defect）では，骨移植やメンブレンを使用，あるいはそれらの併用が行われます．歯肉弁には減張切開が加えられ，フラップは歯冠側に挙上されます．この場合，二重に縫合する術式が採られます（図12）．

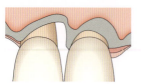
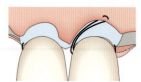
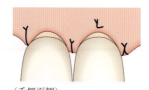

（頬側面観）　　　　　　　　　　　（舌側面観）
図12　オフセットマットレス縫合
刺入点を頬側，舌側ともに健全側に偏位させることにより縫合糸が健全骨頂上を通り，骨欠損内に落ち込まないようにしながら両側のフラップを引き寄せテンションフリーの状況をつくることができる．その後，歯間乳頭部に単純縫合を行い一次閉鎖を得る[3]

臨床ヒント 1

デンタルX線写真へのこだわり

 斎田寛之（埼玉県所沢市・斉田歯科医院）

X線写真から医院の実力がわかる

「デンタルX線写真を1枚見れば，その歯科医院の実力がわかる」と言われています．1枚のデンタルX線写真から得られる情報は非常に多く，規格的に撮影することで歯や歯周組織の状態を細かく観察したり，経過観察をしたりすることができます（図1）．

デンタルX線写真からは，齲蝕，根尖病変，補綴物の適合，歯根長，歯の咬耗などのほか，骨欠損や根分岐部病変などの情報を得ることができます．また，プロービング値と照らし合わせることで，三次元的に情報を把握することができます．さらには，歯根膜腔からは歯の動揺度を，歯槽頂部歯槽硬線からは歯周病の進行性を（進行性が高いと消失する），骨梁像からは炎症の有無を（炎症があると骨梁の不透過性が亢進する）推測することができます．

アナログへのこだわり

ただし，適切に解読可能な明瞭で美しいX線写真像を得るためには，さまざまなことにこだわる必要があります．デジタルX線写真も以前に比べれば改良されましたが，画質にこだわるのであれば現時点ではまだアナログに分があるため，著者はアナログのフィルム（KODAK

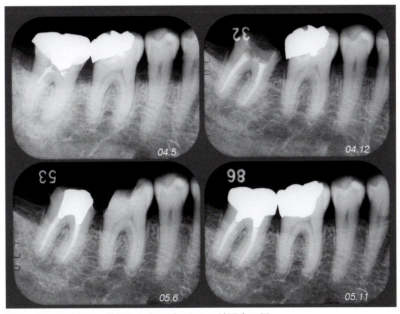

図1 規格性があり，情報量の多いデンタルX線写真の例
齲蝕，骨欠損，補綴物の適合などだけでなく，歯槽硬線，歯根膜腔，骨梁などの変化がわかるデンタルX線写真が求められる

ultra speed D）を用いています．ベストなのは暗室での手現像ですが，当院ではいろいろな制約から，DEXⅢ自動現像機（阪神技術研究所）を用いて現像を行っています．

ローラーの自動現像機はこまめに清掃をしないとフィルムにローラーの痕がつくと言われています．DEXⅢは現像機の中にフィルムの現像・定着・水洗の各工程を行う3つの液層があり，その中を通過するしくみになっています．私は，この工程を「現像・定着・定着」となるように変え，現像後は自前の水洗層で最低30分以上流水下での水洗を行っています．

いつどんなときでも同じ現像状態を維持するためには，現像液や定着液をまめに交換する必要があり，当院では1週間に1回交換しています．

美しいX線写真を得るうえでのポイント

X線照射量の設定も大事で，当院では管電圧と照射時間を細かく設定できる機械を使用しているため，コントラストチェッカーを用いて理想のコントラストが得られるように何度も微調整を行いました（図2）．また，照射器にはロングコーンを装着しています．

最後に重要なのは位置づけです．前後の多少のズレは許容できますが，頰舌的なズレや前後的なローテーションは致命的で，歯槽硬線はもちろんのこと，骨欠損，根分岐部病変の評価は困難になります．

位置づけにはインジケータの使用が必須です．当院ではCID3（阪神技術研究所）を用い，それぞれの部位で基準点を設けて，それを参考に位置づけを行います（図3）．智歯が存在する場合や欠損歯列などでは，ロールワッテなどを用いながら歯列に平行な位置づけになるようにします．

以上，著者のデンタルX線写真へのこだわりについて書きました．ここまでやっていない方にとってはハードルが高いように感じるかもしれませんが，実はそれほど大変なことではなく，一度そういうシステムを作ってしまえば一生モノです．明瞭で美しいデンタルX線写真ときちんと経過の追えるシステムづくりがフラップ手術のレベルの向上につながるに違いありません．上記に挙げたすべてでなくても，臨床の参考にしていただければ幸いです．

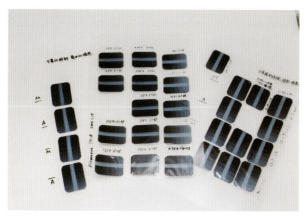

図2　理想のコントラストを得るために
理想の現像に近づけるために，さまざまな管電圧，照射時間を試して理想の設定を探した．メーカーの指定を鵜呑みにしてはいけない．照射時間は長くなるが，管電圧は低い方が細部は明瞭に写る

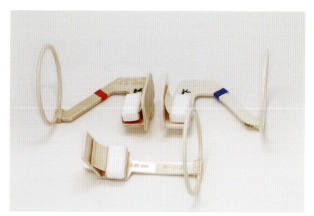

図3　インジケータ

SECTION 3

歯周形成外科にトライしよう！

Section 3 歯周形成外科にトライしよう！

歯冠長延長術，遊離歯肉移植術，結合組織移植術，歯槽堤増大術のポイント

井原雄一郎（東京都目黒区・井原歯科クリニック）

歯冠長延長術

適応症例

　歯冠長延長術は，歯周外科治療の中で，オープンフラップデブライドメントと同様に日常臨床において選択する頻度の高い術式です．日常臨床においてよく遭遇するのは「被せものがとれました」と言って来院された方でしょう（図1）．あるいは根管治療を予定しているものの補綴物を除去した際にフェルールがなく，このフェルールを1〜1.5mm程度設けるために本術式を選択する場合が多いです．図1のように1歯のみに限局している場合は，隣在歯の歯肉および歯槽骨の関係も維持しなければならないため，歯の挺出を行った後に歯冠長延長術を行うことになります．

　本術式を行ううえでまず大切なことは，歯肉切除のみで対応するのか，骨切除を併用するべきかの診断です．一般的に歯槽骨頂から歯肉辺縁までの距離は4mm程度と言われています．術前にボーンサウンディングを行い，4mm以上ある場合では歯肉切除で対応できますが，4mm以下の場合は骨切除を併用します．このケースでは，ボーンサウンディング後，骨頂から歯肉辺縁までの距離が4mm以下であったため，骨切除を併用しました．

術式

　まずは，歯肉弁の形成です．本症例では術前に3〜4mm程度ある角化歯肉を維持するために，部分層弁を選択しています（図2, 3）．全層弁で行うことも多いですが，結合組織移植や遊離歯肉移植を行う際には必ず部分層弁の技術が必要になってきますので，ぜひマスターしましょう（動画13）．メスや眼窩剪刀にて骨面に骨膜を残すように歯肉弁を形成します．歯肉が薄いタイプの方は，縦切開の部分からアプローチし，歯槽粘膜側から歯槽骨頂にメスを動かしていくことで，パーフォレーションのリスク軽減につながります．

　部分層弁を形成した後は，歯の周囲の骨膜，肉芽組織を除去し，骨縁上に必要な歯質を確認しながら骨切除を行います（図4）．その後，部分層弁と骨膜を縫合しイメージした部位へ位置づけを行います（図5）．そうすることで歯肉縁上に健康な歯質を確保でき，周囲と調和のとれた歯周組織の獲得ができます（図6, 7）．

注意点

歯冠長延長術には歯冠-歯根比の悪化というデメリットがあります．フェルールは確保できますが，支持歯槽骨を失い歯の動揺などを伴うこともあるため，術式の選択はとても重要です．また，前歯部に行う場合は審美障害，生活歯の場合には知覚過敏などのリスクもあり，事前に患者にインフォームドコンセントを得たうえで行うべきだと考えています．

歯冠長延長術

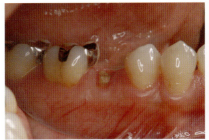

図1 歯質がなく補綴物が脱離した状態

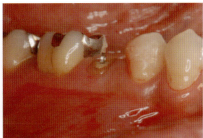

図2 限局矯正にて牽引後
歯肉縁上に歯質がない状態となっている

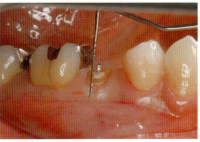

図3 術前の診査
術前のボーンサウンディングと角化歯肉の幅などを考慮して骨外科の必要性やフラップデザインを決定する

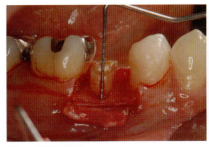

図4 骨外科処置
骨縁上に4mm程度の歯質を確保できるよう骨外科処置を行う

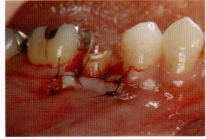

図5 骨膜縫合にて部分層弁を根尖側に位置づける

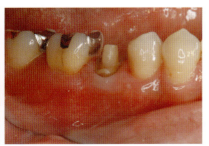

図6 術後
歯肉縁上に歯質が獲得できた

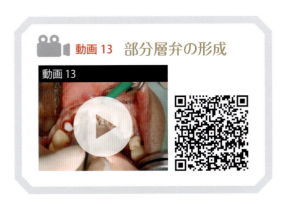

動画13 部分層弁の形成

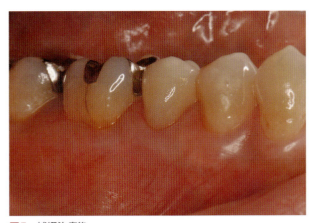

図7 補綴治療後
周囲との調和のとれた歯周組織が得られた

遊離歯肉移植術（動画14）

適応症例

遊離歯肉移植術はインプラント治療の普及とともに需要が高まってきました．角化歯肉の必要性や角化歯肉の有無による予後の差は現時点では議論のあるところですが，あったほうが好ましいといえるでしょう．日常臨床において歯やインプラントの周囲に何かしらの問題を抱えている患者さんの多くは角化歯肉が消失していることが多いように思います（図8, 9）．

術式

術式は，部分層弁の形成がポイントです．メスや眼窩剪刀にて骨膜を骨面に残すように器具を進めていきます（図10）．大切なのは口腔前庭をしっかり拡張することです（図11）．

部分層弁が形成できたら，この部分の歯肉はトリミングをします．その後，必要な角化歯肉をプローブや型紙を使用してサイズを決め，同側の口蓋側より組織を採取していきます．上顎臼歯部の歯肉辺縁から2mm程度離した位置に横切開を入れ，その後，メスを歯の方へ倒し，口蓋に平行になるようにし，上皮下1.5〜2mmの深さでメスを進めて必要な組織を採取します．口蓋側は大口蓋動脈の分枝があるため（p.16参照），事前にしっかりと大口蓋孔付近への麻酔を奏効させておくことと，メスを深く入れすぎないことで出血リスクの軽減が図れます．私は組織を採取した部分には，コラーゲン使用人工皮膚・テルダー

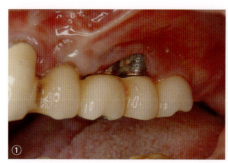 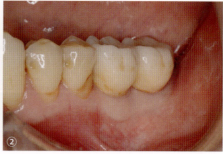

図8　角化歯肉の有無によるインプラント周囲組織の違い
① インプラント周囲に角化歯肉がなく，フィクスチャーが露出している．
② 遊離歯肉移植術を行っているため，インプラントに大きな問題はない

遊離歯肉移植術

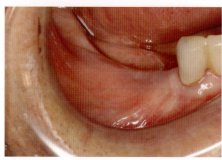 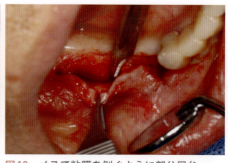

図9　頬粘膜が歯槽頂付近まで及んでおり角化歯肉がない状態

図10　メスで粘膜を剥ぐように部分層弁を形成する

ミス（アルケア）を留置し縫合するようにします（図12）．止血が確認できた後に，採取した移植片の脂肪組織をトリミングし，受容側の骨膜に縫合して密着させ，組織が動かないことを確認します（図13）．

注意点

術後の注意として，帰宅後に口蓋から出血するリスクがあります（図14）．術後出血は，患者の不安や施術者に対する不信感につながるため，必ず止血床あるいは歯周パックにて口蓋を保護するようにしています（図15）．万が一に備えて必ず事前に起こり得ることを患者にすべて説明し，何か起きた場合に必ず対応できるような準備とシステムをつくっておくことが大切です．二次医療機関との連携もその一つでしょう．

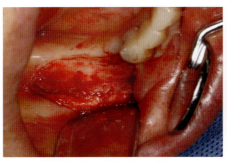

図11 移植片のサイズよりひとまわり大きい範囲まで口腔前庭を拡張する

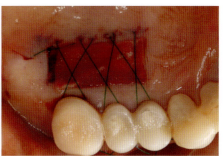

図12 小臼歯から大臼歯部から組織を採取し縫合する

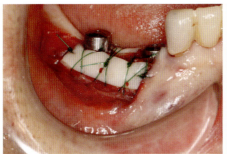

図13 移植片を骨膜と密着させ，移植片が頬粘膜に牽引され，固定した位置から動かないことを確認する

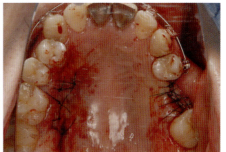

図14 術後の出血の例（別症例）
他施設で結合組織移植後に出血し来院した

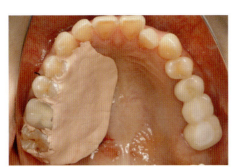

図15 止血パックの使用
供給側には必ず止血パックを使用する

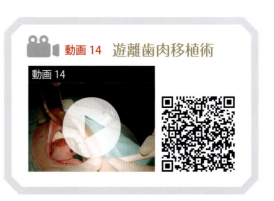

動画14 遊離歯肉移植術

結合組織移植術（動画15）

　結合組織移植術は，顎堤欠損や露出した根面，インプラント周囲など多岐にわたって応用されます．フラップ手術の習得後，次のステップとしてマスターすることで診療の引き出しが増えるでしょう．

結合組織の採取方法

　口蓋から結合組織を採取する際は，遊離歯肉移植術と異なり口蓋側に上皮を残したまま採取することがポイントです．上顎臼歯部の歯肉辺縁から2mm程度離した位置に横切開を入れます（図16）．その後，メスを歯面に向けて倒し，口蓋側の上皮下1mmにメスを進めます（図17）．上皮下にメスを進め上皮と結合組織を分離した後は，横切開した部位から上皮下2mm程度深い位置に先ほどと同様にメスを進めます（図18）．そして，最後に近遠心部分と口蓋の一番奥の部分にメスを入れて周囲から切離することで，上皮と骨膜の間にある結合組織を採取できます．採取した組織には一部上皮や脂肪組織も付着しているため，口腔外にてトリミングを行います（図19）．

　最近は，遊離歯肉移植術と同様に上皮を付けたまま採取し口腔外で上皮を剝ぐ方法も用いられていますが（図20），大切なことはきちんと上皮を剝ぎ，結合組織を移植することです．上皮が付着したままの場合，術後に上皮の浮き上がりによる審美障害をきたす場合もあります．

根面被覆術

1）適応症例

　歯肉退縮よる審美障害や知覚過敏を改善することを目的とした術式です．ミラーの分類（図21）Ⅰ，Ⅱ級は根面被

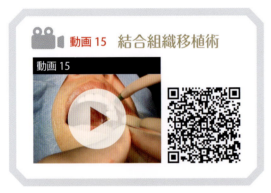
動画15　結合組織移植術

結合組織移植術

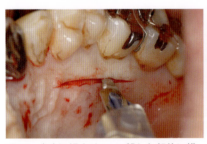
図16　歯肉辺縁より2mm離した部位に横切開を入れる

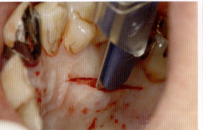
図17　上皮を1mm程度残し，上皮と結合組織を分離させる

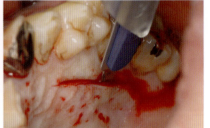
図18　骨膜から結合組織を分離させるイメージでメスを進める

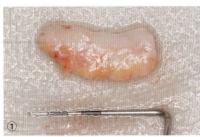
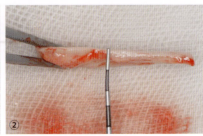
図19　採取した結合組織から脂肪を除去し，必要なサイズにトリミングする

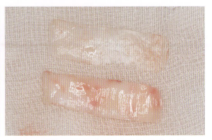
図20　口蓋から上皮付き結合組織を採取し，口腔外で上皮だけを分離させる

覆による回復が可能です．歯の位置異常や歯肉退縮の幅が大きい場合は難易度が上がり，完全に被覆ができない場合もあるので術前の診断・インフォームドコンセントが重要です．

2）術式

上顎小臼歯部の歯肉退縮の回復が主訴の症例です（図22）．モディファイドランガーテクニック(Modified Langer Technique)を用いて，上皮付き結合組織を移植しました．部分層弁を形成し（図23），骨膜部分に採取した組織を吸収性縫合糸にて固定し（図24），部分層弁をもとの部位に位置づけます（図26）．露出した歯根表面のデブライドメント，あるいはEDTA（エチレンジアミン四酢酸）による根面処理を行うこともあります．また，歯肉退縮量や歯肉退縮の範囲によってエムドゲイン®を応用する場合もあり，本症例も根面にエムドゲイン® ゲルを塗布した後に移植片を位置づけています（図25）．

現時点ではエムドゲイン® を使用した場合と使用しない場合での結果の差はないと言われています．付着歯肉の量，歯肉退縮量などを考慮して本術式を選択しましたが，審美的配慮からほかの術式を選択するのも一つかと思います（図27）．ビギナーが根面被覆を習得するファーストステップに覚えておくと良い術式です．

3）注意点

ミラーの分類Ⅰ，Ⅱ級のように歯肉あるいは骨が正常であれば歯肉退縮は改善します．思うような結果が得られない症例ではⅢ，Ⅳ級に用いているように思います．また，下顎の前歯部など歯肉が薄い部位やオトガイ筋などの筋組織が高位付着している場所はリスクが高いのでビギナーは避けたほうが良いでしょう．

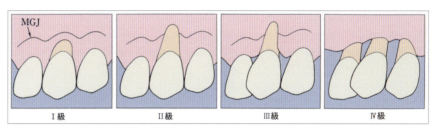

図21 Millerによる歯肉退縮の分類[1]

根面被覆術

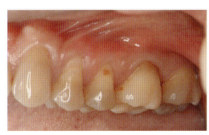

図22 小臼歯部から第臼歯部にかけて歯肉退縮を認める

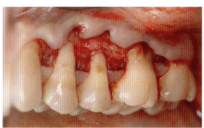

図23 部分層弁を形成して露出根面の清掃を行う

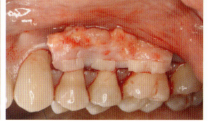

図24 口蓋側より採取した上皮付き結合組織を骨膜上に留置し，吸収性の糸で固定する

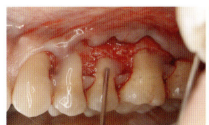

図25 根面にエムドゲイン®ゲルを塗布

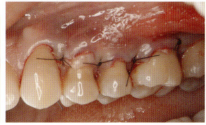

図26 部分層弁をもとの位置に復位させ，縫合

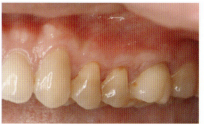

図27 術後6カ月
少し瘢痕部分が残っているが，術前と比較して歯肉退縮の回復が認められる

歯槽堤増大術

適応症例

欠損部顎堤の形態異常に対して用いられる方法で、軟組織や硬組織を用いて欠損部顎堤を回復させることが目的です。前歯部のブリッジあるいはインプラントのポンティック下の陥凹による審美障害や、清掃不良がある場合が適応症になるでしょう。

術式

唇側の陥凹の改善を行なった症例です（図28）。受容側にパウチ形成を行い、同部位に必要な結合組織を移植しました（図29）。結合組織の厚みは1mm程度が限界であり、本症例は顎堤欠損の範囲が大きく、欠損量も1mmを大きく超えていたため両側から結合組織を採取しました（図30）。術前と比較すると、唇側の陥凹の改善が認められました（図31）。

注意点

歯槽堤増大術を行う場合は、術前に結合組織の移植のみで回復させられるか、あるいは骨増生術を併用するかを判断する必要があります。1～2mm程度の陥凹であれば、結合組織移植のみで回復させることが可能ですが、それ以上の場合には軟組織の移植単独での回復は難しいため、骨増生も併用することになります。ビギナーはまず、1～2mm程度の陥凹に対して結合組織移植を行うことからはじめるのが良いと思います。移植片は片側から採取し、厚みが必要であれば重ね折りするなどのテクニックを用いることで、歯槽堤の増大を図ることもできます（図32）。

歯槽堤増大術

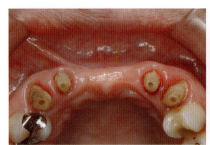

図28 唇側部の陥凹が認められる

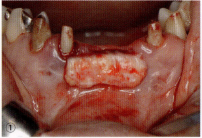

図29 結合組織の採取
唇側部の陥凹が大きいため、結合組織を2枚採取し、パウチ形成した部分へ挿入した

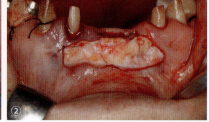

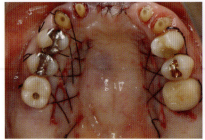

図30 供給側にテルダーミス（アルケア）を挿入して縫合

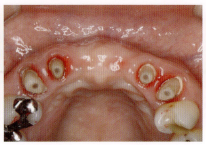

図31 術後
術前と比較して陥凹の改善が認められる

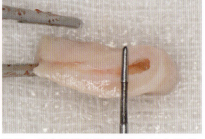

図32 結合組織を折りたたむことでボリュームをつけることもできる

基礎からの手紙 3

フラップ手術とナイチンゲール的発想

石原和幸（東京歯科大学微生物学講座）

デンタルプラークの除去の意義～細菌学的観点から

　歯周炎の治療では，歯肉縁下のデンタルプラークの除去が基本にあります．これはフラップ手術でも同様です．歯周炎は，デンタルプラークの除去や抗菌薬の投与によって症状が改善することから感染症であると考えられています．しかしながら，感染症であるならば抗菌薬の投与が効率的なはずですが，最初の選択肢にはなっておらず，"感染"というイメージが薄い疾患です．

　歯周炎は，病原体の侵入によって発症し，その排除によって治癒するインフルエンザのような，通常よく認められる感染症とは少し異なります．その違いには，まず，宿主の遺伝的因子，喫煙等の生活習慣が発症に与える影響が大きい点があげられます．なかでも，喫煙のリスクは細菌と同程度というデータも報告されています．

　感染が起こるのは，常に複数菌種によって構成される細菌叢が存在する部位であることから，複数の菌種が関与して発症することが疑われています．歯肉溝内細菌の歯周病原性の解析によると，現在までに表1に示すような菌種が歯周炎に関わるとされています．近年では，歯肉縁下細菌叢のうち特定の菌種が歯周炎を引きおこすのではなく，細菌叢のバランスが崩れ構成する菌種が病原性の強い菌種を含む病原性が強い菌叢に変わったときに歯周炎が引き起こされると考えられるようになっています．

　このような細菌叢のバランスが崩れ，病原性の高いものに変化することを「**ディスバイオーシス（dysbiosis）**」と呼びます（図1）．ディスバイオーシスを引きおこし歯周炎に導く原因としては *Porphyromonas gingivalis* の感染が重要な因子となっていると考えられています．ディスバイオーシスを抑えるためには歯肉溝細菌叢の物理的除去，抗菌薬の投与等により細菌叢のバランスを戻す必要があります．

Aggregatibacter actinomycetemcomitans	*Fusobacterium nucleatum*
Porphyromonas gingivalis	*Campylobacter rectus*
Tannerella forsythia	*Filifactor alocis*
Treponema denticola	Synergistetes
Prevotella intermedia	TM7

表1　歯周炎に関わる菌種
赤で示した菌種はSocranskyらによって進行した慢性歯周炎の病巣から高頻度で検出される菌の組み合わせ（赤字：Red complex）

図1　ディスバイオーシス
バイオフィルムは，複数の菌種によって構成され，菌種間で共生・拮抗を含んだバランスが形成される．このようなバランスで形成されるバイオフィルムは，通常，生体（歯周組織）に与える影響が少ない（バイオフィルムA）．しかし，*P. gingivalis* がバイオフィルム形成に加わると，バイオフィルムを形成する菌種に病原性をもつ菌が増え，全体の菌数の増加が起こり，病原性の強いバイオフィルムが形成され歯周炎につながると考えられている（バイオフィルムB）．このようにバイオフィルム中のバランスが何らかの因子によって崩れ，構成する菌種が変わり病原性を示すようになることをディスバイオーシスと呼ぶ．*P. gingivalis* は，デンタルプラークバイオフィルムのディスバイオーシスを誘導する菌として，keystone pathogen* といわれている

*keystone pathogen（キーストーン病原体）
その数の割に無害な微生物叢を病気を引き起こしうるものに転換するのに大きな役割を演じている微生物

デンタルプラークバイオフィルムと歯周治療

歯肉縁下細菌叢はその構造的側面から見ると，菌とその産生する高分子化合物（Extracellular Polymeric Substance，EPS）によって形成されているバイオフィルムです．図2は，デンタルプラークの写真ですが，菌がそのEPSの中に埋まっています．自然界において，ほとんどの細菌はその環境で生存するためにバイオフィルムを形成しています．細菌はバイオフィルムを形成すると，性質に変化が起こります．第一に，細菌同士でコミュニケーションをとることで病原性が強くなるという現象が起こり，これはディスバイオーシスとも重なってきます．さらに単独の菌であれば，生体の防御細胞である貪食により容易に菌を排除できますが，バイオフィルムという集団になるとサイズが防御細胞より大きくなり，貪食による処理が困難になります．また，EPSに包まれた状態のバイオフィルム中では内部の細菌の代謝が低下し，抗菌薬の浸透が起こりづらくなるため，抗菌薬の効果が低下します（図3）．以前から，ペニシリンとメトロニダゾール，アジスロマイシン等による歯周炎への治療で，効果は認められています（表2）．しかし，バイオフィルムを除去せずに使用した場合，歯肉とそこに接するプラークの表層の菌に対して一過性に効果が認められたとしても，プラークの内部の菌は生き残り，投与後再び増殖を起こし，病原性バイオフィルムが再び形成されるとともにバイオフィルム中で耐性菌が発生する可能性があります．実際に*Prevotella*のグループではβラクタマーゼの産生菌株が存在していることが以前から報告されています．そのため，抗菌薬の使用の際は，菌に対する効果が最大となるようバイオフィルムをできる限り少なくし，耐性菌の発生を防ぐ必要があります．この点で歯周治療において最初にデンタルプラークを物理的に除去することが基本となっているのは，エビデンス的にも理にかなっているということになります．

ナイチンゲールと言えば，献身的看護というイメージですが，実は，クリミア戦争の野戦病院において感染で死んでいく兵士の数をデータで示し，野戦病院の衛生環境の改革を行ったことが有名です．歯周治療において，読者の皆さんは患者に対する献身的な治療という面はすでに十分クリアできているはずなので，科学的なデータに基づいて考え，その効果を科学的に評価すること実践してみてはいかがでしょうか？

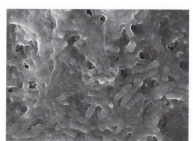

図2　デンタルプラーク

文献	抗菌薬の投与内容	効果
Lopez NJ et al. 2006 *J Clin Periodontol*	・投与群：メトロニダゾール 250 mg＋アモキシシリン 500 mg を8時間おきに7日間投与のみ ・対照群：SRPのみ	抗菌薬投与群で AL，PD，BOP 等の改善が SRP と同程度
Haffafee AD et al. 2007 *J Clin Periodontol*	・投与群： SRP＋500 mg のアジスロマイシンを3日 SRP＋250 mg のメトロニダゾールを1日3回14日 SRP＋20 mg のドキシサイクリンを1日3回3ヵ月 ・対照群：SRPのみ	12ヵ月後，アジスロマイシンとメトロニダゾールの投与群で PD の減少が他の群に比較して著名であった

表2　抗菌薬による歯周治療効果

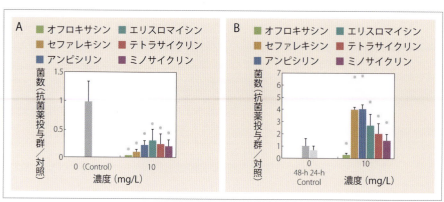

図3　抗菌薬投与による菌数の変化

SECTION 4

歯周外科治療を臨床にどう活かすか

Section 4 歯周外科治療を臨床にどう活かすか

Interview 歯を残す切り札としての歯周外科治療を目指して

二階堂雅彦（東京都中央区・二階堂歯科医院）　　聞き手：中川種昭

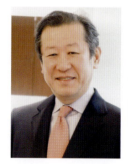

Profile
1981年　　　　　東京歯科大学卒業
同　年〜1984年　同大学歯科麻酔学教室
1994〜1997　　　タフツ大学歯学部歯周病学大学院（アメリカ・ボストン）留学
1997年　　　　　米国歯周治療専門医
2003年　　　　　米国歯周病学ボード認定医（Diplomate, American Board of Periodontology），日本臨床歯周病学会指導医
2006年〜　　　　東京歯科大学水道橋病院臨床教授
2008年〜　　　　東京医科歯科大学歯学部歯周病学分野 非常勤講師
2015年〜2017年　日本臨床歯周病学会理事長

　本章では，第一線で活躍する臨床家の先生方に，ご自身の臨床で歯周外科治療をどのように取り入れているか，若手へのメッセージやご自身の臨床哲学とともにご紹介いただきます．
　そのトップバッターとして，アメリカ・タフツ大学への留学を経て，現在では臨床の傍ら大学や研究会で後進の育成にも携わっている二階堂雅彦先生に話を伺いました（中川）

アメリカに渡るまで

　私は1994年にアメリカのタフツ大学に留学しましたが，いま思うと，それ以前は歯周病のことを何もわかっていなかったように思います．若くて向学心はあったのですが，当時一緒に働いていた父は「好きなようにやれ」という感じで，手取り足取り教えてくれるわけじゃありません．大学のような指導体制もないので，開業医の孤独を感じたこともありました．
　当時（1980年代）の歯周病の考え方は，「磨いて治す」．歯周病の患者さんが来院されたら「とにかく磨いてください」と言って歯を磨いてもらって，動揺があれば固定し，腫れてきたら切開して膿を出す．しばらくするとまた違うところが腫れてきて，最終的には抜歯に至る‥‥‥の繰り返し．そんなことをしているうちに，自分のやっている治療はどうやら間違っているようだ，と気づくわけです．ですから，アメリカに行くときには，「歯周病について基礎から学びたい」という思いでした．また，留学の目的の1つに，歯周外科治療の技術の研鑽もありました．

アメリカでの驚き 〜歯周外科治療の武者修業時代

　アメリカに渡って驚いたのは，歯周外科治療についての考え方の違いでした．歯周ポケットが4mm，5mm程度でも適応となる症例であれば，インストラクターに「Go ahead！」と言われて歯周外科治療をやる．当時は歯周組織再生療法といえばGTR法だったのですが，GTR法が適応となる症例にはすべてといっていいくらい応用し，かなり自由に，積極的な治療をさせてもらっていました．

　とはいっても，最初のうちは日本での考え方を引きずっていたので，必要最小限のケースにしか歯周外科治療をしていなかったのです．しかしあるとき，結合組織移植術や遊離歯肉移植術を多く手がけていた同級生に，「なんでそんなにたくさんケースがあるんだ？」と聞いたら，「ケースなんてどこにでもあるよ．自分たちは学ぶためにここにいるんだ．患者さんを説得してでも手術の経験を積むんだよ」と言われてはっとしました．そこで考え方を変えて，多くを犠牲にして学びにきているんだからと……と，がむしゃらに手術の腕を磨く日々を送りました．

　こうして経験を積むうちに，通常の歯周外科治療はそれほど難しくないと感じるようになりました（**Case1 古典的な根尖側移動術の症例**）．というのは，オープンフラップキュレッタージのような歯周外科治療では，多少手術の腕に難があっても治るんですね．一方，やはり難しかったのは，GTR法や患者さんが自分で手術の成否を確認できる歯周形成外科です（**Case2 留学時代に手がけた歯周形成外科の症例**）．経験した方も多いと思いますが，最初のうちはGTR法で膜が露出してしまうような失敗もありました（**Case3 GTR法の失敗症例**）．それでも，歯周外科治療の面白さと醍醐味を感じ，帰国後も引きつづき歯周外科治療を積極的に取り入れる臨床を行っていきました．

CASE 1　古典的な根尖側移動術の症例

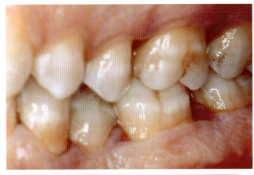
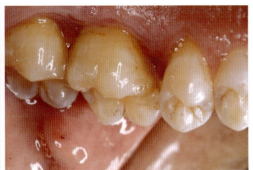
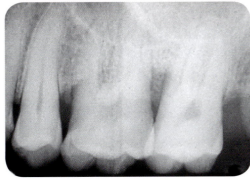

図1　留学時代の症例
38歳，男性．ボストン留学中のエジプト人数学者．歯周治療を希望してタフツ大学歯学部クリニックを受診．6 7 には歯肉の炎症と深い歯周ポケット，骨欠損が認められる

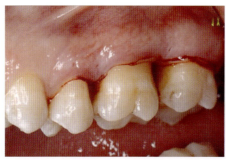 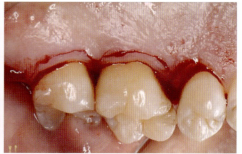

図2 歯周外科治療時
歯周基本治療後,歯周外科治療を行った.頬側は歯肉溝切開,口蓋側はスキャロップ状の切開を応用した

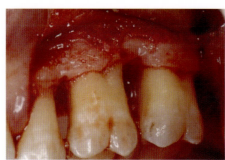 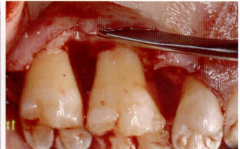

図3 骨膜剥離後,デブライドメント,次いで骨外科を行った

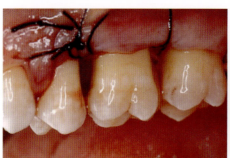 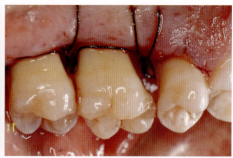

図4 骨膜縫合により歯肉弁を根尖側に移動した

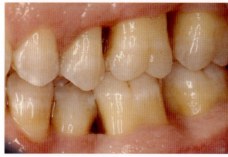 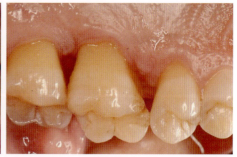

図5 術後1カ月
プラークコントロールを徹底したおかげで良好な治癒が得られた.留学を通してこのような症例を多く経験し,通法の歯周外科治療はそれほど難しくないと感じるようになった

CASE 2 留学時代に手がけた歯周形成外科の症例

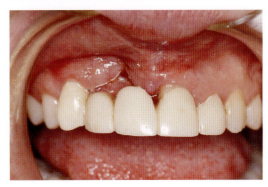

図6　27歳，女性
タフツ大学のプログラムでは多くの歯周形成外科（当時は「歯肉歯槽粘膜手術」と呼ばれていた）を手がけることができた．本症例はそのなかでも大がかりなもので，インストラクターとしてこの分野で著書もあるDr. Edward Cohenの指導を受けた．
患者は交通事故により$\underline{2\,1}$と同部位の歯周組織を失った．すでにブリッジでの補綴は決まっており，歯槽堤再建のため同大学のクリニックに紹介された．Seibertの分類でⅢ度の歯槽堤欠損があり，患者には複数回の手術になることがあらかじめ伝えられた

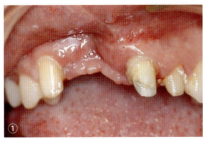 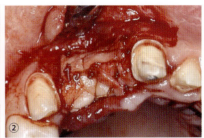

図7　初回手術時
①術前，②歯槽堤に3層の結合組織が固定された
歯槽堤の高さと幅を得るため，口蓋より結合組織が採取され歯槽堤に加えられた

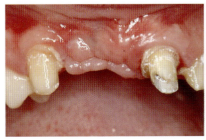 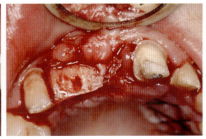

図8　術後3カ月
歯槽堤の高さはほぼ得ることができたため，さらに水平方向に歯槽堤を拡大するため，上皮付きのインターポジション型グラフト*（Interpostional graft）が行われた

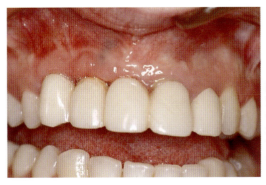

図9　2回めの手術後3カ月
歯槽堤は著明に改善された．このような難易度の高い症例でも経験豊かなインストラクター（ほとんどが歯周病専門医として開業し，パートタイムで大学での教育にあたっている）が背中を押し，口やときには手も出してくれ，貴重な経験を積むことができるのがアメリカの大学院教育の特徴である

＊インターポジション型グラフト
筋線維の相対的な高位付着および口腔前庭の深さが不十分である場合に骨量不足を改善する骨移植術．まず，骨移植予定部位に骨切除を行う．次に腸骨より皮質-海綿骨を採取し，離断した部位に採取した骨を介在させ固定を行う

CASE 3　GTR法の失敗症例

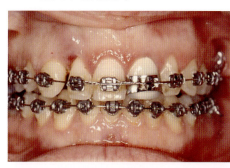

図10　36歳，女性．喫煙者
3 2| に深い歯周ポケットが存在した

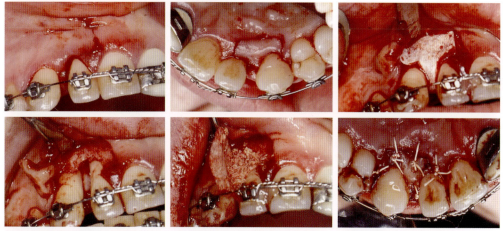

図11　H.Takeiの歯間乳頭保存術（p.117図10参照）にて切開を行った．GTR膜，DFDBAを使用

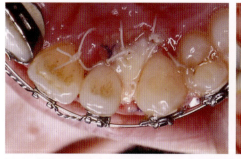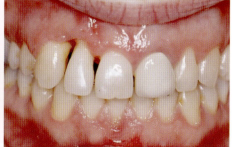

図12　術後1週で歯肉弁が壊死．3 2| に大きな歯間乳頭部の欠損を生じた

文献から学んだこと　～非外科/外科論争

　留学で学びたかったことの一つは「歯周外科の本当の効果」でした．というのは，駆け出しの歯科医時代，向学心だけはあったので，あちこちの講演会に行くと，「フラップ手術をしてもスケーリングでも5年経つと歯周ポケットの深さは一緒になるんだよ」と聞かされました．そこで悩んだのは，"歯周外科治療をやっても意味ないんだろうか？" "では目の前にいる6mmの歯周ポケットがある患者さんにはどうしたらいいんだろうか？" ということでした．今振り返ると正しいSRPや歯周外科治療のやり方も知らないのに，情報の断片に振り回されて悶々としていたのです．

　留学時代には毎週3時間を費やす文献レビューのクラスがあり，そこで日本で聞いた歯周外科治療やスケーリングの効果というのは，歯周治療の各治療法の効果を長期的に検討した，いわゆる縦断研究の結果であることをすぐに学びました．代表的なのは1979年の

ミシガン大学・Knowlesらの研究でした[1]．彼らは一人の患者さんの口腔内を分割し，歯周ポケット掻把術（キュレッタージ），ウィドマン改良フラップ手術，ポケット除去術にて治療し，その経過を7年間追跡しました．その結果は，どの治療法でも5〜6年経つとその歯周ポケット減少量に大差はないというものでした（図13）．

ある金曜日の午後，一人のインストラクターが私のところにやってきて「明日，暇か？ 暇だったら自分のオフィスを見学に来ないか？」と聞いてきました．家族の用事もあり暇ではなかったんですが，行ってみると何のことはない，アシスタントが休んでいるんで手伝えということだったんですね（笑）．伝統的な骨外科の手法でそれは見事な歯周外科治療でしたが，ペリオチャートを見ると1/4顎に4〜5mmの歯周ポケットが数カ所程度しかありません．先の論文が頭にあったものですから，「先生，この症例は本当に手術が必要だったんでしょうか？ ミシガンの研究ではこの程度のポケットではSRPでも予後が変わらないとのことでしたが……」と意見をすると，その先生はひどく立腹されて，「彼らは正しい歯周外科の方法を知らないんだよ」と（笑）．いま考えると，ミシガングループはイエテボリグループと同様，非外科治療が中心の大学なんですね．

その後，大学院2年目のときにアメリカのペリオドンティストが考える「正しい歯周外科治療」の効果を検討した論文が発表されました．ネブラスカ大学のKaldhalらによるもので，歯肉縁上のスケーリング，SRP，ウィドマン改良フラップ手術，骨外科を伴う根尖側移動術を比較・検討したものですが，なかでも骨外科のグループではその原則を厳格に当てはめ，ゴールを達成できないケースは抜歯をするという思い切ったスタディ・デザインでした[2]（図14）．その結果は大変興味深いもので，まず歯肉縁上のスケーリングのみのグループではコントロールできずに中止，そして骨外科のグループでは最も浅いポケットを獲得できましたが，その反面，多くの歯が原則が達成できないことで抜歯となりました．またSRPを行ったグループでも定期的にメインテナンスを行うことで長期的にもかなり安定をさせることができたのです．この文献に対しては，クラスでも大きなディスカッションになりました．骨外科がいいという者，あるいはSRPでもいいんじゃないかという者……．そういった喧々諤々のディスカッションをするのもアメリカの大学院の特徴です．文献の結果を自分たちで吟味すること，また文献を通じて自分の疑問を明らかにすることがアメリカで学んだ大きな収穫でした．そしてそれらの積み重ねが，アメリカの大学院教育のゴールである"Clinical Philosophy"を培うことにつながっていくのです．

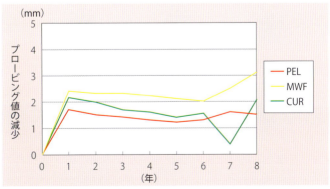

図13 Knowlesらの論文[1]
歯周治療の世界にはスプリットマウス・デザイン（口腔内を等分して各治療法を割り付ける研究法）による論文がいくつもあるが，その古典ともいえるミシガン大学・Knowlesらの研究．
キュレッタージ（CUR），ウィドマン改良フラップ手術（MWF），ポケット除去術（PEL）を比較した結果，5年経過時の差はわずかである

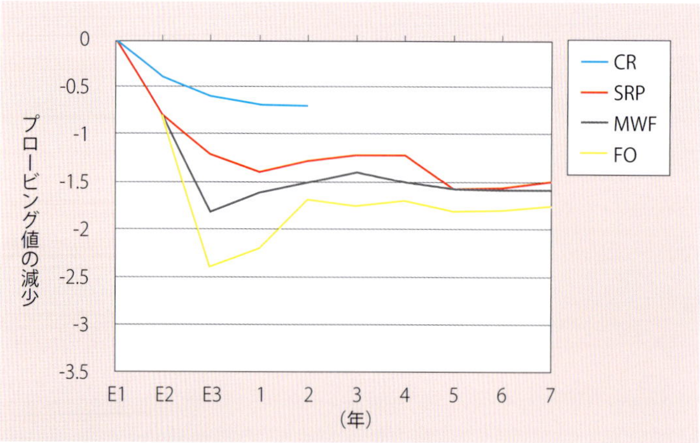

図14 Kaldhalらの論文[2]
歯肉縁上スケーリング（CR），歯肉縁下のSRP，ウィドマン改良法（MWF），歯槽骨切除を伴う歯周ポケット除去手術（FO）の4つの方法を比較．歯肉縁上スケーリングのみのグループはコントロールできずに中止，骨外科のグループでもっとも浅いポケットを獲得できた反面多くの歯を抜歯している．SRPのグループでは定期にメインテナンスを行うことで長期的に安定した
E1：初診時，E2：SRP終了時，E3：治療終了時

帰国後の変遷 〜「歯を残す」ための歯周外科治療

　帰国してからも，やはりアメリカで学んだことを活かしたいものですから，最初のうちは患者さんを説得して歯周外科治療をやっていました．すると，患者さんから，「痛かった」とか「噛めない」とか「腫れた」とかいろいろと訴えがでてくるんですよ．十分な理解を得られないまま歯周外科治療を行ったことで患者さんとの信頼関係が崩れてしまうケースも経験しました．

　そこで，ある時期から，"攻め方を変えなくてはいけない"と思い，「歯を残すための切り札」として歯周外科治療を応用するよう方針をシフトしていきました．先のKaldalらの論文でも非外科治療の効果が示されましたが，Socranskyもいみじくも言っているとおり，「歯周病の9割はSRPで治る」んですよね[3]．そのような変遷を経て，最近では，非外科治療で対応できる症例に対しては歯周外科治療は行いません．特に単根歯に対してはほとんど非外科治療で対応する方向になっています．

歯周組織再生療法の臨床応用

　歯周外科治療の適応症例を「歯周外科治療を行わないと救えない」ケースに絞っていくと，結局は歯周組織再生療法の比率が高くなってきます．ちょうどアメリカから帰国したタイミングでエムドゲイン®が認可されたので，そのころから臨床に取り入れ，ケースを重ねてきました．

　Case4は帰国後すぐに治療した患者さんですが，4┘近心に10mmの歯周ポケットが認められ，フラップを挙上するとX線写真から想像するよりも大きな骨欠損が存在していました．そこで，当時発売されたばかりのエムドゲイン®を単独で用い，治療することにしました．すると術後1年には，骨欠損のうち2壁性，1壁性の部分は部分的な改善に留まっているものの，3壁性の骨欠損部分ではほぼ100％の骨の再生が認められ，エムドゲイン®の効果を確認することができました．エムドゲイン®については，当初は半信半疑な部分

もありましたが，こういったケースが経験することで，必要なケースには積極的にやるべきなんだと考えが変わってきました．

　歯周組織再生療法については，やはりエムドゲイン®が選択肢に加わったことは大きかったんじゃないでしょうか．エムドゲイン®の登場で，GTR法と比べて手術の難易度がぐっと下がったように思います．それもあっていっそう自分自身の臨床は歯周組織再生療法にシフトしていきました．

CASE 4　帰国後すぐに行ったエムドゲイン®のケース

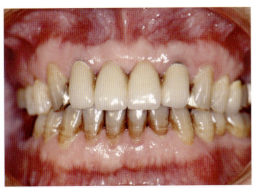

図15　56歳，男性
初診は帰国後すぐの1998年．「歯肉が腫れる」という主訴で来院．喫煙者であった

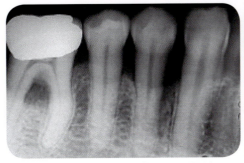
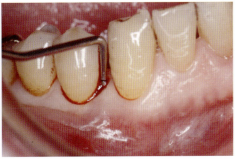

図16　4̄近心に10mmの歯周ポケットを認めた

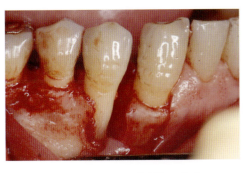

図17　エムドゲイン®による歯周組織再生療法
フラップを開けると，X線写真から想像するよりも大きな骨欠損が存在していた．当時発売されたばかりのエムドゲイン®を単独で用い治療した

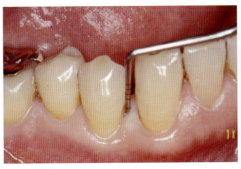

図18　術後1年
4̄に5mmの歯周ポケットが残存したため，リエントリーにて歯周ポケットの除去を図った

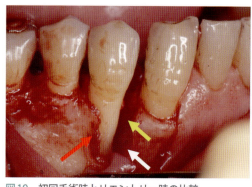
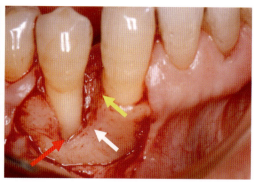

図19 初回手術時とリエントリー時の比較
白矢印：3壁性部分
黄色矢印：2壁性部分
赤矢印：1壁性部分
3壁性の部分はほぼ100％骨再生をみているが，2壁性の部分は部分的，1壁性部分はわずかな再生にとどまっている

若手へのメッセージ

　同級生や若手と話していると，「患者さんがインプラントには同意しても，歯周外科治療には同意してくださらない」という話をよく聞きます．そんなときは，「"この歯を残すためには必要な手術です"と話せば，患者さんは受け入れてくださるものだよ」と話しています．歯を残さなくても抜歯してインプラントというオプションがあるいま，歯周外科治療を積極的に行わない歯科医師も増えています．また，歯周外科治療を行わないで，歯の"自然死"を待つような場合もあるでしょう．

　しかしながら，若手の皆さんに伝えたいのは，「抜きたくないんだったらここでやらなくてはならない」という方針を明確にし，若いうちに多くのケースを経験することです．もちろん非外科治療で対応できる症例はそれでもいいと思いますが，まずは歯周外科治療という選択肢を選ぶことができるよう，技術を磨くことが大切ではないでしょうか．

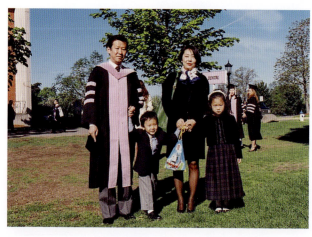

卒業式で．留学時代を支えてくれた家族と（1997年）

1970年代に同じくアメリカのタフツ大学，インディアナ大学大学院に留学された船越栄次先生（福岡市中央区・船越歯科歯周病研究所）のインタビューを以下よりダウンロードしてご覧いただくことが可能です．こちらもぜひご参照ください．

※「歯界展望別冊　はじめてのフラップ手術」（2007年）より再録
URL：https://www.ishiyaku.co.jp/ebooks/445240/pdfviewer.aspx

臨床ヒント 2

歯周外科治療への拡大鏡の応用

吉野宏幸（埼玉県川口市・吉野歯科医院）

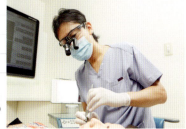
図1 高拡大のルーペとLEDライトは歯科治療の必需品である

ルーペと顕微鏡

　各メーカーがさまざまなタイプのルーペを開発しており，どれを選んだら良いか迷う方も多いと思います．価格も数万円のものから数十万円するものまであり，その種類も倍率2〜3倍程度から10倍以上のルーペまで多様です．また，ルーペに装着するLEDライトも視野を確保するうえで有用です（図1）．歯周外科治療で拡大視野がもっとも重宝されるのは，切開，デブライドメント，縫合です．特に臼歯部は見づらいので拡大治療は有効で，顕微鏡を使いこなせると精度が上がります．ただし，ミラーテクニックを前提とした顕微鏡で歯周外科治療を行うと時間がかかり，かえって精度が落ちることもあります．その点ルーペはすぐに慣れることができ，直視での治療もある程度のトレーニングを積めば比較的スムーズに行えるようになるため中級レベルまでの歯周外科治療にはお勧めです．

拡大視野のトレーニング

　最初は低倍率のもので慣れたほうが良いという意見を聞きますが，8〜10倍程度であれば，経験の浅い歯科医師，歯科衛生士でも2, 3日で慣れます．また，高倍率のルーペは歯列全体を見るのが難しいと思われがちですが，矯正治療や全顎の咬合調整でも何らストレスなく治療できます．先にも触れましたが，ミラーテクニックを前提に顕微鏡を使用すると時間がかかります．その点，モーラーシステムの顕微鏡を使いこなせると，7番遠心以外の歯周外科治療はすべて直視下でできるようになります（図2）．アシスタントも含めたトレーニングが必要ですが，使いこなせるとルーペ等での治療に比べて，治療の質の向上はもちろん，時間も短縮できます．

拡大視野での治療に用いる器具

　図3の角度のついたブレードは歯間乳頭保存フラップ手術（p.130〜　Section 2「③歯間乳頭保存フラップ手術」参照）に重宝します．ストレートのマイクロブレードに比べて歯間部にブレードを挿入しやすく，通常のブレードホルダーに装着できるのでマイクロ用のブレードホルダーも必要ありません．安価なので，初心者にもお勧めです．歯肉結合組織移植術のトンネルテクニックでエンベロップを形成する際は，ブレードの側面で歯肉を切ってしまう可能性があるので初心者は刃のついたブレードを使用しないほうが良いでしょう．側面に刃の付いていないブレードを使用するか，図4のような器具を用いて全層弁で剥離するほうが簡単で成功率が上がります．

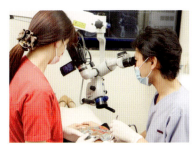
図2 モーラーシステムの顕微鏡はほとんどの部位を直視で手術することを可能にした

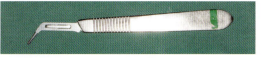
図3 手術用替刃メス No.390c
安価だが歯間乳頭部の切開に有用な小型のメス

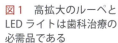
図4 トンネルテクニックには鈍的な器具が便利である

Section 4　歯周外科治療を臨床にどう活かすか

1 時間軸（ライフステージ）に配慮した歯周治療計画

北島　一（静岡県磐田市・北島歯科医院）

Profile
1987年　広島大学歯学部卒業
1990年　北島歯科医院（静岡県磐田市）開業
2008年　5-D Japan 設立
日本臨床歯周病学会認定医
所属学会：日本口腔インプラント学会，日本歯周病学会，米国歯周病学会

天然歯の保存の重要性

　近年，「複雑で時間がかかり多くの労力を要する歯周病治療の予後は，高い成功率を誇るインプラント治療には敵わないかもしれない」という意見から，助けられるべき多くの歯が抜歯され，インプラントに置き換えられています．このような歯科医療の風潮に対し，Lundgrenらは異議を唱え，自らの臨床例を示しながら歯の保存の重要性とその可能性の高さについて記しています[1]．そのなかで，「**歯周病の感受性が高い患者に対しインプラントを考える前に，天然歯の能力を最大限に利用し拡大することで，戦略的にインプラント治療を先延ばしにし（Strategically Postponed Implant Installation），患者の生涯を考えたうえで歯列の長期にわたる維持・安定の獲得を考える必要がある**」と述べています（図1，2）．

　多くの歯周病罹患歯はセルフケアの向上やスケーリング・ルートプレーニング（以下SRP）を軸とした精度の高い歯周基本治療と，状況に応じて正しく適用される歯周外科治療によって改善します．そのような質の高い歯周治療とメインテナンスによって歯周病の進行を止める，またはその進行を遅らせることができれば，たとえ天然歯がインプラントに置き換わることがあったとしても，インプラントを含めた歯列を生涯保ち，機能を維持させることができると考えられます．

バイオタイプと歯周病

　筆者は，歯周外科治療は十分な歯周基本治療によって歯周組織の反応を観察したのちに行われるべきであると考えています．炎症に対する歯周組織の反応は歯肉のバイオタイプ（Biotype）によって異なるため，患者のもつ歯周組織の性状をよく見極める必要があります．バイオタイプは同じ患者でも部位によっても異なる場合があります．

バイオタイプと炎症への反応

　厚い歯肉では，概して歯肉の外観はチアノーゼ様の赤紫色を呈し，線維性の変化を観察することができます[2]．厚い歯肉である図3（Case 1）は歯肉が赤紫色となり，重度の歯周

天然歯を維持することの重要性

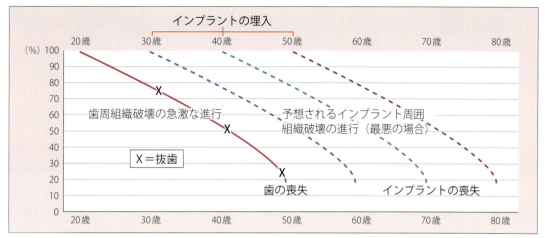

図1 急速な歯周組織の喪失に対し，適切な歯周治療が行われないままインプラント治療が行われた場合の仮想グラフ[1]
横軸は年齢，縦軸は支持骨量（付着レベル）を表す
赤線…20歳で歯周病が発症し，歯周病治療が行われずに急速に支持骨が失われるモデル．40歳で50%の支持骨が失われ，50歳で20%となり歯が喪失する想定
X…インプラント治療介入のタイミング
緑破線…40歳で抜歯し，インプラントに置き換えられたモデル．インプラント周囲の歯槽骨が同様のスピードで吸収したならば70歳でインプラントの喪失が起こることを示している
より遅いタイミングでインプラントに置き換えたほうが，生涯歯列を維持し，機能を保つ可能性が高まることがわかる

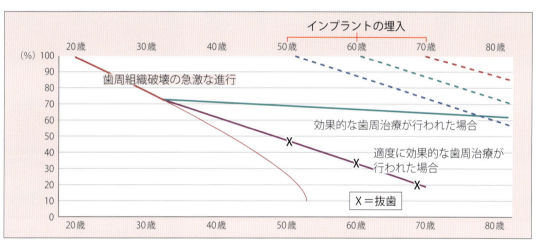

図2 歯周病による歯周組織の喪失が歯周治療によって抑制された場合の仮想グラフ[1]
緑線…効果的な歯周治療によって歯周組織の喪失は阻止され，歯の寿命は延長し，生涯天然歯を保存することが可能となり，インプラントの必要性はなくなる
X…インプラント治療介入のタイミング
紫線…歯周治療が限定的な効果しか得られなかった場合でも，天然歯はより長く維持され，インプラント治療の介入時期を遅らせることができ，インプラントが生涯維持されることが可能となる

病による骨吸収が認められるのにもかかわらず，歯肉表面にはスティップリングが観察され，歯肉の線維化が起こっています．さらに歯肉退縮はほとんど認められず，全顎的に深い歯周ポケットが存在している状態でした．

一方，薄い歯肉では，炎症が起こると一般的に歯肉辺縁の発赤・腫脹が顕著となり，歯肉退縮を伴います[2]．図6（Case 2）は歯肉辺縁部の発赤・腫脹が顕著で，この時点では歯肉退縮は認められていませんでした．

CASE 1　厚い歯肉（Thick Biotype）

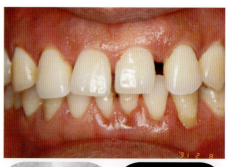

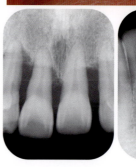
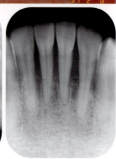

図3　Case 1　厚い歯肉（Thick Biotype）の外観
歯肉は赤紫色で，重度の骨吸収が認められるのにもかかわらず，歯肉表面にはスティップリングが観察され，歯肉の線維化が起こっている

CASE 2　薄い歯肉（Thin Biotype）

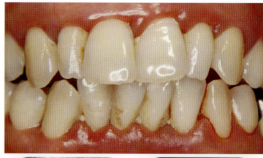

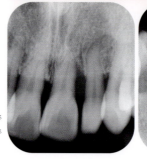
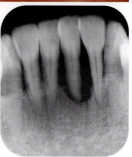

図5　Case 2　薄い歯肉（Thin Biotype）の外観
歯肉辺縁部の発赤・腫脹が顕著．一般に薄い歯肉では歯肉退縮が起こりやすいとされるが，この時点では歯肉退縮は認められない

バイオタイプと骨吸収，歯肉退縮

　厚い歯肉では，その下の歯槽骨も比較的厚くなっており，歯周病による骨吸収が進行すると，骨縁下欠損や骨縁上欠損など多様な骨吸収像を呈しますが，歯肉退縮は起こりにくく，深い歯周ポケットの形成が観察されます[2]．
　一方，薄い歯肉では，その下の歯槽骨も薄く，骨の裂開や開窓が起こっている場合もあり，骨吸収が起こると歯槽骨の高さを失い，歯肉退縮を生じます[2]．

バイオタイプと歯周組織の反応，術式の選択

　これら異なるタイプの歯周組織に対し，歯周基本治療としてのSRPを行うとどのようになるでしょうか．

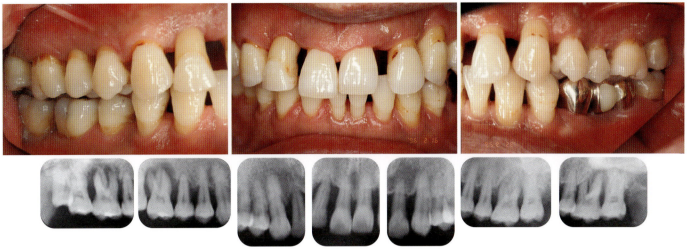

図4　Case 1　初診から5年後
歯肉退縮は限定的であるため，深い歯周ポケットが歯列全体に残存している

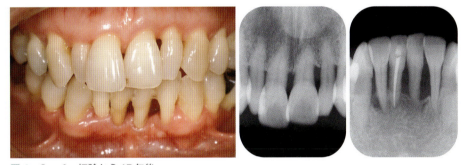

図6　Case 2　初診から17年後
歯肉の発赤・腫脹は認められない．歯周ポケットも浅くなり，歯周組織の健康を取り戻している

　厚い歯肉である図4（Case 1，図3と同症例）では，5年間のメインテナンスにもかかわらず歯肉退縮は限定的で，そのため深い歯周ポケットが歯列全体に残存し，メインテナンスに苦慮する状況となっていました．一方，薄い歯肉である図6（Case 2，図5と同症例）では，メインテナンスを17年継続した結果，歯肉の発赤・腫脹がおさまってくると同時に歯周ポケットも浅くなり，歯周組織の健康を取り戻しています．

　Case 1の厚い歯肉では歯周ポケットを減少させるための歯周外科治療が必要となり，Case 2のような薄い歯肉では歯周外科治療は必要なく，ブラッシング指導とSRPといった非外科的な対応で改善が可能と考えられます（図7）[2]．このように，歯周基本治療に十分な期間をかけ，その間にどのような歯肉のバイオタイプであるかを判定し，術式の選定と施術のタイミングを見誤ることがないようにしなければなりません．

　Case 1は初診から5年後 6 の急性発作を機に，歯周外科治療を行いましたが，水平的な吸収がみられる部位が多く，SRPでは深い歯周ポケットの改善が期待できない状況であったため，歯周ポケット除去（Pocket Elimination）を目的とした歯肉弁根尖側移動術（Apically Positioned Flap）を適用しました．初診から25年経過しましたが，この間毎回欠かさずメインテナンスに来院され，その努力のかいもあって，71歳となった現在も新たな付着の喪失は認められていません（図8）．

	Thick biotype		Thin biotype	
	炎症に対する組織の反応	必要な治療	炎症に対する組織の反応	必要な治療
軟組織	チアノーゼ様の赤～青紫色線維性変化	SRP OHI	辺縁歯肉の発赤 歯肉退縮	SRP OHI
硬組織	ポケットの形成を伴う骨縁下, 骨縁上欠損の形成	切除療法 歯周組織再生療法	辺縁骨の吸収	SRP, OHI以外に必要なし

図7 歯肉のバイオタイプによる歯周組織の反応と治療方法の違い
（Kao, 2002）[2]

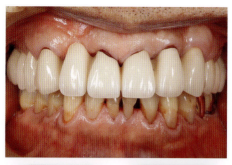

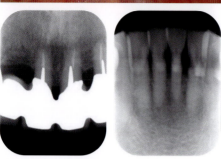

図8 Case 1 初診から25年後
新たな付着の喪失は認められない

　Case 1 の 5|, Case 2 の |1, 1|, などは来院当初は「ホープレス」と判定をしていました．しかし，歯周組織再生療法を行っていないにもかかわらず，力のコントロールと炎症のコントロールにより支持骨の回復がみられたことから，保存可能の予後判定へと変化していきました．これは，初診時は，強い炎症と力の作用により付着の残存するエリアであっても骨のミネラルが消失（Demineralization）することによって，X線写真上では付着があるはずの部位の骨が観察できない状況となっていたためと解釈できます．その後，炎症と力のコントロールがなされることにより骨のミネラルが戻り，本来の付着の位置まで不透過像としての骨が観察できるようになった（Remineralization）と捉えています．このような変化は頻繁に観察され，このことは**初診時の炎症が強い状況下での診断は本来の歯の生存のポテンシャルを見誤らせる危険があるため，早期の段階でのホープレスの判定は避け，十分な歯周基本治療ののちに再評価を行い，保存か抜歯かの判定をするべきであることを示しています**．

　Case 1 も Case 2 も初診時には多くの歯が何年維持できるかわからない状況でしたが，歯周治療によって，おそらく天然歯が生涯にわたって維持され，機能的にも良好な状態を保つことを期待できる状況になっています（図2の緑線参照）．

歯周組織再生療法

歯周組織再生療法の有用性

　Garrett が「歯周組織再生療法の出現により，歯周外科治療の焦点は切除療法から再生療法へとシフトした」[3]と述べているように，現在では Case 1 のような歯周ポケット除去を必要とするケースはまれで，筆者の臨床のなかでも歯周組織再生療法が重要な術式となってきています．

　歯周組織再生療法を応用することによって，以下の3つの効果を期待することができます．

CASE 3 歯周組織再生療法を行ったケース

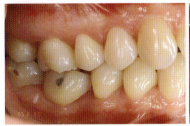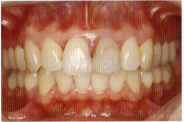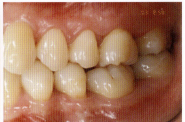

図9　初診時31歳，女性
上顎正中歯間乳頭部に炎症が認められた

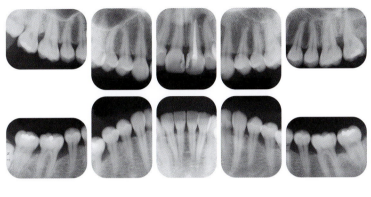

図10　同デンタルX線写真
隣接面に垂直性の骨欠損が多く認められた

①歯周組織の付着と歯槽骨の増大によって歯の支持が向上し，その結果動揺が少なくなり，咬合機能が回復する．場合によっては連結固定の必要がなくなり，天然歯質の温存につながる

②歯周ポケットが減少することでメインテナンスをより確実に行うことができる

③術後の歯肉退縮を最小限に抑えることができるため審美的に有利である

歯周組織再生療法を行った症例

Case 3は初診時31歳女性で，隣接面に垂直性の骨欠損が多発していました（図9, 10）．これらの骨欠損に対して切除療法を行うならば，歯根面の露出，知覚過敏，ブラックトライアングルによる審美障害などの問題が惹起されることが予想されました．7 6|の近心傾斜や 6|の挺出など歯列不正を認めましたが，患者の希望もあり矯正治療はせずに，咬合調整で対応．歯周基本治療の後に，歯肉退縮を最小限に抑え，支持骨の増大と歯周ポケットの減少を目標に，歯周組織再生療法を適用することにしました．

1）前歯部審美領域

審美領域である|1 近心，|2 近心に狭い3壁性の骨欠損が認められます．これらの部位では，歯周組織再生療法によって組織の退縮を極力抑える意図があります（図11）．術後には骨欠損の改善が認められましたが，両側中切歯の歯冠形態がテーパー型であり，またわずかに近心に傾斜していたこともあって，術後に下部鼓形空隙が拡大し，ブラックトライアングルが認められました．

歯周組織再生療法後に歯周組織の成熟を2年ほど待ち，失活歯であった|1 は歯冠修復を行い，1|は近心隣接面にダイレクトボンディングを行うことで歯冠形態を修正して下部鼓形空隙の閉鎖を行っています．Tarnow[4]らが報告しているように隣接面歯槽骨頂から5 mmの距離にコンタクトポイントを設定することで鼓形空隙の閉鎖を得ることができています．（図12～14）

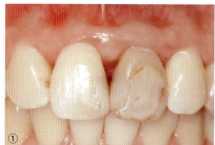
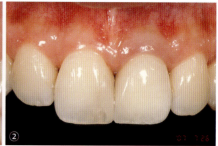

図11 上顎前歯部に対する歯周組織再生療法
1, 2 それぞれ近心面に3mm程度の骨縁下欠損が認められた

図12 同部位の経過1
① 術後10カ月．歯間乳頭の陥凹が見られた
② 1のダイレクトボンディングと1の歯冠修復によりコンタクトポイントを根尖側に下げ鼓形空隙を閉鎖した

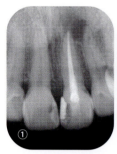
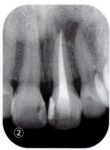
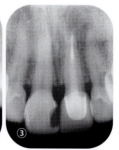

図13 同部位の経過2
① 術後，② 術後10カ月，③ 術後13年．正中部および1 2間の歯間部骨頂に皮質骨化が認められる

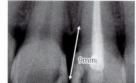
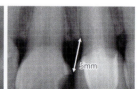

図14 コンタクトポイントの設定
Tarnowらが報告しているように隣接面歯槽骨頂から5mmの距離にコンタクトポイントを設定することで鼓形空隙の閉鎖を得ることができる[4]

2）臼歯部

6 7間にはクレーター状の骨欠損，6 遠心に広くて浅い骨縁下欠損があり，歯周組織再生療法には不利な欠損形態でしたが，組織温存を意図して歯周組織再生療法を適用しました（図15）．7近心はメインテナンス中に骨吸収が進行し，その結果，同部位には狭くて深い骨欠損が認められ，歯周組織再生療法の適用が必要と判断しました（図16）．6近心の広くて浅い骨欠損も再生に不利ではありましたが，同時に歯周組織再生療法で対応することにしました（図17）．その結果，術後11年経過後も，X線写真上で7の深い3壁性の骨欠損のみならず，6近心の水平的に近い骨欠損に対しても骨量の増加も認められ，歯周ポケットも浅くなり．良好な経過を得ています（図18）．

さらに，3壁性の狭くて深い再生に有利な欠損形態である6遠心にも，歯周組織再生療法を適用しました（図19）．術後10年経過していますが，6遠心部に若干の骨の段差は見られるものの，X線写真上で骨頂は皮質骨化してきており，組織が成熟し良好な状態になっていることが窺えます（図20）．

現在まで患者はメインテナンスに欠かさず来院していて，すべての部位で付着の喪失は起こっておらず，良好な状態を維持しています（図21）．初診時31歳と，若くして歯周病による骨欠損を複数有していましたが，歯周組織再生療法による最小限の介入により天然歯質は最大限温存され，骨欠損と深い歯周ポケットが改善した結果，44歳の現在は，いまのペースでメインテナンスをしていけば生涯口腔機能を維持していくことが可能ではないかと思っています（図2 緑線参照）．

1 時間軸（ライフステージ）に配慮した歯周治療計画

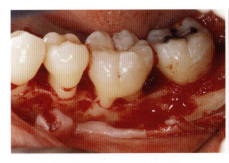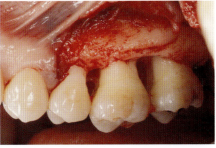

図15 6, 67 への歯周組織再生療法
6 遠心と 67 間に広くて浅い骨欠損形態が認められた（2004年）

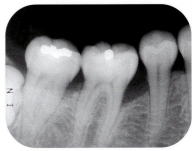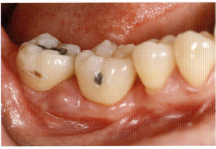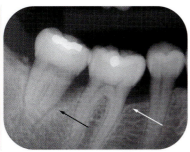

図16 メインテナンス中に骨吸収が進行した 7 近心
メインテナンス中，6 近心は良好な経過を得ていたが（白矢印），7 近心は骨吸収が進行し（黒矢印），同部位に歯周膿瘍の形成を認めた（2005年）

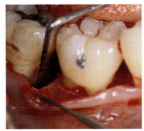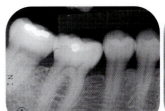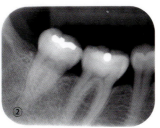

図17 6 への歯周組織再生療法
7 近心に9mmの深さの骨欠損を認め，6 にほぼ水平的な骨吸収を認めた（2005年）

図18 同部位の経過
① 術後1年9カ月　② 術後11年

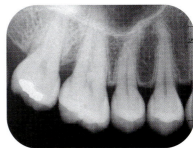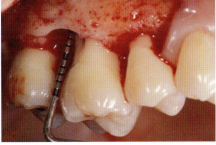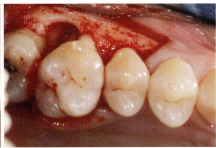

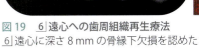

図19 6 遠心への歯周組織再生療法
6 遠心に深さ8mmの骨縁下欠損を認めた

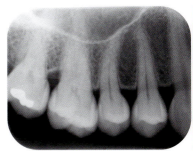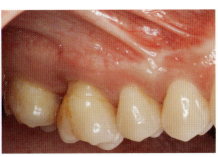

図20 同部位の術後10年経過時
X線写真上で骨頂の皮質骨化が認められ，良好な状態となっている

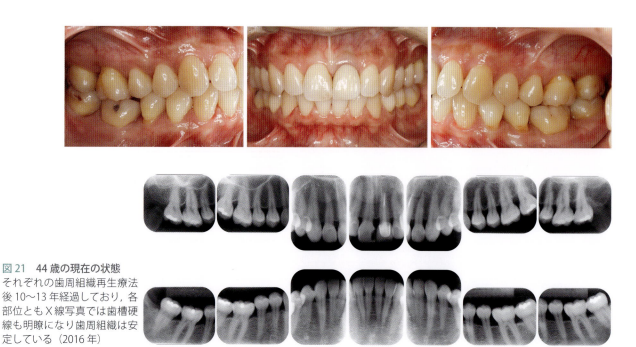

図21 44歳の現在の状態
それぞれの歯周組織再生療法後10〜13年経過しており，各部位ともX線写真では歯槽硬線も明瞭になり歯周組織は安定している（2016年）

包括的歯科治療

歯周病の進行により支持骨の喪失が起こると，歯の動揺や病的な歯の移動，そして歯の欠損や顎位の変位が生じ，機能的・審美的に数々の問題を抱えるようになります．このような場合，歯周治療や歯内療法のほか，歯列不正や咬合状態の改善のため矯正治療，インプラント，歯冠修復など多方面からのアプローチが必要とされます．

このような口腔を治療していくためには，**治療のゴール設定が重要であり，局所の疾患の状態だけでなく，患者自身の要因や術者側の要因などを考慮し，慎重にゴールを設定して術式を選択しなければなりません**（図22）．

Case 4 は初診時40歳の女性で，全顎的に歯周病の進行と歯列不正を認め，保存不可能な臼歯も存在していたため，歯周治療のほかインプラント治療や，機能を回復し清掃性を高め審美性を獲得するための矯正治療も含めた包括的な治療が必要となりました．

歯周基本治療終了後，プロビジョナルレストレーションを用いて機能回復まで時間のかかる上顎臼歯部の上顎洞底挙上術を伴うインプラント埋入を先行させ（図24），その待機期間中に下顎の歯周組織再生療法を進めました（図25〜27）．遠心に骨欠損の認められる 5|，6| は保存不可能と判断して抜歯予定ではありましたが，抜歯に伴う歯槽骨の吸収により 5| 遠心の骨壁の高さを失う結果，再生に不利に働くとの予測から，5| の歯周組織再生療法を先行させ，組織の成熟を待って 6| を抜歯してインプラント治療を行い，矯正治療へと移行していきました．7 6| のインプラントポジションは 5| が遠心移動することを予測した位置に埋入されています．

局所の要因	・歯周病の進行度 ・歯の欠損の有無と欠損位置 ・欠損部歯槽堤の状態 ・残存歯質の状態 ・歯列不正の程度
患者の要因	・喫煙 ・セルフプラークコントロール ・全身疾患 ・ストレス ・患者の希望
術者の要因	・外科スキル ・臨床経験と知識

図22 包括的歯科治療のためのゴール設定

CASE 4 包括的歯科治療を行ったケース

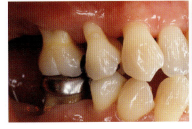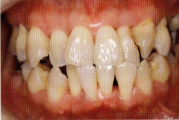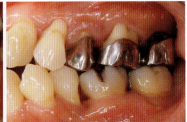

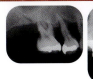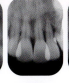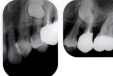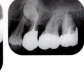

図23　初診時40歳，女性
全顎的に歯周病の進行による骨吸収と歯列不正が認められた

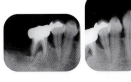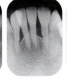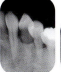

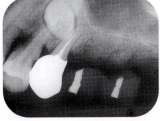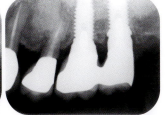

図24　4│5 間の過剰埋伏歯を抜歯と同時に両側の上顎洞底挙上術を行った
│4 は矯正のための便宜抜歯を必要とした

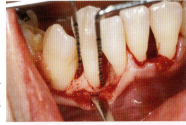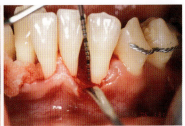

図25　3│2│2 への歯周組織再生療法
2│近心に7 mm，3│近心に3 mm，│2 近心に3 mmの骨縁下欠損が認められた

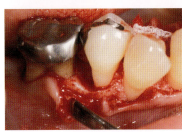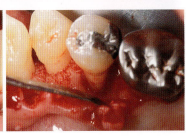

図26　5│ への歯周組織再生療法
5│の遠心から舌側に広がる骨欠損が認められた．6│は抜歯予定であったが，骨壁の高さを失わないようにするためにこの時点では温存している

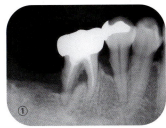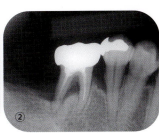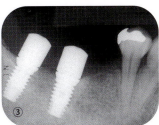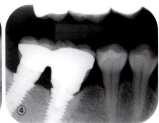

図27　下顎右側臼歯部の経過
① 術前．6│は抜歯予定．5│遠心に骨縁下欠損を認めた
② 6│近心の骨壁を失わないように，抜歯する前に5│の歯周組織再生療法を行った直後．約6カ月術部の安定を待って6│を抜歯し，歯周組織再生療法後9カ月で矯正用セットアップモデルに基づいたポジションにインプラントを埋入した
③ 歯周組織再生療法後1年経過時．インプラント二次手術を行った．その後矯正治療が行われ5│は遠心に移動される
④ 歯周組織再生療法術後10年経過時．5│遠心の骨レベルは安定している

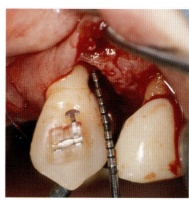

図28 |3 への歯周組織再生療法
|3 遠心の骨欠損に対してエムドゲイン® ゲルと吸収性メンブレンを用いたGTR法を行った

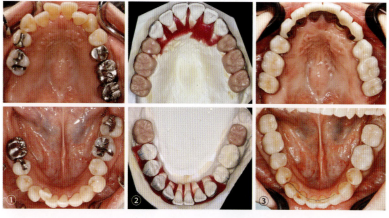

図29
① 初診時咬合面観
② 矯正用セットアップモデルにおけるインプラントの診断用ワックスアップ
③ 治療終了後6年の咬合面観

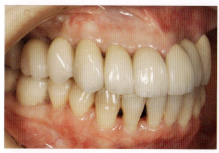
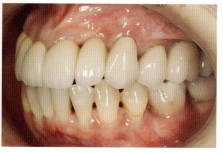

図30 治療終了時の口腔内所見（2011年）

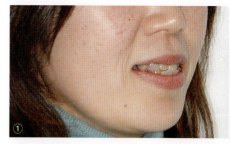
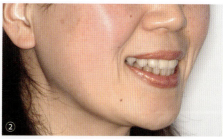

図31 顔貌写真
① 初診時, ② 治療終了時. 良好な審美性も獲得された

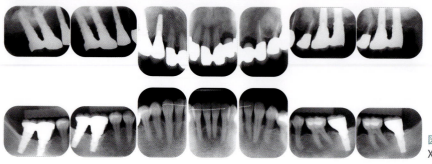

図32 治療終了後5年経過時のデンタルX線写真（2016年）

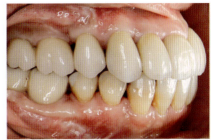
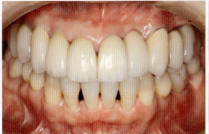
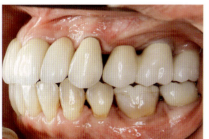
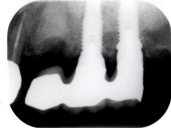

図33　治療終了後6年，初診から12年経過時（2017年）
52歳．歯周組織の炎症所見も認められず，良好にメインテナンスされている．|5は歯根破折のため抜歯となり外冠の修理を行った

　上顎前歯部の再生療法は臼歯部のインプラントが立ち上がり臼歯部での咬合支持が確立され上顎前歯部への力の負担の軽減がなされてから行い，その後矯正治療を行いました．インプラントの埋入ポジションは矯正治療のセットアップ模型から作成されたサージカルテンプレートに従って決定されています（図29）．4|のインプラントは矯正が終了して3|の位置が決定してから埋入ポジションを決定して埋入されました．

　治療修了5年経過後，|5 が歯根破折により抜歯となりましたが，インプラントの|6 7の外冠を修理し|5 のポンティックを追加する形で対応し，53歳となった現在も，機能的・審美的に異常なく満足して使用されています（図31〜33）．

　この間，歯周組織もインプラント周囲組織も安定し，新たな付着の喪失や骨吸収が見られていないことから，もともと歯周病の感受性が高い患者ではありましたが，今後良好なメインテナンスを継続していくかぎり，当分の間良好な状態を保てるのではないかと考えています．

まとめ

　歯周治療において重要なことは，基本に忠実に，まず十分な歯周基本治療を行うことであり，その後の再評価により残存する問題を明確にし，歯周外科治療の適用を考えることであると考えています．さらに，得られた結果を良好な状態で長期にわたって維持していくためには，定期的なメインテナンスが非常に重要になります．

　それによって，重度の歯周病であっても多くの天然歯を守り，たとえインプラントに置き換わったとしてもインプラント周囲組織を健全に維持し，生涯その歯列による機能を守ることが可能であると考えています．

Section 4　歯周外科治療を臨床にどう活かすか

2 失敗の原因を考えぬく

長谷川嘉昭（東京都中央区・長谷川歯科医院）

Profile
1988年　日本大学歯学部卒業
1993年　長谷川歯科医院
　　　　（東京都葛飾区）開業
1998年　日本歯周病学会専門医
2007年　日本臨床歯周病学会指導医
2008年　東京都中央区に移転開業
2009年　日本歯周病学会評議員
2014年　日本臨床歯周病学会歯周インプラント指導医
　　　　東京医科歯科大学非常勤講師

はじめに

　歯周外科治療！　誰にだって最初の一歩があり，最初から上手くいくこともあるかもしれませんが，大半の方は上手くいかなかった苦い経験をもっているのではないでしょうか．なぜかって？　誰もが最初から上手くいくのであれば，本書が出版される意味はないからです．また，本書が10年のときを経て再度出版されるということは，時代とともに材料や手技が変化し，もう一度整理する必要があると考えたからではないでしょうか．

　本稿では，私自身の失敗症例から，考えられる原因を考察し，そこから得た教訓を提示することで，読者が自らの症例を見直す機会にしていただきたいと思っています．

失敗症例から考える

　図1は，歯周組織再生療法を行い，歯肉弁の一次閉鎖を意識して縫合をしたものの一週間後の抜糸時には裂開が起こっていました．

　一体どうしてこんな結果になったのでしょうか？　皆さんは，どう考えられましたか？

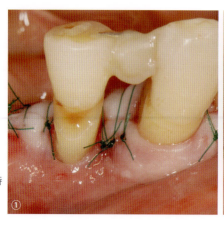 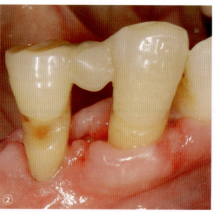

図1　76歳，男性の症例
① 歯周組織再生療法における縫合時の状態
② 1週間後の抜糸時の状態

CASE 1 診査・診断から歯周基本治療まで

　まず、術前の状態から診査・診断について考えてみましょう。患者さんは、76歳の男性。初診時、4̲の動揺による咬合痛を主訴に、医科かかりつけ医の紹介で来院されました（図2）。非喫煙者で高血圧症・糖尿病、脂質異常症、慢性腎盂炎などの全身疾患の既往があり、1カ月前には不整脈による心臓手術を受けられたとのことでした。

　3̲の遠心に12mm、4̲近心に7mm、これらの歯の全周に5mmを超える歯周ポケットとプロービング時の出血が認められ、動揺度は3̲がⅢ度、4̲がⅡ度と、かなり重篤な状態でした。術前の臨床検査として、指尖血清抗体価検査*を行った結果、頬側に見える瘻孔は、電気歯髄診断で反応がなかった3̲からの感染と診断しました。初診時に緊急処置として、両歯の暫間固定後に歯肉縁上のデブライドメントと感染根管治療、さらに瘻孔をEr：YAGレーザーにて蒸散し、抗菌薬を処方しました（図3）。

　術後7日目、急性炎症は消失し、血清抗体価検査の結果は、P.g菌に対して高値を示したため、本格的な歯周基本治療を開始。全身疾患を有する高齢患者のため、非麻酔下でのSRPにて根面のデブライドメントを徹底的に行い、抗菌療法の併用は控えてまずは機械的清掃のみで対応することにしました。

　しかし、術後、辺縁歯肉の炎症は消退し、歯肉退縮により歯周ポケットが若干改善したものの、9mmの歯周ポケットが残存しました（図4）。そこで、医科かかりつけ医と歯周外科治療（エムドゲイン®による歯周組織再生療法）の必要性を協議したうえで了承を得て、施術を決定しました。

　この時点までの経過には大きな問題はないと思われますが、皆さんはどうお考えでしょうか？

初診から歯周基本治療まで

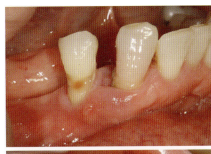
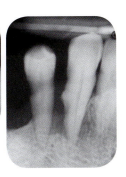
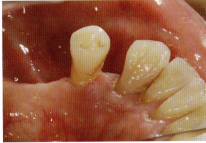

図2　初診時の口腔内写真と同部位のデンタルX線写真

＊血清抗体価検査
血清に含まれる抗体の量を測定することで、細菌、ウイルス感染の有無を確認する検査。歯科においては歯周病原細菌に対するIgG抗体を測定することで歯周病の活動性を評価する検査が取り入れられている

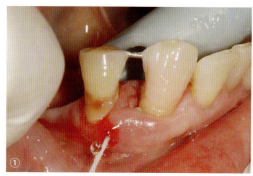
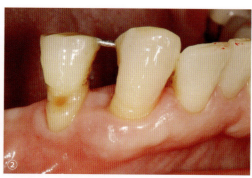

図3　瘻孔部のレーザー治療
① 施術時，② 術後7日目

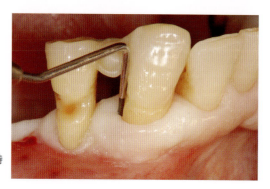

図4　歯周基本治療後の再評価時
（初診より3.5カ月後）

切開の失敗

　図5は，歯間乳頭を温存させて歯肉弁を剥離し，不良肉芽の掻爬と歯根面のデブライドメントを行った後の状態です．

　私が反省しているのは，歯間乳頭部における一次切開の設定に問題があったのではないかという点です．図5-①からは，フラップを切開した有茎弁には正常な骨膜が裏打ちされていない可能性が高いことを失念し，骨内欠損の直上で切開していることがわかります．

　たとえば，歯冠長延長術を行う場合に，生物学幅径を確保するために全周にわたって歯の周囲の支持骨の切除を行うと，歯肉辺縁切開による歯肉弁を閉鎖するときに，わずかな隙間が開いて完全な一次閉鎖ができない場合があります．しかし，術後経過はおおむね良好に推移し，早期に一次治癒することを数多く経験してきました（図6）．これは，有茎弁に健全な骨膜の裏打ちが存在し，健全な骨面上で縫合が可能であるからです．

　目先の骨面や歯根面のデブライドメントに集中しすぎた結果，肝心な歯肉弁への基本的配慮を忘れた私のミスであったといえます．

　歯間乳頭を温存する切開法はいろいろとありますが，単に切り方を覚えるのではなく，骨の欠損形態を術前に正しく診断しておくことが大切です．コンビームCTをおもちの先生は，Axial画像から容易に判断できますし，おもちではない先生は，麻酔下におけるボーンサウンディングが有効な手段になることを忘れてはいけません．

　本症例では，頬側にある骨壁を利用したCortellini's Technique（図7-④）かMurphy's Technique（図7-③）を適応したほうが賢明であったのではないかと考えています．

骨欠損の形態に応じた切開

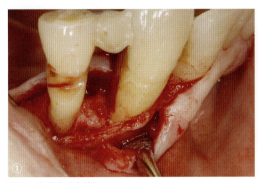
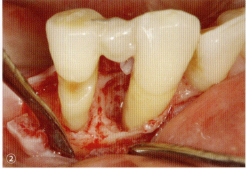

図5　歯肉弁の剥離
歯間乳頭を温存させて歯肉弁を剥離し，不良肉芽の掻爬と歯根面のデブライドメントを行った

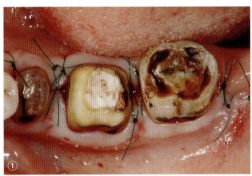
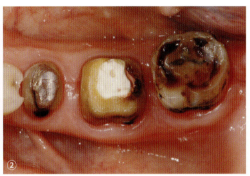

図6　参考症例：歯冠長延長術における縫合時（①）と3週間後の治癒状態（②）
正常な骨と骨膜がある時の切開処置は，術直後に一次閉鎖ができていなくても創傷の治癒には問題がない

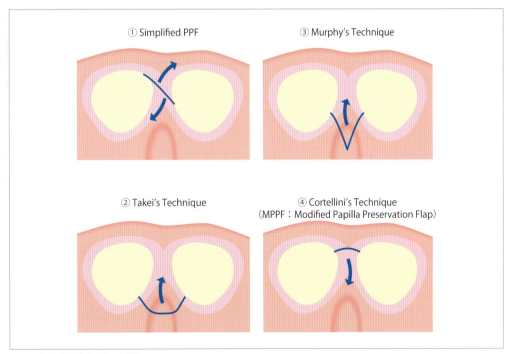

図7　歯間乳頭部切開の種類
本症例では，頬側にある骨壁を利用したCortellini's TechniqueかMurphy's Techniqueが適応であったと考えられる

エムドゲイン®と骨移植材の応用

エムドゲイン®ゲルの応用

図8は，エムドゲイン®ゲルを塗布した後，骨移植材を塡入する際の口腔内写真です．

実は，ここでも反省点がいくつも散見されます．1つは，この程度の3壁性の骨欠損であれば，エムドゲイン®ゲル単体の使用が適応であったのではないかということです．

2001年にFroumが提唱した「併用再生療法における臨床的判断樹形」では，深く十分な骨壁に囲まれた骨欠損に対しては，エムドゲイン®単独の使用が推奨されています[2]．論文を読んでいながら実際の臨床がこの程度とは，我ながら恥ずかしく，読者の皆さんには同じ轍を踏んでほしくない気持ちでいっぱいです．

骨移植材の生体刺激性

さらにもう1点，骨移植材の取り扱いに関しても重大なミスを犯しています．それは，4|近心側には支持骨が温存されているにもかかわらず，その高さを無視して骨移植材を過剰なほどに塡入していることです．残存骨縁同士を結んだ線上が骨再生の限界基準と知りつつも，臨床現場では過剰に塡入した自分の甘さが露呈されています．ついつい穴があると余計に埋めたがる癖が，災いのもととなってしまいました

図9に骨移植材の生体刺激性についてまとめました．近年，未承認材料の使用は厳しく制限されているため，自家骨が採取できない場合は，人工骨の使用頻度が高くなります．感染のリスクを考えると，人工骨の優位性はあるものの，その効果が一定していないという欠点も有しています．

著者個人の考えでは，人工骨の一種であるβ-TCPがもっとも生体刺激性が高いのではないかと推測しています．その根拠として，丸山らは「β-TCPは発熱性物質であるLPSに似た作用を示す」とし[5]，Zhangらは，「mRNAレベルでもβ-TCPが炎症性サイトカインTNFα，IL-1βを上昇させる」と報告しています[6]．これはβ-TCPの安全神話を覆す可能性を秘めているため，今後の動向に注視する必要があるでしょう．

エムドゲイン®ゲルと骨移植材の応用

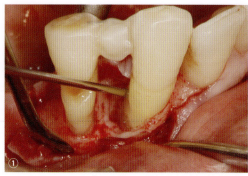 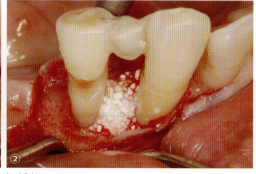

図8　エムドゲイン®ゲル塗布時（①）と骨移植材塡入時（②）
4|近心側には支持骨が温存されているにもかかわらず，その高さを無視して骨移植材を過剰なほどに塡入している

いずれにせよ，骨内欠損への緊密で過剰な骨移植材の塡入（特にβ-TCP）は，かえって組織の治癒を阻害する可能性があるため，慎重な対応が必要であると考えています．さらに付け加えるならば，骨移植材は，あくまでも再生の足場にすぎないので，過大評価は禁物であることを忘れてはなりません．

骨移植材の種類		生体刺激性	骨形成能	骨誘導能	骨伝導能	利点	欠点
自家骨移植		● なし	○	○	○	・骨形成能を有する唯一の移植材 ・感染のリスクがない	・供給側の外科的侵襲 ・供給量に制限
他家骨移植	同種	▲ あり	×	△	○	・DFDBAは骨誘導能が期待できる ・供給側の外科的侵襲がない	・感染のリスクがぬぐいきれない ・厚生労働省が未認可
	異種	▲ あり	×	×	○	・供給側の外科的侵襲がない	・骨誘導能がない ・BSEのプリオンのような感染リスクが避けられない
人工骨移植		▲ あり	×	×	○	・供給側の外科的侵襲がない ・感染のリスクがない ・安価である	・骨誘導能がない ・吸収が遅いものが多く，骨置換が十分に生じないことがある

図9　骨移植材の特徴

縫合の失敗

さらに，縫合時の状態から，今回の症例における最大の失敗原因を考えてみたいと思います（図10）．これは，"一時閉鎖が可能であれば単純縫合だけでもよいのか"という問題です．皆さんはどうあるべきと考えていますか？

まず，縫合糸の選択基準については，① 生体親和性がよいこと，② 細くてもある程度の強度をもちあわせていること，③ 簡単にねじれないこと，④ 結び目が緩まないこと，⑤ 針の刺さりがよいことなどが挙げられますが，一番重要なことは，刺入点から直径2mmの範囲内に炎症が広がる「ウィック・エフェクト」[7]を起こさないように針を刺入することです（図11）．

縫合時の問題点

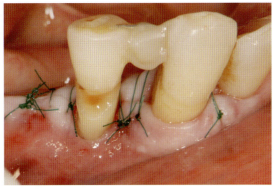

図10　縫合時の状態

図11は，私が尊敬する白石和仁先生（北九州市開業）が作成された図ですが，刺入点から直径2mmの範囲内は炎症が広がるため，刺入点間の距離は3mmを確保することが必要であると述べられています[7]．ここで，もう一度，図1-①を見ると，刺入点周囲に炎症があることがわかります．一次閉鎖に気を取られて刺入点間距離をきちんと確保していなかったのです．さらに，歯肉弁が裂開していることも気になります．正常な骨膜の裏打ちがない有茎弁同士を，生体刺激性の強いβ-TCPの直上に単純縫合だけで閉鎖させること自体に無理があったのです．

本症例においては単純縫合ではなく，垂直マットレス縫合変法（図12）を適応させ，脆弱な歯肉弁を確実に一次閉鎖させる必要があったことが最大の反省点となりました．

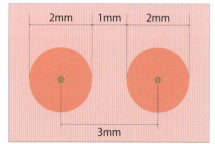

図11　ウィック・エフェクト[7]

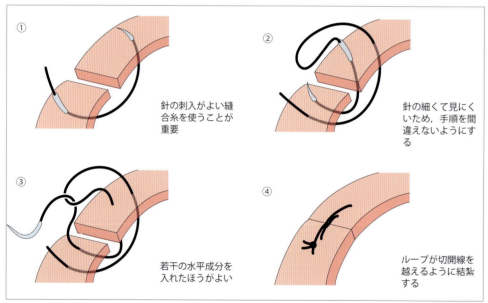

図12　垂直マットレス縫合変法

術後管理の重要性

今回，術直後に歯肉弁が裂開したことで，歯周組織再生療法の術後12カ月待ってから，プロービングによる再評価を行いました（図13）．結果，歯周ポケットが2mmと安定したため，小矯正によって歯を移動させ（図14），歯間離開を改善させた後SPTに移行しました．

患者さんのセルフケアとSPTによる術後管理がこういった症例では何よりも大切であるとこを痛感しました．

術後の経過

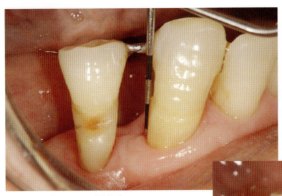

図13 術後12カ月経過時

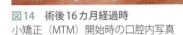

図14 術後16カ月経過時
小矯正（MTM）開始時の口腔内写真

　患者さんは，現在81歳になり，経過は良好に推移しています（図15）．それは何よりですが，この症例からは歯周外科治療，特に歯周組織再生療法における新たな学びをたくさんいただきました．

　読者の皆さまは，どう感じたでしょうか？　最後に申し上げたいのは，自分の患者さんは，最後までしっかり診つづける義務と責任があることを忘れないでほしいということです．そして，自らを成長させてくれるのは，患者さんであるということです．EBMを情報として把握することは大切ですが，答えは自分自身で導くしかないのです．

術後の経過

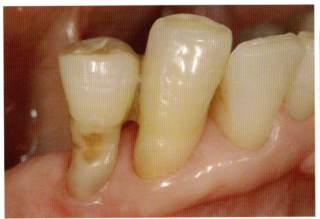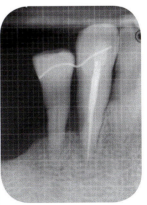

図15 術後5年経過時

Section 4 歯周外科治療を臨床にどう活かすか

8 歯槽骨整形術の臨床的意義

藤本浩平（東京都中央区・藤本歯科医院）

Profile
1994年　東京歯科大学卒業
2001年　州立ワシントン大学歯周病科大学院修了（アメリカ・シアトル），米国歯周病専門医取得，ワシントン大学最優秀臨床教授賞受賞
2003年〜藤本歯科医院（東京都中央区）勤務
2005年　米国歯周病学会認定医取得

歯槽骨整形術の理論的背景

　現在，歯周治療の領域では，インプラント，骨造成，上顎洞底挙上術（サイナスリフト），歯周組織再生療法などの予知性の高い新しい治療技術を臨床応用することが可能となっています．特にインプラント治療は安定した治療効果が期待できるものの，さまざまな理由で治療手段として利用できない状況も存在します．つまり，このような新しい治療を応用できない場面でも適切な歯周治療を行うための手段を確保している必要があるのです．基本的な歯周治療の目的は，可能なかぎり健全な状態で歯列を維持することなので，切除的な歯周外科治療は方法の1つです．また，切除的な歯周外科治療のコンセプトは先進的な歯周外科治療の基本となる，重要な技術といえます．

　歯槽骨整形術（Oseous Surgery）の目的は，歯周病によって形状が破壊された歯槽骨の形態修正（歯槽骨の切除・整形）を通して健全な形態を回復し，解剖学的に歯周ポケットが形成されにくい環境を獲得することであり，「歯周ポケット除去術（Pocket Elimination）」とも呼ばれています．

　文献的には歯周病の治療ではスケーリング・ルートプレーニング等の非外科的治療，フラップ手術等の外科的治療はどちらも効果的な治療であると認識されています．しかしながら，Waerhaug[1]は1978年に歯周ポケットが深くなるにしたがってプラークの除去がより困難になることから，プラークコントロールを適切に安定して実施できる環境をつくるた

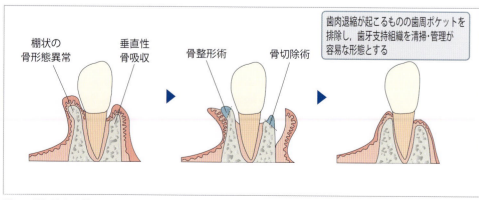

図1　骨切除と骨整形

めには，深い病的な歯周ポケットは除去すべきであると提唱しています．中～重程度の歯周治療の目標を歯周ポケットの排除（最小限のポケットの深さの獲得）として定義すると，歯周外科治療の中でも歯周ポケット掻爬術よりも歯槽骨整形術が治療効果の観点から有効な治療手段であることを示唆する報告がいくつか存在します．

1985年にOlsen[2]らによる歯槽骨整形を伴わない歯周ポケット掻爬術と歯槽骨整形術を同一患者の口腔内にて施術した調査では，歯周ポケット掻爬術のみの処置部位では術前の歯周ポケットの深さに戻る傾向が認められました．さらに術前の歯周ポケットが深いほど，歯槽骨整形術が歯周ポケットの排除ならびに，術後の安定した状態を維持することに有効であることを報告しています．歯周治療では歯周ポケットの排除が治療目標であると定義するならば，歯槽骨整形術は古典的な治療ではあるものの，現代でも予知性の高い処置であると言えます．

歯槽骨整形とは？

骨削除と骨整形

歯槽骨整形術は，歯肉弁を開けたのち，**骨削除（Ostectomy）** と **骨整形（Osteoplasty）** を組み合わせて施術される処置です（図1）[3]．その目的は，歯槽骨における骨欠損および，歯周ポケットの排除を行うことで患者自身が清掃を容易にできる歯牙支持組織の形状を獲得することになります．

骨欠損を伴う歯周ポケットの根面を清掃する際には，骨欠損の壁または歯肉に阻まれて十分に実施することは困難です．米国歯周病学会は，1992年に「Osteoplasty」を歯槽骨の形態を生理的な形態に近づけるための骨形態修正であり，歯を直接支持する歯槽骨の削除は伴わないと定義しています．また，この歯を直接支持する歯槽骨の削除を「Ostectomy」と定義しています．

歯槽骨整形の適応

骨削除の適応症としては，"浅い"（深さ1～2mm）もしくは"中程度"（深さ3～4mm）の垂直性骨欠損，クレーターに対して行うことが基本的な考え方です[4～6]．一方，骨整形は，頰側・舌側の骨隆起，もしくは初期の根分岐部病変が適応症と考えられます[3],[7～10]．歯周外科治療として，骨切除，骨整形による歯槽骨の整形と，根尖側移動術を実施することで，縫合時に歯肉弁を歯根周囲の形態に適合させることが容易になります．

歯槽骨整形とは，隣接面の歯槽骨縁の位置が頰・舌側の骨縁の位置よりも歯冠側に位置する"生理的"，もしくは骨喪失が起こる前の歯槽骨形態を模倣する形状を獲得・回復し，歯肉の厚みを減らすことで歯周ポケットの再形成を防ぐことなのです[6]．

骨欠損への対応

歯周病では歯槽骨の吸収に伴い接合上皮・結合組織は根尖方向に移動し[11]，この付着の喪失は，歯根と歯槽骨の接合面に骨欠損を形成します．歯を支える歯槽骨の頰・舌側面に厚みがある場合，欠損の最深部より歯冠寄りの残存骨が欠損の壁を構成する形で限局的な垂直性骨欠損がみられます．

歯槽骨の厚みが少ない場合，骨欠損は歯の全周を囲み，歯肉縁は骨の支持を喪失し，位置は歯肉の厚みに依存します[4,8]．通常，上皮性・線維性付着部分の組織の厚みは 2 mm ほどであり，歯槽骨縁の直上もしくは歯冠寄りの位置に存在しますが，骨欠損では最深部では根尖寄り，最高部分では歯冠寄りにあるために，付着領域に高低差がみられます[4,8,12]．このような場合，歯槽骨を整形することで，垂直性骨欠損を構成する壁を除去して歯肉縁の位置を根尖寄りに再設定することが可能となります．

歯肉弁の最終的な位置は歯槽骨縁に沿うものであり，歯の唇面では根尖側移動術を行い，口蓋側・舌側は歯肉弁の移動は難しいために，歯肉縁の切除によって歯肉を薄くし，歯肉縁の位置を根尖寄りの位置に設定します．歯槽骨整形術の切開線は歯周ポケットの深さ，付着歯肉の幅などに配慮して設定されます．

クレーター状の骨欠損への対処

「ポジティブ・アーキテクチャー」と「ネガティブ・アーキテクチャー」

歯槽骨整形術を行う際は，術者として健全な歯槽骨形態がどのようなものかを認識しておく必要があります．また，許容される歯槽骨の削除量・部位を見極めるうえでは，手術部分の解剖学・機能的条件の把握と鋭い臨床的な感覚が必要です．

口腔内では，歯肉の形態は通常，歯槽骨に追従します．健全な状態では唇面・頬側・舌側面は歯槽骨が薄いために，骨縁は根尖寄り，隣接面では歯冠寄りに位置し，これを「スキャロップ形態」もしくは「**ポジティブ・アーキテクチャー（Positive Architecture）**」と呼びます．このスキャロップ形態は前歯部では強調され，臼歯部では平坦な傾向があります[13]．逆に，隣接面よりも唇・舌面の骨縁の高低差が逆になった状態を「**ネガティブ・アーキテクチャー（Negative Architecture）**」と呼びます．

図 2 は，歯唇側骨縁より隣接面の骨縁の位置が，骨欠損の存在によって歯冠寄りに位置する病的な形態となっています．このような骨形態は隣接面における歯周ポケットを形成するため，歯槽骨整形術を通じて生理的な骨形態（図 3, 4）と近似した形態を回復し，歯周ポケットの再発が起こりにくく，清掃しやすい歯肉形態を獲得します．

2 壁性のクレーターが隣接面中央にある場合

頬側と舌側壁で構成される 2 壁性のクレーターが隣接面中央にある場合，クレーターの最深部が骨整形をするうえでの隣接面歯槽骨のもっとも高い位置となります．通常であればこのような条件で頬側・舌側の両側の支持骨削除，歯槽骨整形を行った場合，切削に伴う支持骨の喪失は大きくなります．この場合は，支持骨温存のために頬側もしくは舌側の片方の壁のみを取り除き，隣接面の歯槽骨頂を頬側もしくは舌側に設定する「ランピング（Ramping）」という手法を選択します．下顎大臼歯は一般的に歯軸が舌側に傾斜しているために舌側の CEJ，根分岐部開口部は頬側と比べると根尖寄りにあります．このことから，頬側の支持骨を維持し，根分岐部開口部を不要に露出させないために，下顎臼歯部隣接面のクレーターに対する歯槽骨整形は，舌側寄りの骨壁の削除・整形を行うのが基本的です．

上顎臼歯の隣接面クレーターにも同様に口蓋側寄りの壁を整形するランピングを行うことが多いです（図 5）[14]．

歯槽骨の形態に影響をあたえる要素として，前歯から臼歯にかけて隣接面の歯槽骨形態

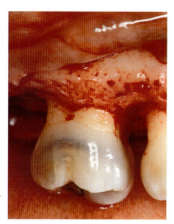

図2 ネガティブ・アーキテクチャー
唇側骨縁より隣接面の骨縁の位置が，骨欠損の存在によって歯冠寄りに位置している

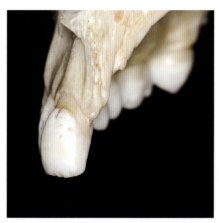

図3 上顎前歯部における生理的な歯槽骨形態
唇面・口蓋側よりも隣接面の支持骨が歯冠寄りに位置するポジティブ・アーキテクチャーである

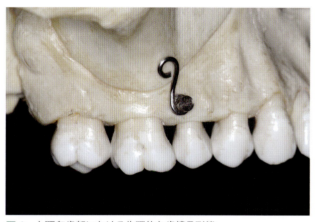

図4 上顎臼歯部における生理的な歯槽骨形態
唇面・口蓋側よりも隣接面の支持骨がわずかながら歯冠寄りに位置する平坦なポジティブ・アーキテクチャーである．臼歯部は唇面・隣接面の歯槽骨の高低差の少ない歯槽骨形態が特徴である

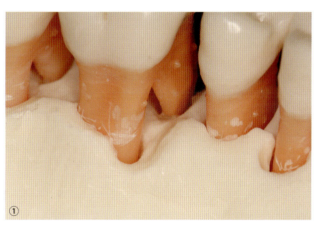

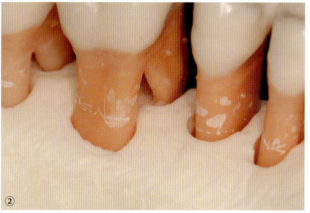

図5 パラタル・ランピングの一例
① 上顎大臼歯～小臼歯間にクレーターが存在する
② 口蓋側の骨壁のみを削除・整形することで唇側の歯槽骨を温存しながら骨欠損の排除を目指す

の変化，歯の叢生・位置異常・傾斜，歯と歯槽骨の大きさのディスクレパンシー，骨隆起などがあり，歯槽骨整形を実施するうえでは術者は慎重な診査と解剖学的条件を把握してから臨むべきです．

歯槽骨整形の実際

歯槽骨整形術の目的は骨欠損を排除し，患者によるブラッシング操作が行いやすいような歯肉形態を獲得することです．健全な状態の歯槽骨では隣接面，頬側・舌側面の歯槽骨頂の位置関係は歯間部分が頬側・舌側面よりも歯冠寄りにあるポジティブ・アーキテクチャーが基本ですが，病的な状態にあるクレーター状の骨欠損ではこの歯槽骨辺縁の位置関係は逆転しており，これはネガティブ・アーキテクチャーもしくはリバース・アーキテクチャーと表現されています．

歯槽骨整形では，骨欠損の最深部が整形後に新たな歯槽骨頂となるように処置することが理想的です．しかしながら，骨欠損の形態によっては，理想的な骨形状を追求した結果，支持骨の切削量が多くなり，歯の骨支持を損なうことになるため，術者は慎重な判断が求められます．術者が手術予定部位の歯槽骨形態を十分に把握するためには，診査によって情報を可能なかぎり獲得し，骨欠損が外科処置の観点から適応であれば以下の手順にて処置を進めるべきです．

1）垂直的グルーブ形成（Vertical Grooving）

垂直的グルーブを歯間部分相当の歯槽骨の頬・舌側面に形成することで，歯槽骨頬・舌側面の厚みを減らして，歯槽骨の頬・舌側面での歯根を際立たせることで歯肉と歯肉弁の適合性を高め，頬・舌側から歯間部分の移行的な歯槽骨形態の変化を与えることを目的とした処置です．

浅いクレーター状の骨欠損を構成する壁が低くなることから，相対的に歯槽骨形成量を少なくすることにも貢献します．また，これは歯槽骨形成で必ず骨整形が骨削除の前に実施されなくてはならない理由になっています．

垂直的グルーブの深さは歯槽骨の頬舌的な厚みや形態の基準となるため，慎重な臨床的判断が必要です．グルーブを深く形成してしまうと支持骨の切削・整形量が過剰になり，歯に悪影響を与えてしまうため，動揺度の増加や審美性を損なわない程度のグルーブの深さに留めておくことに留意しなくてはなりません．つまり，歯槽骨整形術は歯の支持に与える影響が大きいため，臨床においては骨切削量に限度があることを認識することが大切です（図6）．垂直的グルーブ形成は歯槽骨整形術の最初のステップです．高速切削器具とカーバイドバーを利用し，十分な注水のもとで効率的に骨切削を行います．

2）歯根周囲のブレンディング（Radicular Blending）

歯根周囲のブレンディングは，垂直的なグルーブ形成の延長線上にある操作で，歯槽骨頬・舌側面の骨形態を垂直的なグルーブへ移行的に均すことです．生理的な骨形態を形成することで歯肉フラップの適合性も向上します．根面を被覆する歯槽骨の厚みが薄い，骨の裂開が根面上に存在する症例であれば歯根周囲のブレンディング操作は不要であることに留意しなくてはなりません．歯槽骨整形の最初の2段階である垂直的グルーブ形成，歯根周囲のブレンディングは処置の性格として歯槽骨の形態修正（Osteoplasty）を行うもので，支持骨を切削する操作（Ostectomy）ではありません．臨床的には浅い隣接面でのクレーター状の骨欠損，骨隆起，厚みのある骨縁，Ⅰ度・初期のⅡ度程度の根分岐部病変に

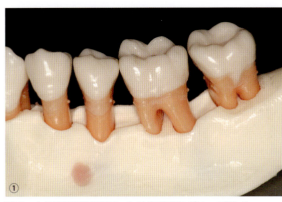
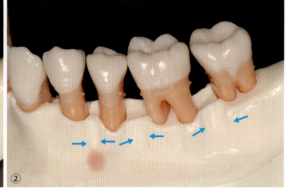

図6 左下臼歯部隣接面における垂直的グルーブ形成
① 術前の歯槽骨形態，② 臼歯部間の歯槽骨の頰側部の隣接面相当の部分にラウンドバーにて厚みを除去，根の隆起を強調するように垂直にグルーブを付与．歯肉弁の適合を目的に歯槽辺縁部分にある骨隆起等の凹凸を取り除きながら根面の近遠心隅角部分付近までの歯槽骨を整形することを目標とし，この時点では過剰な切除は行わないように心がける

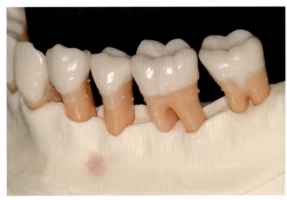
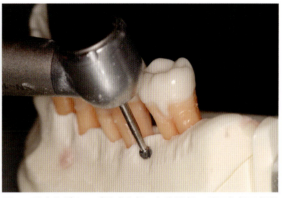

図7 下顎左側臼歯部頰側面における歯根周囲のブレンディング後の歯槽骨形態

図8 垂直的グルーブ形成を行った歯間部の骨面と根面部分を被覆する骨面を移行的に整形する様子
歯根面・歯槽骨境界部分の辺縁骨の厚みを 1.5 mm 程度確保しながら，カーバイドのラウンドバーを用いナイフエッジ状に整形し歯槽骨から歯・根面の移行的な形態形成を行う．ラウンドバーが根面に接触しないように注意し，軽い接触圧で根尖から歯頸部に向けてすくいあげる動作を繰り返し，過剰な切除は行わないように心がける

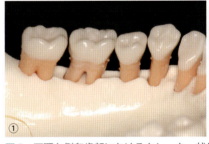
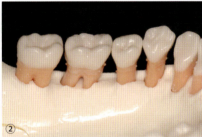
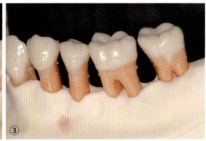

図9 下顎左側臼歯部におけるクレーター状骨欠損の除去
① 処置前．舌側の壁の存在が確認できる
② 舌側の壁を除去した様子
③ 壁を除去した様子．頰側のクレーターはわずかながら舌側よりも骨整形量が少なく，頰側から舌側に向けての傾斜を付与するように心がけてある

は垂直的グルーブ形成，歯根周囲のブレンディングで対応できることが多いです（図7, 8）．

3）クレーター状骨欠損の除去（Interdental Crater Removal）

垂直的グルーブ形成，歯根周囲のブレンディングにてクレーター状の骨欠損を排除することができなかった場合には，骨欠損の除去を目的とする本ステップが必要です（図9）．

骨削除で隣接面を構成する歯槽骨頂の高さよりも頬・舌側骨縁を根尖寄りに設定し，歯槽骨のポジティブ・アーキテクチャーを獲得することを目的とします．舌側寄りの位置にクレーター状の骨欠損がある場合には舌側の壁をカーバイドバーにて除去し，頬側の歯槽骨頂の高さを維持しながら頬側から舌側に向けてランピング操作を実施します．

クレーター状骨欠損の除去では，ラウンドバーにてクレーター基底部分を目安に壁を構成する頬側・舌（口蓋）側の骨を水平に整形します．クレーターの位置が隣接面コンタクト直下であれば臼歯の歯軸の関係から基本的に最初に舌側の壁を除去した後に頬側を取り除くのが通常です．この際，骨削除量を少なくするために頬・舌側を同量に整形するのではなく，可能なかぎり頬側よりも舌側の骨縁が少し低くなるよう形成し，ランピング形態を付与するように心がけるとよいでしょう．ただし，クレーターが頬側，舌側に偏って位置する場合，壁の厚みが少ない偏った側のクレーター壁の削除を中心に行います．つまり，ランピングは骨削除量に配慮し，可及的に少ない方に整形するので欠損形態によっては頬側に向けて行われることもあります．

4）歯槽骨辺縁のブレンディング（Blending the Marginal Bone）

本処置も少量の骨切除を伴う操作で，通常は骨ノミ，骨やすりなどの手用切削器具で行います．ポケット再形成原因となる隣接面骨縁の位置よりも歯冠方向にある頬・舌側の骨縁を除去して骨縁を揃えることが目的です．切削器具にて根面に不要な切痕などのダメージを付与しないように注意する必要があります（図10，11）．

歯槽骨整形の限界

歯槽骨整形を行う場合，術者には適切な臨床的判断を行う能力が求められます．理想的な歯槽骨整形術を行った結果，歯の動揺の増加，根分岐部入口の露出など，歯や歯列全体の長期的な予後に悪影響を与えることは避けなければなりません．つまり，理想的な歯槽骨整形術を行うことができない臨床的な条件もあることから，術者は処置の限界を認識する必要があります．

たとえば，口蓋側に根分岐部病変をもつ上顎大臼歯に対して理想的な歯槽骨整形として口蓋側方向にランピングを行った場合，口蓋側の根分岐部病変が開口し，問題が悪化することもあります．このような条件では，妥協的な解決として根切除やインプラントに置き換えた方が得策です（図12）．しかしながら，歯周補綴等の全顎的な保定を想定している場合は歯槽骨形成術が適応できる症例は増えるのではないかと思われます．

上顎，下顎の頬側面での根分岐部病変では近心根と遠心根をそれぞれ別の歯として処置することが可能です．この場合の歯槽骨形態は連続する2つのスキャロップ状に形成することになります（図13）．また，欠損が著しい場合，理想的な歯槽骨形態に修整するための骨削除量が歯の支持を損なう場合や，根分岐部の露出をもたらすことがあります．この場合，骨欠損の完全な除去は適切ではないので，可及的な骨整形を施しながら歯周ポケットの改善を求めることもあります．このような妥協的な対応を"Compromised Therapy"と呼び，状況に応じた柔軟・適切な対応を行います．

3 歯槽骨整形術の臨床的意義

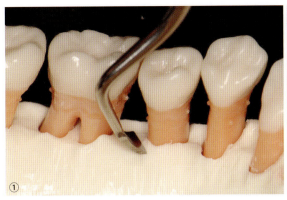
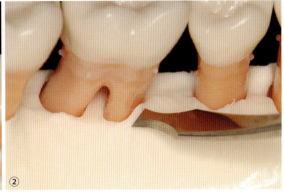

図10　骨ノミ
① Rhodesback-action chisel
② Ochsenbein chisel
"Widow's Peak" と呼ばれる歯根の隅角部にクレーター壁の残存部分の歯槽骨を除去する．歯根に接している支持骨である "WidowsPeak" の除去は骨切除である

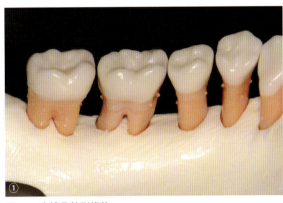
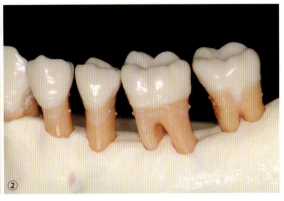

図11　歯槽骨整形術後
① 舌側，② 頬側
骨整形であるグルーブ形成，歯根周囲のブレンディング，クレーター状骨欠損の除去の後，歯槽骨辺縁のブレンディングを行い生理的な骨形態を獲得できた．歯槽骨整形の大半は形態修正で支持骨の削除は最小限に留めている．臼歯部では解剖学的に隣接面，頬・舌側の歯槽骨縁の高低差は少ない．このため，歯槽骨辺縁のブレンディングの操作ではポジティブ・アーキテクチャーを強調するための頬・舌側の歯槽骨縁の切削は不要である．歯槽骨辺縁のブレンディング操作では頬・舌側の歯槽骨縁が平坦であることを目安とするとよい

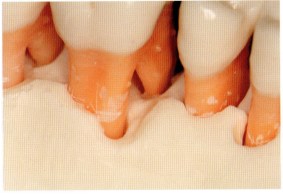
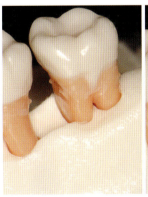
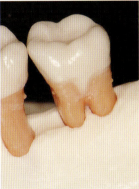

図12　上顎右側大臼歯，口蓋側からの根分岐部が骨縁上に開口している
このような骨喪失が著明な状況では通常の歯槽骨整形は不適応であるので根切除，抜歯，インプラントへの置き換えを検討する．また，歯を保存する場合は可及的な歯槽骨整形の後に補綴的に保定する必要性を検討する

図13　下顎左側臼歯部大臼歯頬側面における近心根・遠心根の連続するスキャロップ状の骨形成
根分岐部開口部・歯槽骨辺縁相当の歯槽骨は1〜1.5 mm程度まで骨整形によって厚みを減らし，歯槽骨から歯への形態を移行的に整える．この際，近心根・遠心根をそれぞれ個別の根としてスキャロップ状の骨形成を行い，可及的にポジティブ・アーキテクチャー形態を付与する

術後のマネジメント

　歯槽骨整形術が完了した後，歯肉弁を縫合する前に根面の残留物，術野に残る骨片等を十分に流水にて洗浄します．基本的にはフラップは歯槽骨縁に沿って復位しますが，頬側面の付着歯肉が少ない場合にはフラップを根尖側に移動して縫合・固定します．歯槽骨整形術の際の歯肉弁は歴史的には部分層弁・骨膜縫合にて歯肉弁の固定，創面の閉鎖を行うと認識されています．しかし，筆者は縫合操作，歯周パックを利用して全層弁による処置を行うことは，創面治癒の観点から問題がないのではないかと考えています．一般的な軟組織の治癒期間は6週間程度，術後10日程度が腫脹・疼痛などの不快症状が強い期間で，縫合糸・歯周パックの撤去は一般的に術後7～10日が目安となります．

　口腔清掃は術後の疼痛が緩解次第，なるだけ早く行うことが望ましいでしょう．疼痛を和らげるうえでは消炎鎮痛薬の処方以外に，縫合糸の強い結紮の回避，ていねいな粘膜操作なども効果的です．抜糸の際には粘膜外に露出し，汚染された縫合糸の部分が組織を通過しないように注意する必要があります．

まとめ

　歯槽骨整形術の目的は，骨欠損・歯周ポケットの除去，生理的な歯肉形態を回復して患者による清掃操作を行いやすい歯周環境を作ることであり，成功に導くためには処置部位の病的要因を十分な診査・診断を通して把握することが重要です．また，歯槽骨整形術を計画する際には口腔内を6ブロック（上顎：左右臼歯・前歯，下顎：左右臼歯・前歯）に区切ったうえで，移行的な骨形態・歯肉形態を確保するために，操作領域を患歯だけでなく前後の歯を含めたブロックとして取り扱うべきです．また，切開線，フラップデザインは処置目的，付着歯肉の量，術後の骨形態に配慮し術前に決定されていなければなりません．なお，口腔内状態・環境・治療計画は症例ごとに違いがあるため，残念ながら歯槽骨整形術の明確なガイドラインは存在しません．そのため，術者の臨床判断が非常に重要な要素となります．

　歯槽骨整形術を歯周ポケットを排除する目的で応用することは，臨床的には非常に効果的で予知性が高い処置です．また，歯槽骨整形術で得られる浅い歯周ポケットは，歯肉掻爬後に得られる長い上皮性の付着による治癒よりも長期的には炎症に対する抵抗性が強く，術後の安定が期待できます．臨床的には中程度の歯周ポケットでも患者の常時良好なホームケア，定期的で頻繁なリコールにて維持することは可能であると示されていますが[15]，歯槽骨整形によってポケットを除去した場合は，患者のホームケアに多少の問題があってもメンテナンスの際の歯垢・歯石等の局所的な因子の除去は容易になり，長期的に口腔を管理していくうえで有利です．

　歯周治療の選択肢として歯周組織再生療法も一定の治療効果が認められるなか，歯槽骨整形術は侵襲の大きな切除的な治療法として意義を疑問視する意見も存在します．しかし，歯周病の将来的な進行を抑制する，有効で予知性の高い治療手段であることが文献的に証明されており，普遍的な歯周治療として存在意義は高いといえるでしょう[2,16]．

Section 4 歯周外科治療を臨床にどう活かすか

5 歯周治療のラーニングステージ

吉野宏幸（埼玉県川口市・吉野歯科医院）

Profile
1999年 広島大学歯学部卒業
2003年 東京医科歯科大学大学院修了，よしの歯科医院（埼玉県川口市）開業
2006年 吉野歯科医院（埼玉県川口市）を新設
日本歯周病学会専門医，日本臨床歯周病学会認定医，臨床研修指導医

TBIの重要性

さまざまな歯周外科治療の手法がありますが，**歯周治療の基本はTBI（ブラッシング指導）とスケーリング・ルートプレーニング（以下SRP）にあります**（図1）．患者が適切なブラッシングの方法を習得できず，炎症が残存した状態で歯周外科治療を行った場合，①剥離や縫合の際に歯肉弁がちぎれてしまう，②出血が多く，手術中の視野確保が難しくなる，③術後の感染，などのトラブルが予想され，術後の治癒が遅延します．つまり，早く手術を行いたいばかりに，TBIのステップを飛ばしてしまうと功を奏さないのです．

Cortelliniらは，術前の全顎のプラークスコア（Full-mouth plaque score：FMPS）が20％以下であることを歯周外科治療の条件としていますが[1]，数字にとらわれるよりも，手術を行う歯が磨けているかどうかをまずは確認してください．

疼痛や患者の都合により早期に抜歯すべき症例もありますが，歯周外科治療の成功のためには，まずは口腔内を清潔にできるよう口腔清掃指導を徹底し，その後の歯肉縁下のデブライドメントで治癒状態などの反応をみることが重要です．

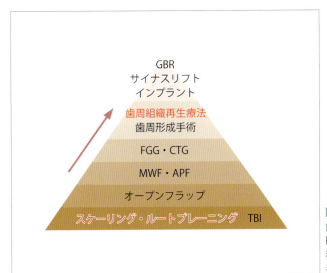

図1 歯周治療のラーニングステージ
歯周治療の基本はTBIとSRPである
FGG：遊離歯肉移植術　CTG：結合組織移植術　MWF：ウィドマン改良フラップ手術　APF：歯肉弁根尖側移動術

CASE 1 炎症のコントロールの重要性

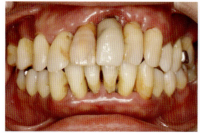
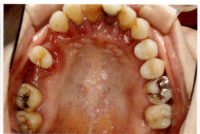
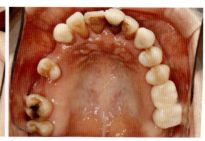

図2　47歳，女性の初診時の口腔内
歯肉の腫脹とよく噛めないことを主訴に来院された．保存不可能な歯が多数存在する

図3　歯周基本治療後の口腔内
ブラッシング指導を含む歯周基本治療により炎症が除去できたため，GBR法を併用した抜歯に踏み切った

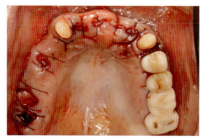
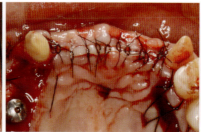
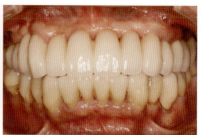

図4　GBR法と同時に抜歯

図5　結合組織移植術
ポンティック部にはさらに結合組織移植術で顎堤を増大した

図6　術後の口腔内
患者には審美的にも機能的にも満足していただけた

　Case 1は歯肉の腫脹とよく噛めないことを主訴に来院された方です（図2）．この患者では，前歯部に重度の骨吸収が認められ抜歯後に大きく歯槽堤が陥没することが予想されたため，上顎前歯部にGBR法を併用した抜歯を計画しました．

　歯周基本治療後，フェストゥーンも消え，口腔内の清掃状態も改善したところで（図3），骨移植と結合組織の移植を併用した抜歯を行いました（図4）．その後さらに結合組織移植術により歯槽堤を増大し（図5），臼歯部には歯周組織再生療法やインプラントといった包括的な治療を行ったことで，審美的にも機能的にも満足していただける結果が得られました（図6）．

　GBR法などの歯周組織再生治療では，炎症が残存した状態では良好な結果が得られません．患者自身のブラッシングによる炎症のコントロールがなによりも重要であることを，歯周外科治療にのぞむ前に肝に命じる必要があります．

デブライドメント

　歯肉縁下のデブライドメントは非明視下での治療であるため，やみくもに行うことは避けるべきです．歯石を除去する際はセメント質を一層残すことができれば良いのですが，象牙質を広範囲に露出させてしまうと後の歯周組織の再生にとって不利になるため注意が必要です．

　技術の研鑽のためには，抜去歯での練習が有用です．キュレットで象牙質まで露出させたときに出る擦過音や硬さの感覚などを養うことも重要ですし，どれだけ効果的にきれいになったか根面や切断面を拡大下で確認することで（図7），技術の鍛錬に活かすことができます．デブライドメントの精度を高めるのが難しいことは，数々の文献でもいわれていますが[2]（図8），歯周治療の基本ですので日々の訓練しかありません．

デブライドメントの精度を高める

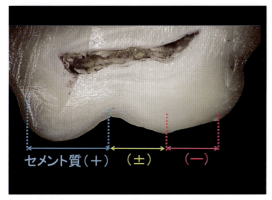

図7　抜去歯でトレーニングした後の切断面
わざと象牙質までデブライドメントしたり（ピンク矢印），ぎりぎりまでセメント質を除去してみたり（黄色矢印）して，顕微鏡で切断面を見ることでデブライドメントの感覚を養う

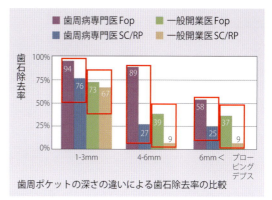

図8　歯周ポケットの深さの違いによる歯石除去率の比較[2]
歯周外科処置をした場合としなかった場合でどれだけ歯石の除去率に差があるか，さらに術者の経験の差によってどれだけ歯石の除去率に差がでるかを比較した文献．深いポケットでは歯周病専門医でもSRPのみで歯石を完全に除去することは難しい

CASE 2　オープンフラップデブライドメントで対応した症例

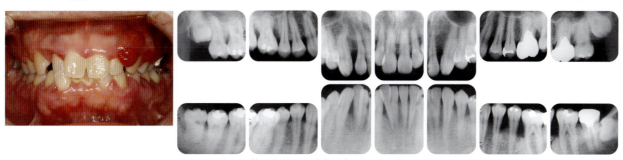

図9　31歳，男性の術前の口腔内写真とX線写真
全顎的に歯肉に炎症があり，X線写真でも 3 ， 6 ， 3 ， 6 および下顎左側臼歯部に大きな骨吸収が認められた．歯周基本治療後，オープンフラップデブライドメントのみで対応した

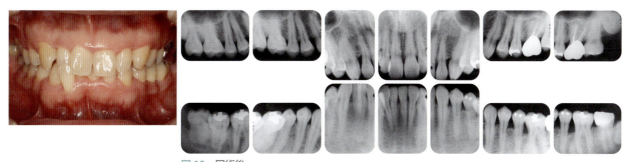

図10　同術後
X線上で不透過性が亢進し，アタッチメントレベルが改善した

　Case 2 は31歳，男性．歯周基本治療後，オープンフラップデブライドメントのみで対応した症例です（図9）．術後にはX線写真において不透過性が亢進し，アタッチメントレベルの改善も認められました（図10）．患者の年齢が若いため回復力も高く，来院前はプラークコントロールが悪かったのが治療後に改善したことも，予後が良好な原因だと考えられます．本症例のように，20代，30代の歯周炎患者は治療前に歯周組織の破壊が重度に進行していても，治療後にリスクファクターを除去することで予想以上に良好な予後を得ることが多々あります．若くして歯周組織の破壊が進んだリスク因子が何なのかを見極めることも，手術の手技と同様に重要です．

歯周組織再生療法

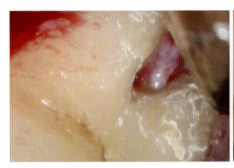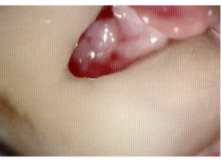

図11 拡大視野でのデブライドメント
6 の手術中に，頬側根分岐部の周辺を拡大視野でデブライドメントした一例

歯周組織再生療法

歯周組織再生療法の成功の鍵

　SRPやオープンフラップデブライドメントができるようになれば，歯周組織再生療法も自身の治療計画に入れて良いと思います．非吸収性メンブレンによるGTR法が1980年代に報告されて以来，歯周組織再生療法にはさまざまな改良が加えられてきました．吸収性メンブレンの登場，エナメル基質タンパク（Enamel Matrix Protein：EMD），血小板由来増殖因子（Platelet Derived Growth Factor：PDGF），線維芽細胞増殖因子（Basic Fibroblast Growth Factor：bFGF）といった成長因子の登場など，材料面での開発も進んできました．また，新しい術式も開発され，以前に比べると予知性の高い治療となってきましたが，ほかの歯周外科治療に比べてまだ解明されていない点も多いといえるでしょう．したがって，歯周組織再生療法を成功に導くためには，以下のような点を考慮しなければいけません．

① **患者選択**
　喫煙者，全身疾患，プラークコントロールの状態，年齢など
② **骨欠損の形態と部位**
　骨欠損の深さと狭さ，骨欠損の壁性数，根近接がないかなど
③ **軟組織の状態**
　軟組織の厚み，角化歯肉の有無など
④ **材料**
　どのような骨移植材やメンブレンを選ぶのか
⑤ **治療技術**
　きれいな切開，剥離，縫合，デブライドメントなど
⑥ **術後の管理**
　術後の固定，プラークコントロールなど

　このなかでも，歯周組織再生療法がほかの歯周外科治療に比べて難しいのは，技術的に熟練が必要だからです．技術の面で考慮すべき点は，切開，剥離，デブライドメント，そして縫合まで多くありますが，特に，デブライドメントは重要です．キュレット，超音波スケーラー，ニューマイヤーバーなどの器具を状況に応じて使い分け，技術を補うためにもできれば拡大下で行うとよいでしょう（図11）．
　ここからは歯周組織再生療法を応用した2つの症例を上記の6つの条件に照らし合わせてみていきましょう．

CASE 3 歯周組織再生療法 ①

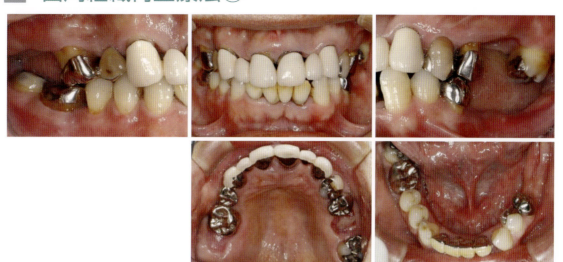

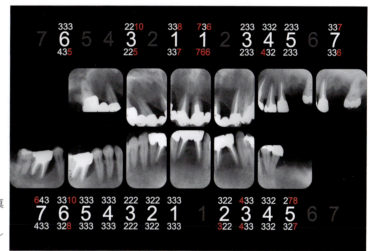

図12 51歳，男性の初診時口腔内写真とX線写真，プロービングデプス
「前歯を抜かずに歯周病を治療してほしい」との主訴で来院した

Case 3 歯周組織再生療法 ①

患者情報：51歳，男性，経営者．非喫煙者
主訴：「歯周病を治したい」

本症例は前歯部にも臼歯部にも，垂直的な骨欠損が認められる患者です（図12）．

① **患者選択**：非喫煙者であり，全身疾患もありません．初診時はプラークコントロール不良でしたが，術前には良好になったので問題ないと判断しました．

② **骨欠損の形態と部位**：前歯は骨欠損が深いものの開口部が広く，1壁性に近いので難しいと考えられます．6┘は狭くて深い骨欠損ですが，舌側の骨壁がない2壁性であると考えられるため，若干難しい症例と判断しました．

③ **軟組織の状態**：前歯は隣在歯が欠損しているので器具操作がしやすく，1壁性の骨欠損ですが再生のチャンスはあると判断しました．6┘は角化歯肉があり，軟組織は良い状態です．

④ **材料**：本症例のように骨壁数が少ない場合は，血餅の維持・安定のために骨移植材とメンブレンは必須です．また，骨移植材は生理食塩水に浸漬するだけだと扱いづらいので，事前に吸引した血液や採血した血液から抽出したフィブリン等で固めておくと操作性が良くなります．根面にはエムドゲイン® ゲルを塗布しました．

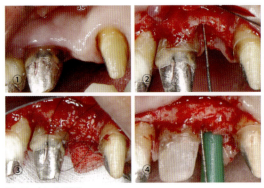
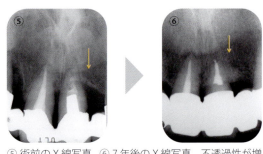

⑤ 術前のX線写真, ⑥ 7年後のX線写真. 不透過性が増したように見える

図13　1̲の経過
① 術前, ② 1壁性でゆるやかな角度の骨欠損であり条件は良くないように思われるが, 隣存歯が欠損しているケースは成功することも多い, ③ エムドゲイン® ゲルと骨移植による歯周組織再生療法を行い, 最後にBio-Gide® にて骨移植材を覆った, ④ 1年半後にリエントリーしたところ, 骨様組織で満たされていた

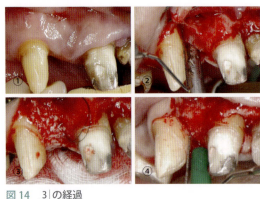
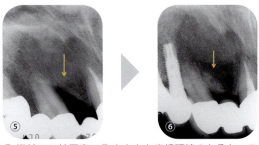

⑤ 術前のX線写真, ⑥ もともと歯槽硬線のあるケースは, デコルチケーションを行わないと骨移植材が周囲の骨とブレンドしないことがある

図14　3̲の経過
① 術前, ② 10 mm近くの骨欠損が存在する. 欠損底部は一部2壁性だが, ほぼ1壁性の骨欠損である, ③ エムドゲイン® ゲルと骨移植による歯周組織再生療法を行い, 最後にBio-Gide® にて骨移植材を覆った, ④ 1年半後にリエントリーしたところ, 骨様組織で満たされていた

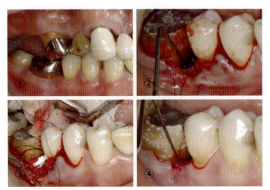
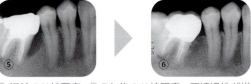

⑤ 術前のX線写真, ⑥ 7年後のX線写真. 不透過性が増したように見える

図15　6̲の経過
① 術前, ② 頰側に骨壁はあるが舌側に骨壁がなく2壁性の骨欠損である, ③ エムドゲイン® ゲルと骨移植による歯周組織再生療法を行い, 最後にBio-Gide® にて骨移植材を覆った, ④ 1年半後にリエントリーしたところ, 骨様組織で満たされていた

⑤ **治療技術**：欠損に入り込んだ肉芽組織ごときれいに剝離し, 歯肉を挫滅させないよう注意しました. また, 先述のとおり根面のデブライドメントは重要です. 補綴歯は術前にプロビジョナルレストレーションに置き換えておくと, 歯間部の器具操作が容易になります. 不良補綴物であれば術前に外しておくとよいでしょう.

⑥ **術後の管理**：前歯部はプロビジョナルレストレーションで固定し，6| は術後1カ月のみプロビジョナルレストレーションの咬合を低くすることで，力への対応を行いました．また，術後約10日の抜糸までは1日数回クロルヘキシジンで含嗽してもらい，術者が術部のプラークコントロールを行います．その後1週間ほどは患者自身にソフトブラシで術部を磨いてもらい，術部の腫脹がなくなったら通常のブラッシングを再開します．

いずれの部位も，1年半後にリエントリーしたところ骨様組織で満たされており，7年後のX線写真では不透過性が増したように見えます（図13～15）．

CASE 4 歯周組織再生療法②

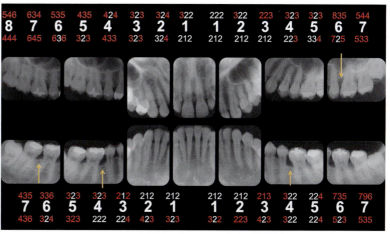

図16　24歳，女性．初診時のX線写真，プロービングデプス

Case 4　歯周組織再生療法 ②

患者情報：24歳，女性．公務員．非喫煙者
主訴：「歯周病を治したい」

患者は若い女性ですが，臼歯部に深い歯周ポケットと骨吸収が認められます（図16）．6つの条件をみていきましょう．

① **患者選択**：非喫煙者で全身疾患もなく，初診時はプラークコントロールが不良でしたが術前には良好でした．また，年齢が若いのも歯周組織再生療法には有利と判断しました．

② **骨欠損の形態と部位**：|6 は3壁性の深くて狭い骨欠損であるため歯周組織再生療法の適応症です．逆に|6 の骨欠損は広くて浅い1，2壁性の骨欠損であり，適応症ではありませんが，天然歯に対して骨切除によって生理的骨形態にするのは，知覚過敏や根面齲蝕のリスクがあるため，歯周組織を可能な限り再生させてから，1年後に残存した骨欠損のみを骨切除する計画としました．

③ **軟組織の状態**：角化歯肉もあり，軟組織は良い状態です．

④ **材料**：下顎は骨壁数が少ないので，血餅の維持安定のためにメンブレンを使用したいのですが，狭い歯間部にメンブレンを設置すると裂開の恐れがあるので使用しませんでした．根面にはエムドゲイン®ゲルを塗布しています．上顎はエムドゲイン®ゲルのみでも良いのですが，歯間部の陥没を抑えるために骨移植材を併用しました．骨移植材は多めに入れたくなりますが，縫合部に入り込むと治癒を妨げるため，骨頂部よりも上に補填しな

いようにします．仮に骨頂部より上に補塡してもそこまで再生させることは困難です．
⑤ **治療技術**：天然歯同士の歯間部の切開，縫合は難しく，治癒不全を起こして陥没しやすいので，最初の切開と剝離に注意します．
⑥ **術後の管理**：力への対応としてナイトガードを作製しました．オープンバイトの患者は，長期間スプリントを装着するとオープンバイト傾向が強くなるため，術後2カ月のみ装着してもらいました．

いずれの部位も1年後のリエントリー時には，骨様組織で満たされており，術後3年経過時には歯周ポケットが3mm以下に減少しました（図17～19）．

歯周組織再生療法において考慮すべき点を列挙しましたが，同じような骨欠損でも他にも考慮すべき点は多くあるので，まずはこの6つの点を歯周組織再生療法の検討材料にするとよいでしょう．

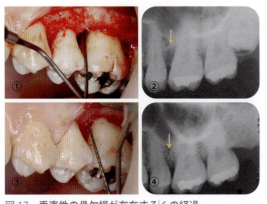

図17 垂直性の骨欠損が存在する|6の経過
①② エムドゲイン®ゲルと骨移植にて歯周組織再生療法を行った．③1年後のリエントリー時には骨様組織で満たされていた．④術後7年

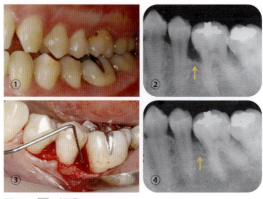

図18 |6の経過
①② スロープ状の骨欠損が認められる．③ エムドゲイン®ゲルと骨移植にて歯周組織再生療法を行った．④7年後のX線写真では不透過性が増したように見える

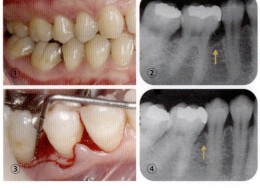

図19 6|の経過
①② スロープ状の骨欠損が認められる．③ エムドゲイン®ゲルと骨移植にて歯周組織再生療法を行った．④|6と同様に再生の条件は良くないと思われたが，年齢が若く，プラークコントロールが良かったことが成功の鍵と思われる．7年後のX線写真では不透過性が増したように見える

おわりに

若い歯科医師にとって難易度の高い手術は早く挑戦したい治療だと思います．ただし，基礎をないがしろにしてステップを飛ばしていると，自身の技術力も向上しないうえに，結果が出ずに患者に悪い影響を与えかねません．TBIやSRPといった歯周治療の基本ができてはじめて，メスを握るスタートラインに立てるのです．ぜひ，ラーニングステージを1歩ずつ登り，包括的な治療のできる歯科医師を目指してください．

Section 4 歯周外科治療を臨床にどう活かすか

5 フラップ手術を行う前に考えておきたいこと

斎田寛之（埼玉県所沢市・斉田歯科医院）

Profile
2002年　東京医科歯科大学歯学部卒業
同　年〜 東京医科歯科大学歯周病学分野
2007年〜斉田歯科医院（埼玉県所沢市）勤務
日本歯周病学会専門医・指導医，日本臨床歯周病学会認定医，歯周インプラント認定医，臨床研修歯科医指導医
スタディーグループ「火曜会」，「なんかよう会」，「臨床歯科を語る会」会員
東京医科歯科大学臨床教授

一口腔単位，一歯単位の問題把握の重要性

　大学を卒業してしばらくの間は，骨欠損をみつけては歯周外科治療を行うことを繰り返していました．歯周外科治療の経験値を伸ばすことができましたが，当時は歯周基本治療のレベルが高くなかったこともあり，やみくもに外科手術を行った結果は決して良いものばかりではありませんでした．

　そもそも骨欠損の修復に影響するものについて考えると，骨壁数などの骨欠損形態が挙げられますが，それらに対して歯周外科治療の術式や骨移植材などの材料をどう選択するかが大切です．しかし，それらが適切に選択されたとしても治療結果には術者の技量が影響しますし，それ以上に，年齢や喫煙歴などの患者の個体差そして，性格，職業，経済的背景などの個人差が影響します（表1）．

　その中でも個人差がもっとも大きな影響を及ぼすと考えられますが，まずは**患者の個体差，つまり一口腔単位の問題を把握して症例の難易度をみる必要があり，その後に一歯単位の問題を把握して歯周外科治療を行うかどうかの判断，また術式の選択を行うべき**と考えています．

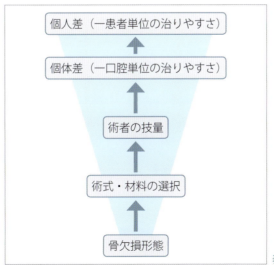

表1　骨欠損の修復に影響するもの

一口腔単位の歯周病の難易度のみかた

一歯単位の問題把握は，p. 23〜 Section 0「③チャートと X 線写真から手術部位を診断しよう！」を参照にしていただき，ここでは患者の個体差，つまり一口腔単位の歯周病症例の難易度のみかたについて話を進めていきます．

歯周病患者の個体差はどのように診ればよいのでしょうか？　著者は千葉が 1985 年に提唱した「罹患度」「進行性」「回復力」という 3 つの物差しでこれを測るようにしています[1]．

1）罹患度

罹患度は過去にどれくらい歯槽骨の吸収が進んだかを X 線写真などで判断し，これに年齢の要素も考慮して考えます．例えば，若年の患者さんで付着の喪失や骨吸収が始まっていれば，罹患度が高いと判断されます．

2）進行性

進行性とは現在歯周病が進行しようとしているのかどうかを示します．これはデンタル X 線写真の歯槽頂部歯槽硬線が明瞭か不明瞭かで判断し，消失しているまたは不明瞭であれば進行性が高いと判断します．

3）回復力

回復力とは，これから歯周病が治ろうとしているかどうかを示します．これに影響する要素としては表 2 のチャートのように年齢，喫煙の有無，歯肉の炎症の表れ方，全身疾患の有無などが挙げられます．回復力は年齢が低いほど（歯周病年齢としては 50 歳未満）高く，年齢が上がるにつれ（70 歳以上）低くなります．一見悪そうに見えても歯肉の炎症が顕著に表れている症例（顕在）では回復力は高く，炎症が表われない（潜在）症例では身体が細菌に抵抗できず回復力が低いと促えます．喫煙・全身疾患などは回復力を下げる要素ですが，それらがないことが回復力を上げる要素とは考えません．どれか 1 つをとって判断するわけではなく，これらを総合的に考え回復力を判断します．

表 2　歯周病の症例の難易度予測チャート
歯周病の回復力（本文参照）を左右する因子を示す．マイナス要素をネガティブファクター，プラス要素をポジティブファクターと名づけ，これらの比率で回復力の高さ，または低さを予測する．歯周病の難易度には回復力（治ろうとする力）に加えて進行性（進もうとする要素）も関与しており，その代表格であるプラークコントロールと力の要素を下に示している．回復力は個体がもつ言わばあまり変えられない要素であるが，進行性の部分は治療期間中に変わる可能性がある

		ネガティブファクター		ポジティブファクター
回復力	年齢	高齢（70 歳↑）		若年（50 歳↓）
	喫煙	喫煙	非喫煙	
	歯肉の炎症	潜在	混在	顕在
	全身疾患	あり	なし	
進行性	プラークコントロール	不良	良好	ほぼ完璧
	力の影響（過重負担）	あり	なし	

この罹患度・進行性・回復力，つまり患者の歯周病の過去・現在・未来を診ることにより，歯周病患者の個体差を捉えるようにしています．

歯周病症例の難易度の予測

難易度の予測チャート

表2に歯周病症例の難易度を予測するうえでのチャートを示します．先述した回復力（年齢，喫煙の有無，歯肉の炎症，全身疾患）に進行性の要素（プラークコントロール，力の影響）を加えて，歯周病の治りやすさ（歯周病症例の難易度）を考えていきます．それぞれにプラス要素とマイナス要素があり，プラス要素を「ポジティブファクター」，マイナス要素を「ネガティブファクター」と呼んでいます．このポジティブファクターとネガティブファクターの比率により初診の段階で歯周病症例の難易度を予測します．これはあくまで予測であり，その後の歯周基本治療を通して，歯肉の治癒状態やプロービング値，動揺度，歯槽骨の変化などをみながら再評価時に実際の難易度を判断していきます．

治りやすい歯周病症例では，歯周基本治療で歯肉の状態やプロービング値，動揺度，歯槽骨の状態などに変化が見られる場合が多く，逆にこのような変化がほとんど見られない場合は治りにくい症例と判断することができます．

		ネガティブファクター		ポジティブファクター
回復力	年齢	高齢（70歳↑）	★	若年（50歳↓）
	喫煙	喫煙	非喫煙 ★	
	歯肉の炎症	潜在	混在	顕在 ★
	全身疾患	あり	なし ★	
進行性	プラークコントロール	不良 ★	良好	ほぼ完璧
	力の影響（過重負担）	あり ★	なし	

治りやすい歯周病症例（歯周基本治療で対応）

CASE 1

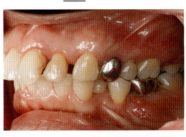
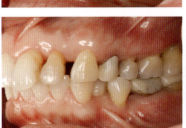
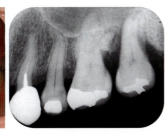
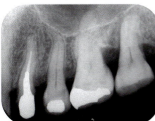

図1　50歳女性，非喫煙者．初診時
7┘には根尖付近に及ぶ垂直性骨欠損が存在した．全顎的に重度に歯周炎が進行し，年齢的には罹患度が高かったが，年齢はほぼポジティブファクター，歯肉の炎症も顕在化しておりポジティブファクター，進行性の因子は改善の余地ありと考えて「治りやすい歯周病症例」と予測して歯周基本治療を行った

図2　歯周基本治療後6カ月
7┘は動揺度3度で垂直的動揺も存在したため，まずはプラークコントロールと並行して動揺がある程度治まるまで咬合調整を繰り返した．垂直的動揺が収束し辺縁歯肉の炎症がある程度収まったところでSRPを行った
初診時にはプラークコントロールと力の影響がネガティブファクターと予測していたものの，歯周基本治療を通じてプラークコントロールは改善，力の影響も少ないことがわかり，再評価時にはどちらもポジティブファクターに変化した．つまり，「治りやすい」歯周病症例であり，この症例では歯周外科治療を行うことなく安定した

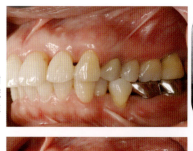
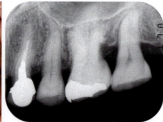

図3 初診から3年後
歯周基本治療のみで骨欠損は修復され，近心には明瞭な歯槽硬線が確認できる．咬合調整を繰り返しているため歯冠形態は理想的ではないが，咀嚼の不自由さはなく，必要性を鑑みながら補綴介入の時期を探っている

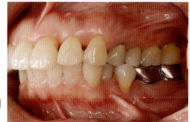
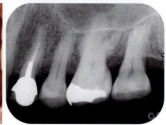

図4 初診から8年後
必要性を感じずにいまだ補綴処置は行っていないが，歯周組織は安定している

CASE 2

		ネガティブファクター		ポジティブファクター
回復力	年齢	高齢（70歳↑）		若年（50歳↓）★
	喫煙	喫煙	非喫煙 ★	
	歯肉の炎症	潜在	混在	顕在 ★
	全身疾患	あり	なし ★	
進行性	プラークコントロール	不良	良好 ★	ほぼ完璧
	力の影響（過重負担）	あり	なし ★	

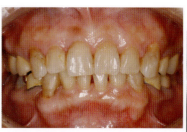
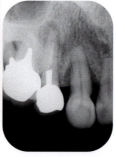

図5 49歳女性，非喫煙者
矯正治療後に歯周炎が発覚し，3┘に重度の骨欠損が存在した．年齢の割に歯周病の進行は重度であるものの，左図のようにネガティブファクターが少なく，ポジティブファクターも存在するため，治りやすい歯周病症例と考えて歯周基本治療での治癒を目指した

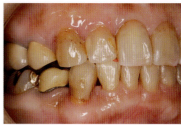

図6 咬合調整
側方運動時の咬合接触までなくすことはできなかったが，嵌合位でのフレミタスをとるように，またガイドを少しでもゆるくするように咬合調整を行った

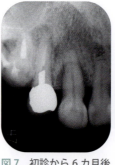
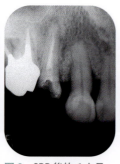
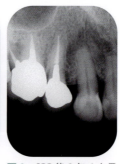

図7 初診から6カ月後
動揺度測定器（ペリオテスト／東京歯科産業）を用いて動揺度を測りながら，ある程度動揺が治まってきたところでSRPを行った

図8 SRP後約6カ月
骨欠損は修復されてきた

図9 SRP後3年6カ月
歯周基本治療のみで骨欠損はほぼ改善された

CASE 3

回復力	ネガティブファクター		ポジティブファクター
年齢	高齢（70歳↑）		若年（50歳↓）★
喫煙	喫煙	非喫煙 ★	
歯肉の炎症	潜在	混在	顕在 ★
全身疾患	あり	なし ★	

進行性			
プラークコントロール	不良	良好	ほぼ完璧
力の影響（過重負担）	あり	なし ★	

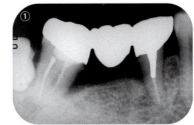
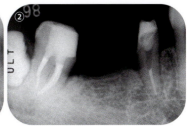
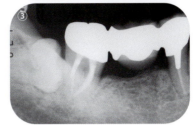

図10　42歳男性，非喫煙者
7には垂直性骨欠損が認められた（①）．自然挺出をしながら根管治療を行い（②），動揺度が収まったところでSRPを行ったところ，歯周基本治療のみで骨欠損の修復がみられた（③）

再評価後，「治りやすい症例」と判断し，歯周組織再生療法を行った症例

CASE 4

回復力	ネガティブファクター		ポジティブファクター
年齢	高齢（70歳↑）	★	若年（50歳↓）
喫煙	喫煙	非喫煙 ★	
歯肉の炎症	潜在	混在	顕在 ★
全身疾患	あり	なし ★	

進行性			
プラークコントロール	不良	良好 ★	ほぼ完璧
力の影響（過重負担）	あり	なし ★	

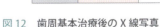

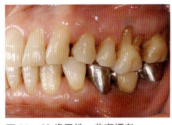

図11　60歳男性，非喫煙者
5 7には垂直性骨欠損が認められ，5遠心には10 mm，7近心には9 mmの歯周ポケットがみられた．ポジティブファクターとしては歯肉のタイプが浮腫性で炎症が顕在化する点のみであったが，ネガティブファクターがなく，"治りやすい"可能性を予測した．このような治りやすさの予測が難しい症例ではまずは保存的な対応を行ったのち，再評価で症例の難易度を判断する

図12　歯周基本治療後のX線写真
歯周基本治療後に歯肉や歯周ポケットの改善がみられたため治りやすい歯周病症例と判断し，歯周ポケットが残存した骨欠損部に対し自家骨を併用した歯周組織再生療法を行った（詳細はp. 125参照）

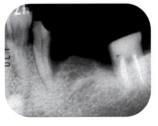
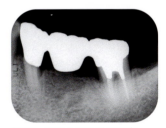

図13　術後5年のX線写真

治りやすい歯周病症例

「治りやすい歯周病症例」と予測できれば，できる限り歯の保存に努め，歯周基本治療での治癒を目指します．「治りやすい」と予測をして歯周基本治療を行った症例のなかには，骨欠損の修復がみられる症例も多々あり，このことが著者の臨床のなかでフラップ手術の出番を減らしている要因と考えています（Case 1〜3）．

逆に言うと，治りやすい歯周病症例と考えたにもかかわらず，歯周基本治療で改善がみられなかった場合は，初診時には見抜けなかったリスクファクターが存在し，実際には治りにくい症例だった可能性と単に感染源（歯石）を取り除けなかった可能性が考えられます．前者の場合は治療方針の変更が必要になるかもしれませんが，後者の場合は骨欠損の修復を目指すフラップ手術，または歯周組織再生療法の出番だと考えています（Case 4）．

治りにくい歯周病症例

一方,「治りにくい歯周病症例」と予測した場合,患者には今後,骨欠損が進行する可能性が高いことを伝え,術者としては欠損歯列の視点も持ちながら,欠損歯列に転落した場合のキートゥースがどこかなども把握しながら歯周基本治療を行います.

治りにくい歯周病症例の場合,患者のモチベーションの維持が難しいことも多く,そのときはたとえ歯周ポケットが残存していても基本的にはフラップ手術を行うことはせず,できる範囲で歯周基本治療により歯周病の進行抑制に努めます.モチベーションが高く,プラークコントロールがほぼ完璧であればフラップ手術を行うことはありますが,このときの目標は骨の修復ではなく,単純に進行の抑制になります.治りにくい歯周病症例ではたとえ歯周ポケットは改善しても,骨の変化は乏しいと考えています(Case 5, 6).

治りにくい歯周病症例

CASE 5

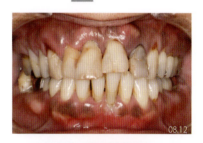
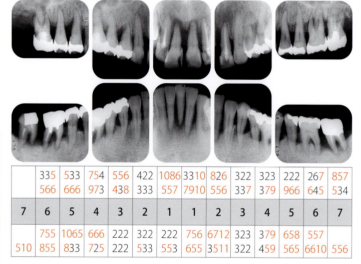

図14　47歳女性,喫煙者
全顎的に重度の歯周炎に罹患していた.美容師で仕事が非常に忙しく,ストレスも多く,プラークコントロールも一向に良くならなかった.年齢だけはポジティブファクターであるものの,喫煙者であり,歯肉の炎症の現れ方は潜在,プラークコントロールは悪く,歯周組織に対する力の影響も大きいなどネガティブファクターが多く,治りにくい歯周病症例と捉えた.そのため,欠損歯列としての見方をもちながら,患者には多くの歯が失われていく可能性が高いこと,その後の欠損補綴の方法についても説明をしておいた

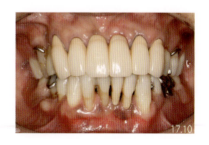
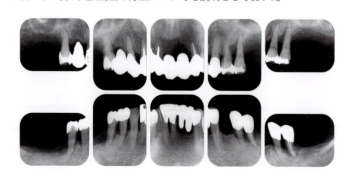

図15　初診から9年後
その後,予想通り多くの歯は失われて欠損は進行したが,初診時に予想される未来を伝えていたためトラブルになることなくスムーズに欠損補綴を許容することができた.このような症例では歯周外科治療を行うことは非常に少ない.行ってもかえって悪化したり,トラブルを抱えたりする可能性があるからである

CASE 6

回復力		ネガティブファクター		ポジティブファクター
	年齢	高齢（70歳↑）		若年（50歳↓）★
	喫煙	喫煙 ★	非喫煙	
	歯肉の炎症	潜在 ★	混在	顕在
	全身疾患	あり	なし ★	
進行性	プラークコントロール	不良	良好	ほぼ完璧 ★
	力の影響（過重負担）	あり ★	なし	

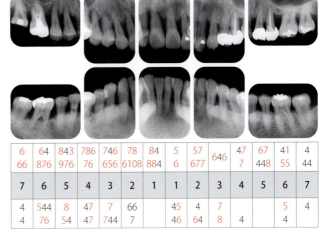

6 66	64 876	843 976	786 76	746 656	78 6108	84 884	5 6	57 677	646	47 7	67 448	41 55	4 44
7	6	5	4	3	2	1	1	2	3	4	5	6	7
4 4	544 76	8 54	47 47	7 744	66 7		45 46	4 64	7 8		5 4		4

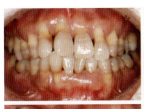
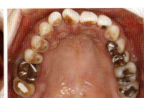
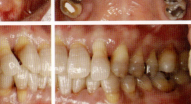

図16　48歳女性，喫煙者
全顎的に歯周病が進行し，罹患度は高かった．塾の講師をされていてストレスからかクレンチングも著しかった．年齢はポジティブファクターであったが，喫煙，歯肉の炎症，力の影響などのネガティブファクターが存在し，治りにくい歯周病症例と予測した．ただ，患者の意識が高くプラークコントロールが非常に良かったため（ポジティブファクター），ある程度改善する可能性も考えられた．このようにプラークコントロールが良い患者では，喫煙者でも歯周外科治療を行うことがある．この患者では上顎右側臼歯部から前歯部にかけて歯周外科治療を行った

図17　歯周外科治療時
年齢やプラークコントロールにポジティブファクターがあったとしても，喫煙や歯肉，力の影響などのネガティブファクターが存在する．再生は期待できないと考えたため，感染源の除去のみを目的としたオープンフラップデブライトメントを行った

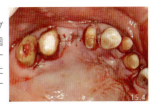

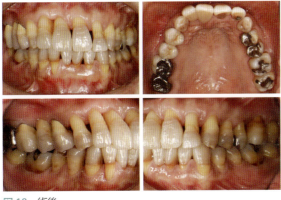

図18　術後
歯周ポケットはかなり改善されたものの，喫煙と力の影響か骨の変化は乏しい

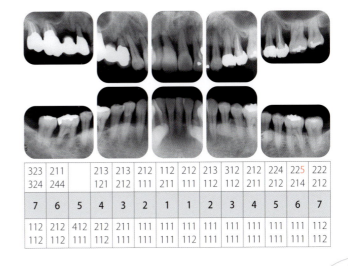

323 324	211 244		213 121	213 212	212 111	112 111	212 111	213 112	312 112	212 211	224 212	225 214	222 212
7	6	5	4	3	2	1	1	2	3	4	5	6	7
112 112	212 112	412 111	212 112	211 111	111 111	111 111	111 112	111 111	111 111	111 111	111 111	111 111	112 112

POINT　まとめ

- フラップ手術を行う前には，歯周病症例の難易度を捉えておくべきである
- 治りやすい歯周病症例では，できる限り歯周基本治療での治癒を目指すが，さらなる改善が必要であれば，骨欠損の修復を目指すフラップ手術や歯周組織再生療法の出番だと考える
- 治りにくい歯周病症例でもプラークコントロールが良ければフラップ手術を行うが，その時の目標はあくまで進行の抑制である

臨床ヒント 3

骨欠損の形態による歯周外科治療の選択

吉野宏幸（埼玉県川口市・吉野歯科医院）

歯周病患者に対してどの治療を選択すべきかを検討する際，プロービングチャート以上にデンタルX線写真やCTが参考になります．単根歯においては4つの骨欠損のパターンを考慮し術式を選択すると治療計画が立案しやすいです．

水平性の骨吸収の場合

図1のように，骨が水平性に吸収している場合は，歯周ポケットが深かったとしても歯周基本治療をしっかり行うことで，腫脹していた歯肉が引き締まり，歯周病が改善することが多いです（図2）．歯周ポケットが深いからといって治癒を待たずに歯周外科治療を行ってしまうと，付着が余分に喪失するだけではなく，知覚過敏を起こしてしまうので，歯周基本治療で改善させることを目指したほうが良いです．

水平性の骨吸収の場合

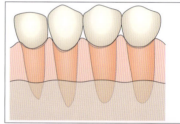

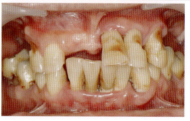

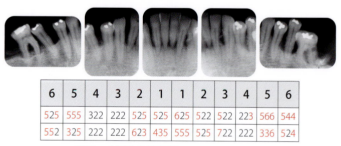

6	5	4	3	2	1	1	2	3	4	5	6
525	555	322	222	525	525	625	522	522	223	566	544
552	325	222	222	623	435	555	525	722	222	336	524

図1　水平性の骨吸収

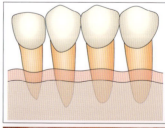

歯周退縮は大きいが，歯周基本治療により，歯周ポケットも減少する

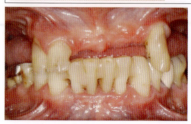

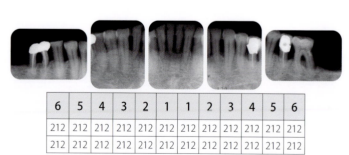

6	5	4	3	2	1	1	2	3	4	5	6
212	212	212	212	212	212	212	212	212	212	212	212
212	212	212	212	212	212	212	212	212	212	212	212

図2　同術後
水平性の骨吸収の場合は歯周ポケットが深かったとしても歯周基本治療をしっかり行うことで，腫脹していた歯肉が引き締まり，歯周病が改善することが多い

隣在歯同士の骨のラインが不揃いの場合

　隣在歯同士の骨のラインが不揃いで，スキャロップ状の生理的な骨形態が崩れている場合は（図3），正常な骨形態と相似形になるよう骨を切除します（図4）．ただし，極端に骨の吸収量が多い歯が存在した場合は，その骨レベルに合わせて骨切除してしまうと，過剰に骨を切除することになってしまうので，戦略的に抜歯する場合もあります．本症例では中切歯2本を抜歯し，側切歯と犬歯の間の骨の段差を切除することで，生理的な骨形態を得ることができました．

隣在歯同士の骨のラインが不揃いの場合

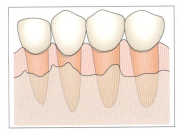
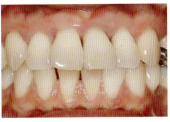
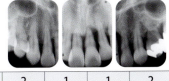

3	2	1	1	2	3
736	725	634	548	536	626
856	646	898	999	666	777

図3　隣在歯同士の骨のラインが不揃いの場合

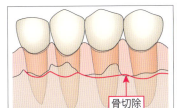
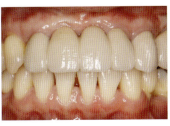
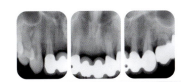

3	2	1	1	2	3
212	212			212	212
212	322			212	212

図4　同術後
正常な骨形態と相似形になるよう骨を切除する

くさび状の垂直的な骨吸収が存在する場合

　くさび状の垂直的な骨吸収像は歯周組織再生療法が適応ですが，骨壁の数が少なくなるにつれて難易度が増します（図5，6）．

くさび状の垂直的骨欠損が存在する場合

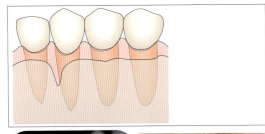
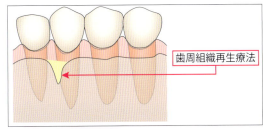

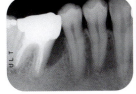
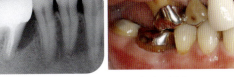
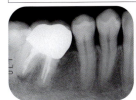
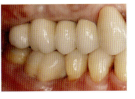

図5　くさび状の垂直的骨欠損が存在する場合

図6　同術後
歯周組織再生療法の適応となる

囲繞性の骨欠損が存在する場合

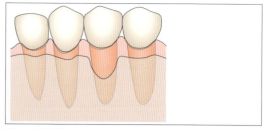

図7 囲繞性の骨欠損が存在する場合

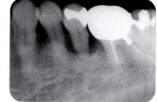
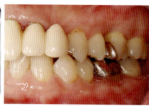

5	6
379	525
226	323

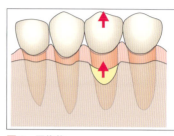

骨吸収が歯の周囲を取り囲むような場合
▼
自然挺出
矯正的挺出

図8 同術後
残存した骨欠損を矯正的挺出により浅くすることでメインテナンスしやすい環境をつくる

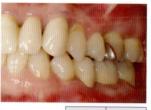

5	6
223	212
223	212

囲繞性の骨欠損が存在する場合

囲繞性の骨欠損は歯周組織再生療法の適応ですが，くさび状骨欠損に比べて再生する歯周組織の程度は限られます．したがって，まずは歯周組織再生療法を行い，残存した骨欠損を矯正的挺出により浅くすることでメインテナンスしやすい環境をつくります（図7，8）．本症例は抜歯を前提としていたので，歯周組織再生療法を行わずに自然挺出だけで骨レベルを揃えました．患者の都合で抜歯せずに残存させることになりましたが，5年後に，予定通り抜歯してインプラントを埋入しています．

複根歯の場合

複根歯の治療方針は，根分岐部病変がある場合は歯周組織再生療法，分割，抜根，切除療法，さらには戦略的抜歯によるインプラント治療など，多くの選択肢があるため，単根歯に比べてさらに複雑です．ただし骨の形態が不整だとその部位が歯周ポケットになってしまうので，清掃しにくい臼歯部こそ骨を生理的な形態にすることを念頭におく必要があります．

治療の成功の秘訣は，知識や技術以上に治療計画の立案です．本コラムを歯周治療における治療計画の立案の参考にしていただければ幸いです．

SECTION 5

座談会
根分岐部病変
〜私はこう考える

Section 5 座談会

根分岐部病変〜私はこう考える

参加者：井原雄一郎，田中真喜，斎田寛之，片山明彦，吉野宏幸
司会：中川種昭

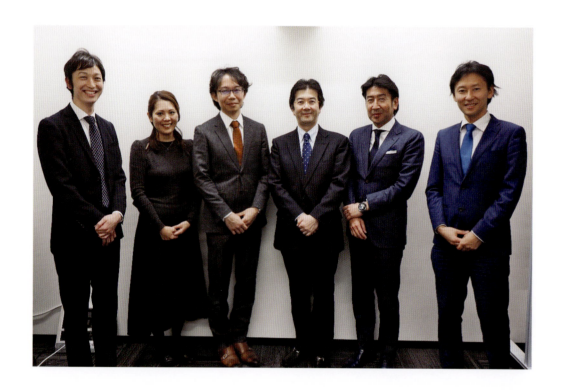

　本書では，ここまで，歯周外科治療の考え方やテクニックの基本を解説してきましたが，特に初学者にとって難易度が高いのが根分岐部病変への対応ではないでしょうか．本稿では，本書の著者の皆さんに，根分岐部病変の診断や治療方針の決定などについて，ご自身の経験に基づきディスカッションしていただきます（中川）

根分岐部病変の診査・診断

中川　初学者が根分岐部病変に対峙するうえで，まずおさえておかなくてはならないことはどのようなことでしょうか？

片山　根分岐部病変のX線写真を見て，「治療方針はどうしますか？　分割ですか？　歯周組織再生療法ですか？」という話がありますが，実際の臨床において**治療方針を決定する以前に重要なのは根分岐部を適切に診査すること**だと思います．

根分岐部の病変の原因は必ずしも歯周病だけではありません（図1）．全顎的に歯周病があれば歯周病を最初に疑いますが，1歯に限局している場合は，根尖病変由来であったり（図2），歯根破折を起こしていることもあります．また，歯の解剖学的な形態（図3），穿孔（図4），外傷などが関連している可能性もあります．実際の臨床では，これらの鑑別診断は簡単ではないため，根尖病変の可能性が排除されれば歯周病由来と考えて歯周病のアプローチをしていきます．

根分岐部では，プロービングやX線写真，CTなどにより，**骨吸収の状態，歯根の離開度，ルートトランク，歯肉レベル，付着歯肉の幅，歯冠-歯根比，失活歯か生活歯か，動揺，咬合性外傷の有無**などの情報から総合的に判断し，治療方針を立てていくことが大切だと考えています（図5）．

根分岐部病変の診査・診断

- 歯周病由来によるもの
- 根尖病変由来によるもの
- 解剖学的形態
- 破折
- 穿孔
- 外傷

図1　根分岐部病変の原因

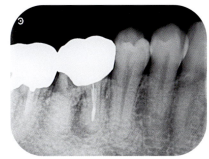
図2　根尖病変由来の根分岐部病変

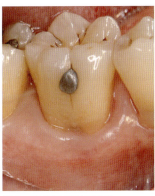 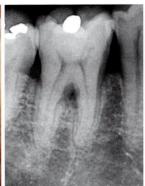 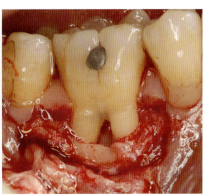

図3　歯の解剖学的形態
エナメルプロジェクションがみられた

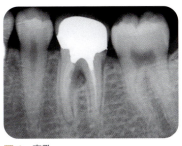
図4　穿孔

- 骨吸収（垂直性，水平性，垂直性と水平性の複合）
- 歯根の離開度
- ルートトランク
- 歯肉レベル
- 歯冠-歯根比
- 失活歯・生活歯
- 動揺
- 咬合（外傷）

図5　根分岐部病変に対する治療で考慮する因子

根分岐部病変の予後と治療方針〜外科か非外科か？

中川 では，根分岐部病変の治療方針を考えるうえで，外科・非外科の境目というのはどのように捉えたらよいのでしょうか？

片山 図6は根分岐部病変の治療法ごとの5年後の生存率を調べたシステマティックレビューをまとめたものです[1]．これによると，非外科治療のみで対応した場合，Ⅰ度であれば5年生存率はだいたい99〜100％，Ⅱ度だと95.5％，Ⅲ度になるとぐっと下がって25％になります．

歯周外科治療での対応では，歯周外科治療のみで43.1〜96％，トンネリングでは42.9〜92.9％，根の切除術で62〜100％，歯周組織再生療法で83.3〜100％ということが示されています．この数字の示すところについては諸々意見があると思いますが，Ⅰ度であれば非外科治療でほぼ対応でき，Ⅱ度であれば非外科でも外科でもそれほど予後は変わらないと言えるかもしれません．つまり，根分岐部病変をⅡ度からⅢ度にしなければ，**多くの歯は保存できるということです**．

```
➡非外科治療
   Ⅰ度   99〜100％
   Ⅱ度   95.5％
   Ⅲ度   25％
➡外科治療       43.1〜96％（5〜13年）
➡トンネリング   42.9〜92.9％（5〜8年）
➡根切除術       62〜100％（5〜13年）
➡歯周組織       83.3〜100％（5〜12年）
  再生療法
```

図6 根分岐部病変を有する歯に対する治療5年経過後の残存率[1]

根分岐部病変への非外科治療の可能性

斎田 片山先生がおっしゃる通り，根分岐部病変ではⅡ度，Ⅲ度が問題になってきます．そのなかでⅢ度について考えていくと，非外科治療での5年生存率は25％程度，場合によっては抜歯と言われています．しかし，自分の症例を振り返ってみると，必ずしもそうではないのではないかと考えています．

千葉英史先生の根分岐部病変の分類に「水平型」「谷型」「すりばち型」「斜面型」というものがあるのですが（図7），**基本的には根分岐部の垂直性の歯周ポケットがなければ，つまり力の関与が少ないと言われる「水平型」であれば，Ⅲ度の根分岐部病変でも長期に安定させられる可能性があると思います．もちろん，プラークコントロールが重要であることは言うまでもありませんが．**

たとえば，**Case 1** は 7̲ ， ̲7 に垂直性ポケットを伴うⅢ度の根分岐部病変があった症例です．歯周病の進行がなかった前歯部だけをナイトガードを用いて咬ませて，その後に歯周病の進行が見られた臼歯部の咬合調整を繰り返し，7̲ ， ̲7 には自然挺出を促しました．これに

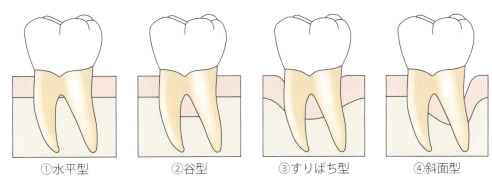

図7 千葉による根分岐部病変の分類[2]

①水平型　②谷型　③すりばち型　④斜面型

CASE 1　自然挺出により谷型から水平型に変化させたⅢ度根分岐部病変（斎田）

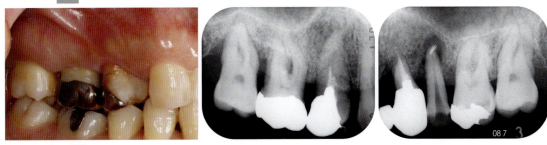

図8　54歳，男性
初診時の口腔内写真とX線写真．7̲, ̲7には垂直的に歯周ポケットの深い「谷型」のⅢ度の根分岐部病変が認められる

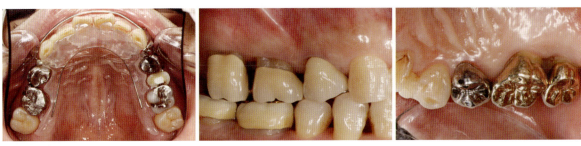

図9　5̲ ̲4
歯周病の進行が少なかった前歯部だけ咬ませるための装置を装着し，臼歯部を同時に自然挺出させた．根分岐部を谷型から水平型に近づけた後，補綴処置を行った

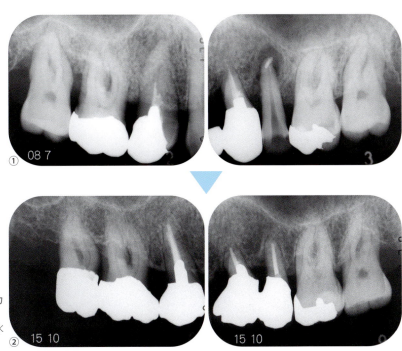

図10　初診時（①）と7年5カ月後（②）のX線写真の比較
根分岐部の骨形態は谷型から水平型に近づいた

は，歯周ポケットの深い根分岐部は歯周外科治療でも治癒が難しいため，根分岐部の骨をなるべく歯冠側にコントロールし，水平型に近づけて管理しやすくするという意図があります．

斎田 一方，Case 2 はエナメルプロジェクションから根分岐部病変を発症した症例です．生活歯でⅡ度の分岐部病変を抱えたこの歯の場合，50代以降でしたら根分岐部の進行性をみながらプラークコントロールで様子をみたと思いますが，28歳と若年だったため，狭い付着歯肉幅と高位に付着した小帯も原因と考えて，結合組織移植術とエムドゲイン®による歯周組織再生療法を行いました．私の場合，根分岐部に歯周外科治療を行うのは垂直性のポケットがあり，進行がみられる場合のみです．この症例でも SPT 中に根分岐部病変の進行がみられたため，歯周外科治療に踏み切りました．

吉野 Case 1 では自然挺出によって骨を平坦化したということでしたが，歯を挺出させてしまうと，再生できるスペースを失うリスクもあります．歯周組織再生療法を先にするか，挺出で対応するかという線引きはどのようにされていますか？

斎田 Case 1 は上顎のⅢ度の根分岐部病変で治癒が難しいと考えられたため，歯周組織再生療法の適応ではないと判断し，自然挺出させることによって可能な限りコントロールしやすい形態を目指しました．

吉野 私としては，歯周組織再生療法である程度のところまで骨を再生させ，足りない部分を矯正的に挺出させた方が，より付着が増した状態でメインテナンス可能なのではないかと考えているのですが……（Case 8）

斎田 そのような考えもあると思いますが，私自身は歯周組織再生療法は必ずしも第一選択肢ではありません．ドラマチックに深い歯周ポケットが消失すればそれでいいのですが，現実には治癒のしやすさには個体差があります（p.195～ Section 4「⑤フラップ手術を行う前に考えておきたいこと」参照）．個人的には，Case 1 のような垂直的動揺を伴う歯においては，外傷力を取り除いてから歯周外科治療を行った方が安定させられる確率が高いことを経験しているので，まずは咬合調整や自然挺出などで二次性咬合性外傷の除去を考えていきます．

CASE 2　Ⅱ度根分岐部病変に歯周組織再生療法を行った症例（斎田）

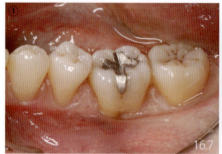
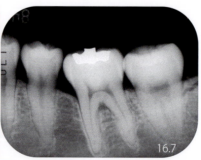
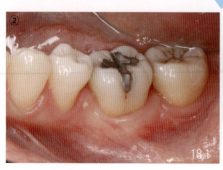
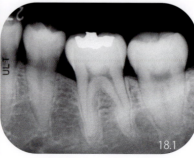

図11　28歳，女性
最初から歯周外科治療ありきではなく，基本的には，プラークコントロールで様子をみて，悪化する傾向があれば歯周外科治療を検討する．本症例の場合，初診の段階（①）から根分岐部病変の存在を把握していたものの，SPT 中に悪化傾向が見られたため，年齢を考慮して歯周外科治療に踏み切った（②）

ビギナーは何からやるべきか？

井原 この中で私が一番臨床経験が浅く，ビギナーの視点に近いと思うのですが，根分岐部病変に歯周外科治療を行うかどうかは，術者のSRPの技量によるところが大きいと考えます．初診時の歯周ポケットが6mmを超えるような場合は，経験が浅い術者ではSRPで歯石を取り残す可能性が高くなるわけです．ですから，**フラップを開けて明視野で感染源を取り除くことは一つの選択肢になると思います**（Case 3）．

田中 私も，それはもちろんありだと思います．

井原 フラップを開けると，予想外のところに歯石が残っていることが結構あるんですね．取り残しやすい部位や自分自身のSRPのスキルを把握できるため，SRPのスキルアップにつながります．複根歯の場合，歯周病専門医でも6mm以上の歯周ポケットに対しては7割ほど歯石が残存するという文献もあるので（p.11, 図2参照），私は上下顎ともⅡ度であれば積極的にフラップを開けてもいいのではないかと思います．

斎田 そのとき問題になるのが，ビギナーが根分岐部のフラップを開けたところできちんと見えるか，ということです．スキル不足のまま歯周外科治療を行うと，フラップの損傷などのトラブルにもつながりかねません．

井原 おっしゃるとおりです．ミラーテクニックが適切にできないと根分岐部内を見ることができませんし，拡大視野も必要です．つまり，まずは単根歯のフラップ手術で腕を磨いて，習熟した後に根分岐部，という流れでしょうか．

田中 根分岐部病変があっても，プラークコントロールが良好でBOPがなければ，必ずしも初心者は開ける必要がないと思うんです．

中川 歯周ポケットが深くても？

田中 そうですね．スキルが上がってから歯周組織再生療法に挑戦するのでも遅くありません．**根分岐部への最初のアプローチでお勧めなのが，埋伏している智歯の抜歯時に近心まで切開・剥離して，6，7番の根分岐部を確認することです**．そうすると，エナメルプロジェクションなどの解剖学的な形態や，歯石の付着などを観察できます．

吉野 さらに言えば，失活歯で分割するようなケースがありますよね．そういう場合にフラップを開けて，骨の段差などをきちんと観察することをお勧めします．Ⅱ度の根分岐部の中を非外科でデブライドメントするのは困難ですが，失活歯で分割前提であればフラップを開いてよく見ることができます．

CASE 3　フラップ手術時に歯石の沈着を確認したケース（井原）

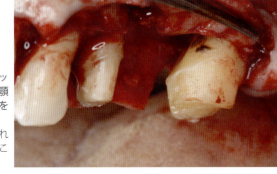 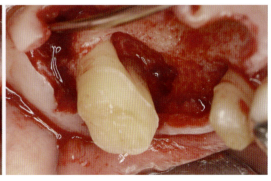

図12　フラップ手術時に上顎に歯石の沈着を確認した
SRPで取り切れていなかったことがわかる

歯周外科治療の前におさえておきたいこと

田中 他のSectionの繰り返しになりますが，**根分岐部に限らず，歯周外科治療を成功させるためには，プラークコントロールを含む歯周基本治療がまず基本だということは強調しておきたいです．**

井原 SRPについては歯科衛生士にお任せ，という先生もいるかもしれませんが，SRPのスキルも大切ですよね．

田中 それから，根分岐部の解剖学的な形態の理解でしょうか．若手の先生方のアドバンテージとしては，CTが普及してきたことがあると思います．デンタルX線写真が読めなくなっているというマイナスはありますが，CTを撮影すれば根分岐部の骨欠損をかなり正確に把握することができます．

斎田 CTがない場合でも，術前のX線写真や検査の結果から，根分岐部の骨のイメージをもつことが大切だと思います．根分岐部は解剖学的な難しさと骨形態の難しさを両方兼ね備えているからこそ難しいのではないでしょうか．

My Strategy（井原）

井原雄一郎

明視野でデブライドメントを行い，生活歯で対応する

根分岐部は解剖学的に複雑であるため，まずは明視野で感染源を確実に除去することを考えます．多くの場合，歯周組織再生療法を用いてプラークコントロールしやすい歯周組織を目指します．また，破折のリスクを鑑みて，なるべく生活歯で対応します．

Case 4 は，7̲ に遠心から舌側にかけた根分岐部病変があり，歯周基本治療後でも回復しなかったため，エムドゲイン®による歯周組織再生療法を試みました（図13～15）．このような下顎舌側の根分岐部病変は，文献的にもかなり難易度が高いと考えられますが，患者さんの強い希望でチャレンジすることにしました．歯肉縁上形成にして，根分岐部の露出がない，清掃性のよい補綴形態にしたところ，3年後のX線写真では骨様組織で満たされています（図16）．

歯周外科治療の選択については，年齢などさまざまな要素を考慮しますが，基本的には**深い歯周ポケットが残ったままメインテナンスするのはなるべく避け，なるべく清掃性のよい状態にしてメインテナンスに入りたいという考えがあります．**

しかし，治療方法の選択には患者さんの価値観やライフスタイルも関係します．例えば，Ⅲ度の分岐部病変で頻繁に急発し，患者さんもご多忙な場合，抜歯してインプラントするという選択肢も検討します．もちろん，それでも残してほしいという人には最善をつくし，根分岐部に歯間ブラシを通すようなプラークコントロールを指導するようなこともあります．我々はさまざまな治療オプションは提示しますが，最後に選ぶのは患者さん自身ではないでしょうか．

CASE 4　下顎舌側の骨欠損に歯周組織再生療法で対応したケース（井原）

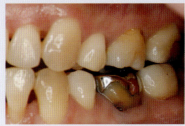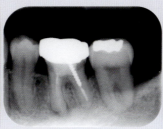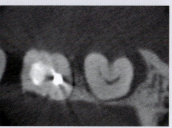

図13　55歳，女性
7̅ は他院で抜歯とインプラントを勧められたが，患者に保存の強い希望があった

333	4810
6	7
333	338

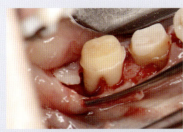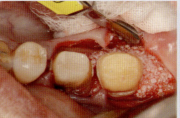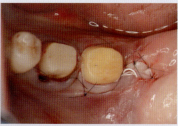

図14　エムドゲイン®による歯周組織再生療法

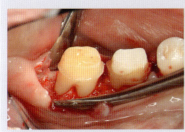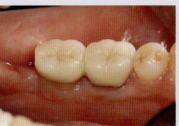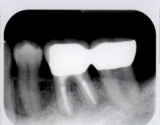

図15　歯周組織再生療法後1年2カ月のリエントリー時　　図16　術後3年

333	333
6	7
333	333

My Strategy（田中）

田中真喜

根分岐部の骨の高さがポイント

　歯周外科治療を行う場合に問題になってくるのが**近遠心の骨の高さです**．Case 5は I 度の根分岐部病変ですが，8̅ が埋伏歯で根尖まで骨吸収が進行している状態でしたが（図17），7̅ は生活歯だったので一緒に抜くのは忍びないと思い，8̅ の抜歯の際に7̅ 遠心のオープンフラップデブライドメントを行いました．この症例は遠心の骨欠損の高さが根分岐部よりも低い位置にあったので，根分岐部は再生が見込めないと考え，歯周組織再生療法は行っていません（図18）．

　一方，Case 6は II 度の根分岐部病変で，一見遠心のみの骨欠損なのですが，CTで確認すると頬側から近心にかけて骨欠損がありました（図19）．この症例では近遠心の骨欠損の最頂部が根分岐部よりも高い位置にあったので，再生の見込みがあると考え歯周組織再生療法を行いました（図20）．4年経過後，根分岐部が骨様組織で満たさ

れているのがわかります（**図21**）．このように，**骨欠損の高さによって，フラップ手術のみなのか，歯周組織再生療法を併用するのか**を検討していきます．

また，歯周組織再生療法を行う際に，歯の動揺は大きなマイナスになるので，**必ず連結固定をします**．そのときに，歯を削ることに抵抗がある方もいると思いますが，「エナメル質が大事なのか，歯が大事なのか」という話で，歯の生存率をできるだけ上げるためには許容範囲だと考えています．その際，後で修復しやすいよう，インレーで連結固定をするときにはコンタクトを落とさないなどの配慮をします．

CASE 5　根分岐部よりも骨欠損の最頂部が低い症例（田中）

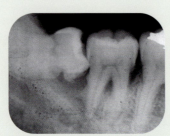
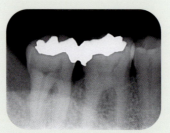

図17　60歳，男性
7⏌に I 度の根分岐部病変が存在する．8⏌を抜歯し，7⏌の遠心のオープンフラップデブライドメントを行った

図18　術後9年

CASE 6　根分岐部よりも骨欠損の最頂部が高い症例（田中）

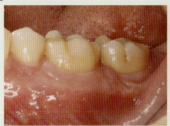
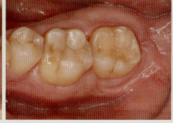
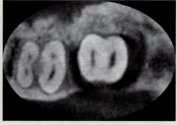

図19　38歳，男性
⏋7 に II 度の根分岐部病変が存在する

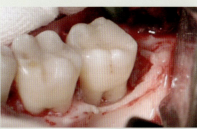
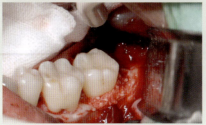

図20　歯周組織再生療法時

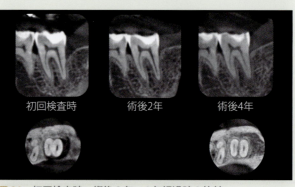

図21　初回検査時，術後2年，4年経過時の比較
根分岐部が骨様組織で満たされた

My Strategy（吉野）

吉野宏幸

根分岐部の再生療法についての考え方

　米国歯周病学会は，Ⅲ度の根分岐部病変に対する歯周組織再生療法について，下顎はチャレンジングだが場合によっては適応可，上顎は難しいというコンセンサスレポートを出しています（図22）．Ⅱ度に対しては，上顎も下顎も歯周組織再生療法が場合によっては適応可能だと示しています．

　私の考えでは，下顎のⅢ度の根分岐部病変は「メインテナンスしやすい形態にする」という意味では分割や抜根を適用する場合が多いです（Case 7）．そのとき，補綴をする場合もありますし，斎田先生の症例（Case 1）のように水平的な骨形態に近づいているのであれば齲蝕に注意しながら補綴をしないこともあります．

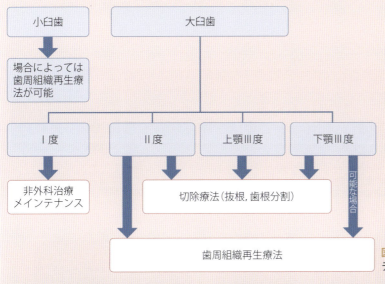

図22 根分岐部病変に対する歯周組織再生療法のディシジョンツリー[3]

CASE 7　下顎Ⅲ度の根分岐部病変のケース（吉野）

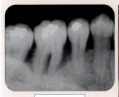

3	8	4
	6	
4	3	3

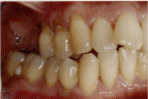
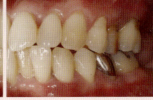
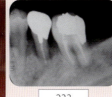

2	3	3
	6	
4	4	4

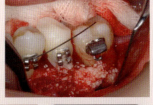

図23　50歳　女性
6̲ にⅢ度，6̲ にⅡ度の根分岐部病変が認められる．6̲ は歯周基本治療後に分割し，清掃できるようにした．6̲ は 5̲ と同時に歯周組織再生療法を施術した

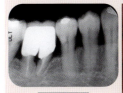

2	1	2
	6	
2	1	2

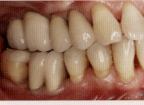
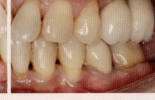
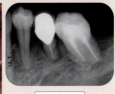

2	1	2
	6	
2	1	2

図24　補綴治療後7年
7年間，安定した状態を維持できている．保存に迷った 6̲ も分割により，清掃できる状態にしたことで保存できたと考えられる．
一方，6̲ の根分岐部は歯周組織再生療法により完全に閉鎖した

上顎のⅢ度に関しては，対合歯がインプラントである場合や咬合力が強い場合には抜歯することも多いです．Case 8 は |6 にⅢ度の根分岐部病変があり，対合歯も動揺のない歯であったため，インプラント埋入のためにも早めに抜歯し，歯槽骨を温存させるべきと考えました（図27）．一方，6| はⅡ度の根分岐部病変であり，そのままでは歯周組織再生療法の予知性は低いものの，7| を矯正的に挺出させて根分岐部より上に骨がある状態にすれば再生のチャンスはあると考え，歯周組織再生療法にチャレンジしました（図26，28～30）．

　歯肉の下に垂直性の骨欠損があり，根分岐部がある場合，プラークコントロールは難しくなり，現実にはなかなか十分に磨いてくださらない方が大多数です．そのため，私は**歯周組織再生療法を積極的に応用し，可能な限り骨を再生させて骨欠損をなくし，確実にメインテナンス可能な，清掃性のよい状態に近づけるよう**に努めています．

CASE 8　上顎Ⅲ度の根分岐部病変のケース（吉野）

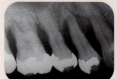
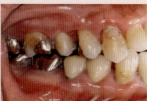
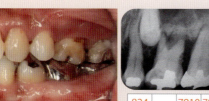

765	988	846	938
7	6	5	4
964	9810	736	857

図25　58歳，女性
全顎的に重度に骨吸収があり，6| の遠心にはⅡ度の分岐部病変が認められる．|6 は動揺は1度であるが，Ⅲ度の根分岐部病変が認められる

824		7910	7810
4		6	7
1099		948	545

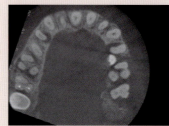
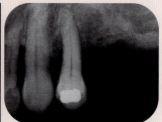
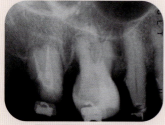

図26　CT像
6| の根分岐病変はⅡ度，|6 はⅢ度であることが診断できる

図27　上顎左側臼歯部抜歯後6カ月のX線写真
今後のインプラント埋入のために |6 に抜歯後GBRを行った

312	333	323	314
7	6	5	4
343	334	212	313

図28　7| の経過
遠心の根分岐部開口部が 7| 近心の骨レベルよりも下になるまで 7| を挺出させた

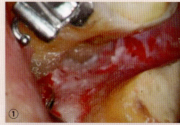
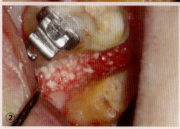
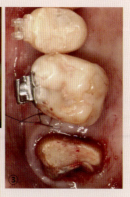
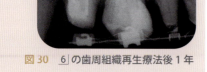

図30　6| の歯周組織再生療法後1年

図29　6| の歯周組織再生療法
①骨欠損部の軟組織を除去し，遠心根分岐部のデブライドメントを行った
②骨移植後
③縫合後

根分岐部病変の対応～若手へのメッセージ

井原 歯周外科手術では，切開，剝離，デブライドメント，縫合といった一連の流れがイメージの中でシームレスにつながっていることが重要です．そのためには，**熟練した術者の手術を何度も見ることが大事ではないかと思います**．また，自分の手術を上級医に見てもらって，改善点をフィードバックしてもらうのは役立ちます．技術が上達していけば，根分岐部病変への戦略も変わってくるのではないでしょうか．

斎田 よく上級医から「手術前に頭の中でオペを100回しろ」と言われたものですが，**頭の中で術式をイメージしてから手術に臨むのは大切なことです**．初学者であれば，まずはきちんとした治療を見て，正しい手術のイメージをつかむことが大事ではないでしょうか．根分岐部の歯周外科治療は初学者にとって簡単な処置ではありません．1根は下顎前歯より小さいわけですから，切開一つとっても繊細な操作が必要とされます．ですから，**根分岐部に対する外科治療の経験を積むことは，大きなスキルアップにつながると思います**．

片山 根分岐部病変にアプローチするときに矯正を行うのか，骨外科をするのか，歯周組織再生療法を応用するのかというのは，**自分の技量と相談して決めなければならないと思います**．特に若手の先生方は自身の技量以上の治療はできないので，スキルアップが重要です．まずは術前の診査をきちんとすること，そして，どんなによい治療でも患者さんが希望しなければ行えませんので，患者中心の医療を心がけることは忘れてはならない視点だと思います．

田中 根分岐部への歯周外科治療に関しては，メリット・デメリットに加え，自分自身の技量を総合的に考えて決定すべきです．とはいっても，自分の技量の中でのみ対応していたら成長はないので，**自分の技量を少し超える瞬間というのは必要です**．そのためには，まずはきちんと準備をして手術に臨むこと，そして，緊急時に対応できるトレーニングを積むことも大事だと思います．

吉野 診査・診断，そして治療計画を立てる際，**「一口腔単位で考えたときにその歯を保存すべきかどうか」**という視点をもつことが必要です．それによっては，残したい歯でも抜歯になることもありますし，抜歯が適当とされる歯でも残す努力をする場合もあります．初学者にとっては少しレベルが高いかもしれませんが，口腔全体をみた治療計画が何よりも大事であり，歯周外科治療はあくまでもその手段にすぎないのではないでしょうか．

座談のおわりに（中川）

　根分岐部病変への考え方，アプローチを5名の先生に議論していただきました．

　共通して述べられているのは，診断の重要性です．病変が歯内病変由来なのか，歯周病由来なのか，咬合性外傷なのか，あるいは根分岐部病変の進行程度はⅡ度なのかⅢ度なのかなどをきちんと診断することが大切です．

　歯周外科治療を行うかどうかについては，経験の浅いうちは歯石などの感染源の取り残しや，欠損形態の理解を深めるうえである程度積極的に行うという考えと，ある程度熟練してから行うべきだという考えがありました．単根歯のフラップ手術で技量を上げてからトライすることも重要かもしれません．実際に行うときには，繰り返し術式をイメージし，スムーズに行える準備をして臨むことが必要でしょう．それぞれの先生方の考え方を参考にしていただければと思います．

SECTION 6

フラップ手術のすすめQ&A

Section 6 フラップ手術のすすめQ&A

フラップ手術のすすめQ&A

吉野敏明（横浜市西区／東京都中央区・医療法人社団誠敬会誠敬会クリニック）

Q1 メスの選択や使い方について教えてください．

メスの基本は替刃メスを使うことです．替刃メスの長所は，切れ味がよく，切れなくなったらすぐにその場で交換できることです．私は，No.15，No.15c，No.12，No.11の4種を基本としています．

No.15，No.15cは「円刃」といって基本的に引く動作によって使うメスです．これに対し，No.12，No.11は「尖刃」いって，刺す動作を連続することによって切開を行うメスです．円刃は広い範囲を直線状に切開するのに使い，尖刃は彎曲した部位を刺す動作によって切開するのに使います（図1）．原則的には，No.11は前歯部に，No.12は臼歯部に使います．

ただし，これだけでは大臼歯遠心舌側偶角などの深い歯周ポケットが存在する部位の切開は不可能であるため，いわゆるペリオドンタルナイフのオルバンナイフやバックナイフ，キドニーシェイプメスなども必要に応じて使っています．

これら既製のメスは使用するごとに砥石で研ぐ必要があります．形態が複雑なので，砥ぐのにはスキルを要します．まずは，前歯部〜小臼歯部などの替刃メスだけで可能な部位のフラップ手術から始め，ブタ顎などで練習しながら必要なペリオドンタルナイフを買い揃えていくといいでしょう．

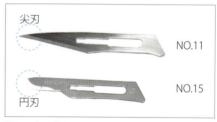

図1 尖刃と円刃

Q2 切開を入れるとき，歯肉辺縁から1mmなのか2mmなのかあるいは歯肉溝切開を行ったほうが良いのか，といった判断に悩みます．切開の基準はあるのでしょうか？

新付着術なのか，歯肉溝切開を剝離して歯石を取るだけのオープンフラップキュレッタージなのか，上皮性の付着が多くなったとしても最小限の歯肉内縁上皮を切除して歯肉退縮を防ぐウィドマン改良フラップ手術なのか，骨外科手術を伴うフラップ手術なのか，付着歯肉増大を目的に含む歯肉弁根尖側移動術なのかによって切開を入れる場所は大きく異なります（図2）．

まず基準としては，軽度の歯周炎であるか中等度から重度の歯周炎であるか，審美領域であるかない

か，骨内欠損があるかないか，そして角化歯肉がどれくらいあるかを術前の歯周病検査結果とデンタルX線写真を吟味して診断し，治療計画を立てることが重要です．指導医や先輩の歯科医師に相談し，あらかじめどのように切開線を設定するか，縦切開を入れるか，全層弁あるいは部分層弁で行うのかを確定してから手術に臨むべきです．

図3はウィドマン改良フラップ手術で内斜切開を行った症例の麻酔から切開縫合，術後の経過までの一連の経過です．ぜひ，参考にしてください．

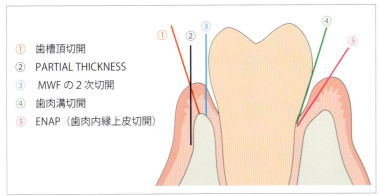

① 歯槽頂切開
② PARTIAL THICKNESS
③ MWF の2次切開
④ 歯肉溝切開
⑤ ENAP（歯肉内縁上皮切開）

図2　切開の位置

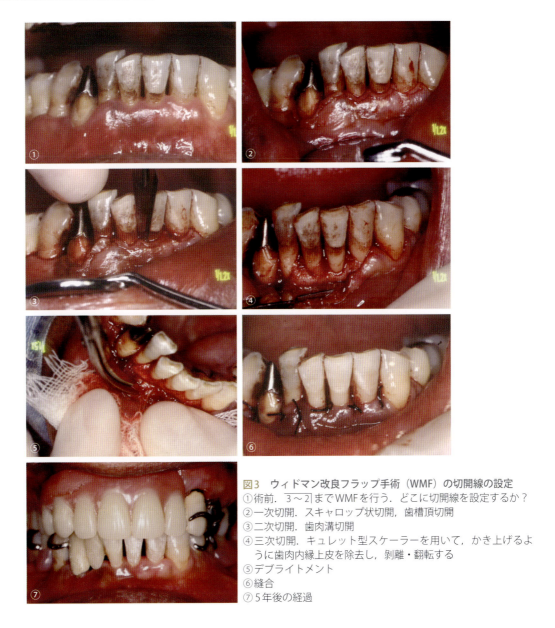

図3　ウィドマン改良フラップ手術（WMF）の切開線の設定
①術前．3〜2|までWMFを行う．どこに切開線を設定するか？
②一次切開．スキャロップ状切開，歯槽頂切開
③二次切開．歯肉溝切開
④三次切開．キュレット型スケーラーを用いて，かき上げるように歯肉内縁上皮を除去し，剝離・翻転する
⑤デブライトメント
⑥縫合
⑦5年後の経過

Q3 歯周外科治療のテクニックを向上させるためにはどのようなトレーニングが必要でしょうか？

まず，正確なプロービングを行うことです．プロービングとは，ポケット深さを測定することではなく，三次元的な歯周ポケットの形態を"探る（probe）"ことです．このとき，手指で探索した情報や違和感などをプロービングチャートに記載しておくことが肝心です．

次に，プロービングチャートを見ながら，デンタルX線写真をよく観察します．X線写真とプロービングチャートに矛盾があれば，それはプロービングが不正確であることを示します．たとえば，プロービング値が3mmであるのに，X線写真では明らかに5mm以上の骨縁内欠損があるとします．その場合は，歯石にプローブの先端が当たっていてポケット底部までプローブが下りていないことが考えられます．また，X線写真を舐めるように観察すれば，多くの場合は歯肉縁下歯石を診ることが可能です．

このようにして，三次元であるポケット内の情報をプロービングにより数値化すること，プロービングチャートに特記事項に記載してこの情報から脳内で三次元的に情報を構築すること，さらにその情報をX線写真で確認することを繰り返します．

このような過程で大切なのは，「ナレッジマネジメント」の考え方です（図4, 5）．ナレッジマネジメントとは，言語化できない主観的な知識（暗黙知）を客観的な情報（形式知）に置き替えることです．典型的なのが，音楽家が演奏した音楽を楽譜にし，その楽譜を見て後世の人がその曲を演奏することです．すでに亡くなってしまったモーツァルトやベートーベンらの直接の演奏は聞くことができませんが，彼らが遺した楽譜により，現代でも同じ音が再現できるのです．

歯周治療の術式の上達のためには，このナレッジマネジメントが欠かせません．いくら，コーンビームCTで撮影して三次元の画像が得られたとしても，3Dプリンターを活用したとしても，それは本物ではありません．治療とはいえ，手術で生体である人間の組織をメスという刃物で切開するわけですから，やり直しはできません．ですからナレッジマネジメントに基づいてあらゆる情報から口腔内の状態を予測したうえで，手術に臨むことが大切であることを知りましょう．そのうえで，術直前に局所麻酔と同時に麻酔針で組織を穿刺して触知し歯肉縁下の状態を確認する「サウンディング」で手術前の最終確認を行います．

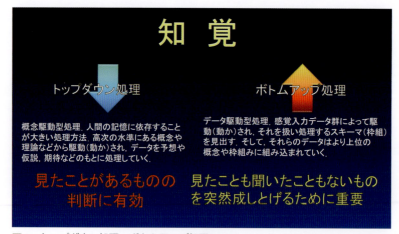

図4 トップダウン処理・ボトムアップ処理
知覚にはトップダウン処理とボトムアップ処理があり，教科書や授業で受けた知識をトップダウン処理，自転車に乗る，テニスをする，ピアノを弾くなど身体で覚えたものをボトムアップ処理という．手術はこのトップダウン処理をボトムアップ処理に変換する必要がある

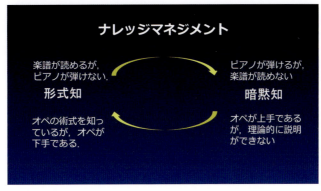

図5　ナレッジマネジメントとは？
形式知を暗黙知に変換し，またその暗黙知を形式知に変換することをナレッジマネジメントという．自転車に乗れない人に理論的に乗り方を説明しても乗れるようにならないが，身体で覚えて乗れるようになったら自転車に乗れない人にどうすれば運転ができるようになるのかを説明できるようになる．
同様に，形式知によって二次元画像であるX線写真から三次元の画像を脳で構築し（トップダウン処理），これに基づいてプロービングでこれを確認することで形式知を暗黙知に変換する．さらに手指から伝わってくる情報に基づきもう一度X線写真を見ると，次からはX線写真を見ただけで三次元空間認識が可能になる（ボトムアップ処理）

Q4　全層弁と部分層弁の使い分けについて教えてください．

　部分層弁は，歯肉弁を上下に移動して（歯冠側移動または歯根側移動），弁の設置位置を変えることが目的の手術に使用します．一方，全層弁では骨膜縫合ができませんから，歯肉弁移動は不可能です．ということは，部分層弁の適応は，弁の設置位置を変えること，また角化歯肉を増大したいとき（天然歯では3mm以上，補綴歯では5mm以上が必要）ということになります．歯根側に角化歯肉が少しでもある場合は，歯根側に移動すれば角化歯肉は増大できるため，これらの目的にのみ部分層弁で行います．

　部分層弁を形成する際は，歯根あるいは骨膜の残存した骨組織が露出しますので，創面の保護と感染防止に歯周パックの使用が必須となります．また，歯周パックによって歯肉弁の移動が抑止されるため，歯冠側移動であっても，歯周パックを使用することが多くあります．

Q5　縦切開はどのようなときに用いればよいでしょうか？適切な切開部位や方法を含め教えてください．

　縦切開は入れなくて済むなら入れないに越したことはありません．しかしながら，減張切開をして歯冠側移動術を行うとき，側方弁移動術などを行うときなどは必須です．また，適切な縦切開は，横切開だけで行うよりも治癒が良好なこともあり，適応症に応じて行います．

　例えば，いわゆるThick-Flat Typeの歯肉で角化歯肉が幅も厚みもあるタイプであれば，縦切開も行いやすく，その後の縫合も楽になるため，むしろ縦切開を入れることによって手術時間の短縮と創面の最小化を図った方がよいでしょう．一方，Thin-Scalloped Typeの歯肉で，角化歯肉がほとんど，あるいはまったくない，かつ粘膜も骨も薄いようなタイプの患者では原則縦切開を入れてはいけません．その代わり縦切開がなくても術中も歯肉弁の進展によってパーフォレーションを起こさないところまで，十二分に（3～5歯以上）横方向に切開を延長すべきです．このようなタイプの人は，歯肉弁がちぎれると大変重篤な被害が起こりますので，横方向への歯肉弁の延長を決してためらってはなりません．

Q6 指導医のフラップ手術に比べると，手術中の出血が多く，明視野にならないのはなぜでしょうか？

出血が止まらないのには，おもに3つ原因があります．1つは炎症が取りきれていないことです．歯周外科治療の前には，歯周基本治療を行い，消炎処置を行わなければなりません．歯周治療は術者によるブラッシング指導と患者自身が行うブラッシングから始まり，その後に歯周組織を損傷しない適切なSRP等を行うことが肝要です．それでも歯周組織の炎症が消退しないのであれば，抗菌薬の局所投与・内服などが必要になりますし，歯内-歯周病変になっている場合は，電気歯髄診のうえ抜髄によって消炎することもあります．

次に，手術前の不適切な麻酔によって出血が止まらないことがあります．麻酔の目的は歯周組織あるいはその所属の神経組織に対して局所麻酔薬を用いることで鎮痛を図ることですが，もう1つの目的に止血があります．麻酔針の刺入時には，刺入しようとする部位の組織をよく観察し，動脈・静脈・神経線維のないところ（歯肉-歯槽粘膜境）に刺入します．このポイントを筆者は「絶対無痛領域」（図6，7）と呼んで指導しています．この領域であれば，麻酔針の刺入だけであれば痛みはおろか出血も起こりません．

絶対無痛領域に刺入し，そこに十分浸潤麻酔を注入します．これを「バルーン」といい，浸潤麻酔液が徐放することで，麻酔と止血がゆっくり行われます．その後，数分待って十分に麻酔液が拡散してから，術部の局所麻酔を開始します．いきなり歯間乳頭部に麻酔を行うのではなく，拡散していく麻酔液を追いかけるように，血管や神経のない角化歯肉の歯肉部位に少しずつ麻酔液を注入し，痛みがまったくない状態になってから最終的に歯間乳頭部の骨小孔に麻酔液を注入し，十分に顎骨内に麻酔液を注入します．少しでも患者が痛がれば，全身にカテコールアミンが分泌されて血圧上昇や頻脈を起こし，痛みが出やすくなるだけでなく，痛みの閾値も低下して麻酔が切れやすくなります．結果として，麻酔薬の使用量も増えてしまうので，麻酔の技術を十分にマスターしておきましょう．

最後は，切開の位置不良です．麻酔針の刺入と同じで，太い血管や神経のある部位を避け，特に縦切開のときはこれらの部位を避けるだけでも出血量はかなり減少させることが可能です．

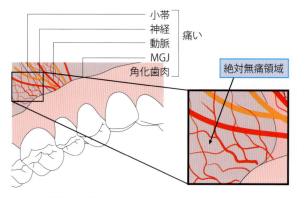

図6　絶対無痛領域

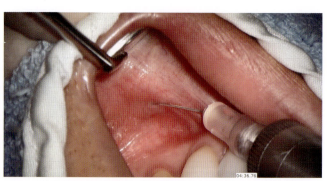

図7　口腔粘膜をピンと張り，針の方へ頰粘膜を動かす

Q7 麻酔が途中で切れてしまったときにはどうしたら良いですか？

　原則，術中は絶対に麻酔が切れないようにすべきです．これは，前述したように，麻酔が切れて痛みがでると，カテコールアミンが全身から分泌されて麻酔が効きにくくなるだけでなく，麻酔薬も血管から流れてしまうからです．そのために，術前にはバルーンを作って麻酔液を粘膜に十分に貯留しておくこと，必要に応じて下顎には下顎孔伝達麻酔を，上顎には大口蓋孔，後上歯槽枝の自然孔，切歯孔などにあらかじめ伝達麻酔をしておくことが肝要です．伝達麻酔は技術が要りますので，歯科医師同士で練習をして経験値を上げるなどのトレーニングが必要です．

　これらを行っても，麻酔が切れてしまう場合があります．痛みがでて出血が多くなると麻酔そのものも難しくなるので早めに麻酔を追加しましょう．また，術前の伝達麻酔では，8万分の一エピネフリン含有の塩酸リドカインでは，心拍数の上昇や血圧上昇をきたす可能性があるので，私は16万分の一にエピネフリンを希釈した塩酸リドカインや，シタネストオクタプレシンを使うことも多いです．

　また，術中に骨組織からの出血量が多くなり歯肉弁に麻酔を追加してもまったく効かない場合では，歯根膜麻酔を追加したり，皮質骨を穿孔しその部位から浸潤麻酔を骨髄に入れますが，その場合は急激な心拍数や血圧の上昇に注意してください．患者には麻酔前に麻酔をすることを告げるとパニックになりにくくなります．

　いずれにしても，このようなテクニックは術中の緊張した状態でいきなりできることはありません．指導医や先輩の手術のアシスタントにできるだけつくこと，普段からブタ顎などで自主トレーニングをするなど，経験値がものを言いますので，たくさん練習してください．

Q8 歯肉弁を閉じるときに，歯肉弁が足らずうまく接合できないときにはどうしたら良いですか？

　歯肉弁が足りなくなるのは術前の治療計画が不十分であることによって起こります．まず，剝離量が足りないことが第一であり，次に縦切開の有無とその場所，そして縦切開の切開線幅に起因してフラップが足りないことが原因となります．これらを吟味して治療計画を立てれば，絶対に歯肉弁が足りないことは起こりません．

　もし，これらを十分配慮して行ったとしても足りなくなるのであれば，切開線の位置設定に対して歯肉組織を多く除去している可能性があります．自分では1mmと思っていても2mm切開してしまえば，1mm足りなくなります．微細な組織である歯周組織にとって，1mmは甚大な量になります．あってはならないことですが，このようなときは，①粘膜骨膜弁の剝離量を多くする（この際，オトガイ孔などの解剖学的危険部位に十分配慮する），②それでも足りない場合は縦切開を追加する，③さらに足りない場合は骨膜のみを切開するいわゆる減張切開を行うことやこの減張切開を行った部分より歯根側を部分層弁にしてさらに弁を伸展する方法があります．

　ただし，②および③は技術を要しますので，初心者は①に留め，足りなくて露出した歯根面は歯周パックで覆い，最小限の侵襲とすべきでしょう．いずれにしても，ブタ顎などで十分に練習を繰り返し，いつでもできるように準備をしておくことです．

Q9 縫合糸はどのようなときに，どれを使用したら良いですか？

　切除療法であれば，原則は4-0の絹糸で十分です．私は歯周組織再生療法にはマイクロブレードやEr:YAGレーザーをメスの代わりに使っていますが，適切な切開・剥離と歯肉弁の減張あるいは伸展が可能であれば，4-0絹糸による最少数の縫合で歯肉弁の閉鎖は可能です．縫合糸の選択より，切開線の設定や弁の適切な処置の方がはるかに縫合に影響を与えるからです．

　ただし，縦切開の場合は5-0Vicrylなどの生体親和性の高い，吸収性の縫合糸を使います．特に，弱い粘膜に対してはVicrylなどの生体親和性の高い吸収性の縫合糸が有効です．粘膜の薄さに対して，必要に応じて6-0やそれ以上（7-0，8-0など）の縫合糸も使いますが，それ以上に縫合針も吟味する必要があります．通常の角化歯肉のある歯肉弁では，逆三角針が切れ味もよく弁も傷みませんが，弱い粘膜では丸針でなければ弁が破れてしまいます．私は切除療法に関しては，3/8彎曲逆三角針，4-0の絹糸を中心に，1/2 彎曲丸針の5-0および6-0Vicrylを使っています．

　歯周組織再生療法の場合は，いろいろな種類の縫合糸が必要ですが，まずは上記の縫合糸を使いこなし，どのようにしたら弱い粘膜に対しパーフォレーションせずに上手く歯肉弁の把持・針の貫通・結紮ができるのかをブタ顎などで練習します．そのうえで上記の縫合糸や縫合針の欠点を補うには，どのような断面，どのような彎曲の針がよいのか，どのような弾性の縫合糸がよいのかを考えて追加していきましょう．

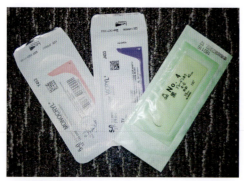

図8　基本の縫合糸
4-0絹糸，5-0Vicryl，5-0Monocryl

Q10 歯周パックの必要性について教えてください

　部分層弁では歯周パックはほぼ必須ですが，全層弁ではその限りではありません．切除療法を行うと，歯根が露出する可能性が高くなりますから，冷温水痛や擦過痛を防ぐ目的として歯周パック用いることは理にかないます．また，Q8でも歯肉弁の閉鎖ができない場合に歯周パックを用いることを述べましたが，できれば術前にオペのシミュレーションをしてそのようなことがないように計らいたいものです．

　適切に切開・縫合ができれば，切除療法であったとしても，部分層弁でなければあまり痛みや冷温水痛がでないため，私は原則歯周パックを用いません．しかし，スキルが上がるまでは歯周パックを使用したほうがトラブルが少ないのと，歯周パックのスキルを上げる必要がありますので，最初のうちは歯周パックを必ず用いるようにしたほうがよいと思います．

　ちなみに，歯周パックは，長すぎても短すぎても，厚すぎても薄すぎてもいけません．要領は，総義歯の最終印象で辺縁形成をするのとまったく同じですから，総義歯や部分床義歯の印象も歯周パックの練習だと思って行ってください．

Q11 術後のブラッシング開始時期を含めた術後管理はどうしたら良いですか？

術後のブラッシング開始時期は，創面が閉鎖しているか否かに依存します．そのため，縫合が緊密であるのか，緩んでいるのかを見極める必要があります．縫合はきつすぎれば組織が血液循環不足で壊死してしまいますし，ゆるければ創面は裂開して感染してします．ではどうすれば良いかといえば，手術の翌日，翌々日，そのまた次の日……というように，創面がどのように治癒しているのかを観察し，縫合がきつかったり緩かったりした場合は，再縫合することによって，どのくらいの緊密さで縫合するか，体感によって習得するしか方法はありません．

私は，最初のころは，患者に毎日来院してもらって写真撮影をし，観察しました．通常の切除療法で減張切開や移植などをしておらず，4-0の絹糸を使用していれば，術後7日目が抜糸です．それまでは，毛先の軟らかい歯ブラシに含嗽剤をつけ，歯冠部だけを根尖側から歯冠側に一方向にブラッシングをしてもらいます．抜歯後も同様ですが，歯頸部付近も同様の術式でブラッシングしてもらいます．歯肉が引き締まって出血しなくなるのは，術後2～3週くらいですから，それまでは頻回に患者を呼んでブラッシングを確認・指導し，歯肉の治癒を診ること自体が，ブラッシング開始時期を見定めるトレーニングになります．

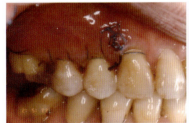
図9-1 術後2日

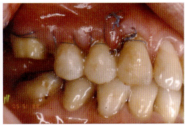
図9-2 術後1週間（抜糸直前）

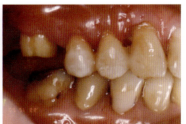
図9-3 抜糸直後

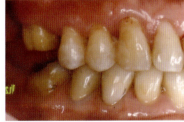
図9-4 術後1カ月

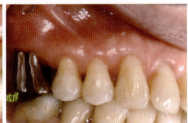
図9-5 術後6カ月

歯肉の治癒状態に応じた口腔清掃方法を指導する

Q12 垂直性骨欠損，骨内欠損を明示しようとすると，歯周炎非罹患部位まで切開を行うことになりますが，それによる歯肉退縮などのデメリットが大きいのではないでしょうか？

そんなことはありません．感染部位を残して創面を閉鎖することはあってはなりません．感染罹患部位を中途半端に残して閉鎖すれば，外科的な外傷を加えているのみならず，脈管系（動静脈，リンパ系）を切開によって解放しているわけですから，原因菌の感染を広めることになり，菌血症によって肺炎などの全身疾患を惹起し，最悪の場合は患者が死亡する可能性すらあります．

もし感染源の除去が十分にできないのであれば，それは抜歯の適応となる歯だったのです．しかし，縦切開を追加したり，Q1～3のように感染部位を明視したりして除去できるのであれば，あるいは術中に抜髄して歯根分割などを行ってでも病巣の除去ができるのであれば，行うべきです．

いずれにせよ，術中で迷うことは本来あってはならないことなので，事前に十分に治療計画を立てておき，すべての事象を想定内に入れて，さまざまなリカバリー方法を準備しておきましょう．

参考文献

Section 0　フラップ手術を始める前に知っておきたいこと

❶ フラップ手術を行う基準と治癒形態を知ろう

1) Lindhe J, Westfelt E, Nyman S, Socransky SS, Heijl L, Bratthall G：Healing following surgical/non-surgical treatment of periodontal disease. A clinical study. *J Clin Periodontol*, **9**（2）：115-128, 1982.
2) Brayer WK, Mellonig JT, Dunlap RM, Marinak KW, Carson RE：Scaling and root planning effectiveness：The effect of root surface access and operator experience. *J Periodontol*, **60**（1）：67-72, 1989.
3) 中川種昭：成人性歯周炎患者に対する初期治療の細菌学的評価．日歯周誌, **31**（1）：13-28, 1989.
4) 特定非営利活動法人日本歯周病学会：歯周治療の指針 2015．医歯薬出版, 2016.
5) Ammons WF Jr, Smith DH：Flap curettage：rationale, technique, and expectations. *Dent Clin North Am*, **20**（1）：215-226, 1976.
6) Ramfjord SP, Nissle RR：The modified widman flap. *J Periodontol*, **45**（8）：601-607, 1974.
7) Friedman N：Mucogingival surgery. The apically repositioned flap. *J Periodontol*, **33**（3）：328-340, 1962.
8) Garguilo AW：Dimensions and relationships of the dentogingival junction in humans. *J Periodontol*, **32**（3）：261-267, 1961.

❷ おさえておきたい解剖学　～歯周組織を3次元的に把握しよう

1) 澤裕一郎, 熊澤友子, 滝本明, 馬杉亮彦, 川野大, 野村明日香：3D-CT 画像による副オトガイ孔の発現頻度に関する検討．日口腔外会誌, **50**（6）：408-411, 2004.

❸ チャートとX線写真から手術部位を診断しよう！

1) Froum SJ, Weinberg MA, Rosenberg E, Tarnow D：A comparative study utilizing open flap debridement with and without enamel matrix derivative in the treatment of periodontal intrabony defects：a 12-month re-entry study. *J Periodontol*, **72**（1）：25-34, 2001.
2) 斎田寛之：骨欠損への対応［若林健史・小方頼昌監修：聞くに聞けない歯周病治療 100］．デンタルダイヤモンド, 東京, 2018, 78-81.
3) 井出吉信：顎骨の形態と歯牙喪失に伴う変化．歯界展望, **83**（4）：810-825, 1994.
4) 斎田寛之：歯周病におけるX線写真の読影．DHstyle, **10**（1）：16-21, 2016.
5) 斎田寛之・河井　聡：臨床記録を整備せよ！　②X線写真の位置付け．デンタルハイジーン, **27**（8）：810-814, 2007.
6) 西島　泉：SPECIAL FEATURE 新春特集　写真を味方にするポイント 規格性のあるX線写真を得るために　フィルム位置づけのポイント．DHstyle, **10**（1）：30-33, 2016.

❺ フラップ手術の前に……歯肉の炎症はとれていますか？

1) 中川種昭：歯界展望別冊　はじめてのフラップ手術．医歯薬出版, 2007.
2) 特定非営利活動法人日本歯周病学会：歯周治療の指針 2015．医歯薬出版, 2016.
3) 吉野敏明：新しいエビデンスに基づく歯周基本治療のコンセプト　フルマウスディスインフェクション・光殺菌・抗菌療法．医歯薬出版, 2013.

❻ 全身状態を知ろう

1) 日本高血圧学会　高血圧治療ガイドライン作成委員会：高血圧治療ガイドライン 2014．2014.
2) 日本循環器学会, 日本胸部外科学会, 日本心臓血管外科学会, 日本心臓病学会, 日本心不全学会：急性心不全治療ガイドライン　2011年改訂版．2011.
3) 日本循環器学会, 日本冠疾患学会, 日本胸部外科学会, 日本集中治療医学会, 日本心血管インターベンション学会, 日本心血管カテーテル治療学会, 日本心臓血管外科学会, 日本心臓病学会：急性冠症候群の診療に関するガイドライン．
4) 日本有病者歯科医療学会, 日本口腔外科学会, 日本老年歯科医学会：科学的根拠に基づく抗血栓療法患者の抜歯に関するガイドライン 2015年改訂版．2015.
5) 日本循環器学会, 日本胸部外科学会, 日本小児循環器学会, 日本心臓病学会：感染性心内膜炎の予防と治療に関するガイドライン　2008年改訂版．2008.
6) 日本糖尿病学会：科学的根拠に基づく糖尿病診療ガイドライン 2013．2013.
7) 特定非営利活動法人日本歯周病学会：糖尿病患者に対する歯周治療ガイドライン 改訂第2版．医歯薬出版, 2015.
8) 西田百代監修, 椙山加綱著：知らなかったではすまされない！　改訂新版 有病高齢者歯科治療のガイドライン 上．クインテッセンス出版, 東京, 2013.
9) 齋藤　淳, 中川種昭, 清水宏康：よくわかる歯科小手術の基本　抜歯から歯周外科まで．歯科小手術．デンタルダイヤモンド, 東京, 2013.

Section 1　フラップ手術をやってみよう

❹ 術前・術中・術後のケア

1) 日本化学療法学会・日本外科感染症学会　術後感染予防抗菌薬適正使用に関するガイドライン作成委員会：術後感染予防抗菌薬適正使用のための実践ガイドライン．2015.

❺ 歯科衛生士がかかわる歯周コントロールとフラップ手術時のアシスタントワーク

1) 中川種昭：歯界展望別冊　はじめてのフラップ手術．医歯薬出版, 2007.
2) 巻島由香里・吉野敏明・高橋優子・田島祥子・田中良枝：外科アシスタント実践トレーニング12カ月．デンタルハイジーン, **30**（1～12）, 2010.

3) 吉野敏明：Full Mouth Disinfection, Photodynamic Therapy, 抗菌療法という新しい歯周基本治療の考え方，テクニックがここに──細菌叢改善と治療効率を組み入れた歯周基本治療のパラダイムシフト．医歯薬出版，2013．
4) 水上哲也監修，池上龍朗・下田裕子著：インプラント治療はチームアプローチ　検査・診断・コンサルテーション．医歯薬出版，2009．
5) 中山かおり，馬場精，石川知弘：歯科衛生士臨床のための Quint Study Club/アシスタントワーク編3　これでバッチリ！　インプラント治療のアシスタントワーク［上巻］．クインテッセンス出版，東京，2010．

Section 2　フラップ手術から一歩前進しよう！
❶ 歯周組織再生療法をやってみよう！ ～エムドゲイン，リグロス，GTR法
1) Langer R, Vacanti JP : Tissue engineering. *Science*, 14 : 920-926, 1993.
2) Susin C, Fiorini T, Lee J, De Stefano JA, Dickinson DP, Wikesjö UM : Wound healing following surgical and regenerative periodontal therapy. *Periodontol 2000*, 68 (1) : 83-98, 2015.
3) Garrett S : Periodontal regeneration around natural teeth. *Ann Periodontol*, 1 (1) : 621-666, 1996.
4) Hammarström L, Heijl L, Gestrelius S : Periodontal regeneration in a buccal dehiscence model in monkeys after application of enamel matrix proteins. *J Clin Periodontol*. 24 : 669-677, 1997.
5) Heijl L : Periodontal regeneration with enamel matrix derivative in one human experimental defect. A case report. *J Clin Periodontol*, 24 : 693-696, 1997.
6) Zetterström O, Andersson C, Eriksson L, Fredriksson A, Friskopp J, Heden G, Jansson B, Lundgren T, Nilveus R, Olsson A, Renvert S, Salonen L, Sjötröm L, Winell A, Ostgren A, Gestrelius S : Clinical safety of enamel matrix derivative (EMDOGAIN) in the treatment of periodontal defects. *J Clin Periodontol*, 24 : 697-704, 1997.
7) Araújo MG, Lindhe J : GTR treatment of degreeⅢ furcation defects following application of enamel matrix proteins. An experimental study in dogs. *J Clin Periodontol*, 25 (6) : 524-530, 1998.
8) Murakami S, Takayama S, Kitamura M, Shimabukuro Y, Yanagi K, Ikezawa K, Saho T, Nozaki T, Okada H : Recombinant human basic fibroblast growth factor (bFGF) stimulates periodontal regeneration in classⅡ furcation defects created in beagle dogs. *J Periodontal Res*, 38 (1) : 97-103, 2003.
9) Kitamura M, Nakashima K, Kowashi Y, Fujii T, Shimauchi H, Sasano T, Furuuchi T, Fukuda M, Noguchi T, Shibutani T, Iwayama Y, Takashiba S, Kurihara H, Ninomiya M, Kido J, Nagata T, Hamachi T, Maeda K, Hara Y, Izumi Y, Hirofuji T, Imai E, Omae M, Watanuki M, Murakami S : Periodontal tissue regeneration using fibroblast growth factor-2 : randomized controlled phaseⅡ clinical trial. *PLoS One*, 3 (7) : e2611, 2008.
10) Nagayasu-Tanaka T, Anzai J, Takaki S, Shiraishi N, Terashima A, Asano T, Nozaki T, Kitamura M, Murakami S : Action Mechanism of Fibroblast Growth Factor-2(FGF-2) in the Promotion of Periodontal Regeneration in Beagle Dogs. *PLoS One*, 10 (6) : e0131870, 2015.
11) Nyman S, Lindhe J, Karring T, Rylander H : New attachment following surgical treatment of human periodontal disease. *J Clin Periodontol*, 9 (4) : 290-296, 1982.
12) Sculean A, Nikolidakis D, Schwarz F : Regeneration of periodontal tissues : combinations of barrier membranes and grafting materials-biological foundation and preclinical evidence : a systematic review. *J Clin Periodontol*, 35 (8 suppl) : 106-116, 2008.
13) Esposito M, Grusovin MG, Papanikolaou N, Coulthard P, Worthington HV : Enamel matrix derivative (Emdogain) for periodontal tissue regeneration in intrabony defects. A Cochrane systematic review, *Eur J Oral Implantol*, 2 (4) : 247-266, 2009.

❷ 骨移植をやってみよう
1) 白方良典，野口和行：歯周組織再生療法におけるエナメルマトリックスデリバティブと骨移植材の併用効果を再考する．日歯周誌，58 (1) : 1-15, 2016.
2) Carraro JJ, Sznajder N, Alonso CA : Intraoral cancellous bone autografts in the treatment of infrabony pockets. *J Clin Periodontol*, 3 (2) : 104-109, 1976.
3) Renvert S, Garrett S, Nilveus R, Chamberlain AD, Egelberg J : Healing after treatment of periodontal intraosseous defects. VI. Factors influencing the healing response. *J Clin Periodontol*, 12 (9) : 707-15, 1985.
4) 石川邦夫：人工骨置換材としての炭酸アパタイト．*Journal of the Society of Inorganic Materials Japan*, 19 : 390-395, 2012.

❸ 歯間乳頭保存フラップ手術 (Papilla Preservation Flap Surgery)
1) Takei HH, Han TJ, Carranza FA, Jr., Kenney EB, Lekovic V. Flap technique for periodontal bone implants. Papilla preservation technique. *J Periodontol* 56 : 204-210, 1985.
2) Cortellini P, Prato GP, Tonetti MS : The modified papilla preservation technique. A new surgical approach for interproximal regenerative procedures. *J Periodontol* 66 : 261-266, 1995.
3) Cortellini P, Prato GP, Tonetti MS : The simplified papilla preservation flap. A novel surgical approach for the management of soft tissues in regenerative procedures. *Int J Periodontics Restorative Dent*, 19 (6) : 589-599, 1999.
4) Cortellini P, Tonetti MS : Clinical concepts for regenerative therapy in intrabony defects. *Periodontol 2000*, 68 (1) : 282-307, 2015.

Section 3　歯周形成外科にトライしよう！
歯冠長延長術，遊離歯肉移植術，結合組織移植術，歯槽堤増大術のポイント
1) 宮田隆，申基喆，下島孝裕：歯周形成外科　QOLの向上をめざしたガム・マネジメント．医歯薬出版，1998．

Section 4　歯周外科治療を臨床にどう活かすか
Interview　歯を残す切り札としての歯周外科治療を目指して

1) Knowles JW, Burgett FG, Nissle RR, Shick RA, Morrison EC, Ramfjord SP：Results of periodontal treatment related to pocket depth and attachment level. Eight years. *J Periodontol*, 50（5）：225-233, 1979.
2) Kaldahl WB, Kalkwarf KL, Patil KD, et al.：Long-term evaluation of periodontal therapy：I. Response to 4 therapeutic modalities. *J Periodontol*. 67（2）：93-102, 1996.
3) Sigmund Socransky・武居　純：プラークコントロールがすべての始まり―微生物学研究の成果が歯周病治療にもたらしたもの―. 歯界展望, 114（1）：38-47, 2009.

❶時間軸（ライフステージ）に配慮した歯周治療計画

1) Lundgren D, Rylander H, Laurell L：To save or to extract, that is the question. Natural teeth or dental implants in periodontitis-susceptible patients：clinical decision-making and treatment strategies exemplified with patient case presentations. *Periodontol 2000*, 47：27-50, 2008.
2) Kao RT, Pasquinelli K：Thick vs. thin gingival tissue：a key determinant in tissue response to disease and restorative treatment. *J Calif Dent Assoc*, 30（7）：521-526, 2002.
3) Garrett S：Periodontal regeneration around natural teeth. *Ann Periodontol*, 1：621-666, 1996.
4) Tarnow DP, Magner AW, Fletcher P：The effect of the distance from the contact point to the crest of bone on the presence or absence of the interproximal dental papilla. *J Periodontol*, 63（12）：995-996, 1992.

❷失敗の原因を考えぬく

1) Cortellni P, Prato GP, Tonetti MS：The modified papilla preservation technique. A new surgical approach for interproximal regenerative procedures. *J Periodontol*. 66（4）：261-266, 1995.
2) Froum S, Lemler J, Horowitz R, Davidson B：The use of enamel matrix derivative in the treatment of periodontal osseous defects：a clinical decision tree based on biologic principles of regeneration. *Int J Periodontics Restorative Dent*. 21（5）：437-449, 2001.
3) Michaelides PL, Wilson SG：A comparison of papillary retention versus full-thickness flaps with internal mattress sutures in anterior periodontal surgery. *Int J Periodontics Restorative Dent*. 16（4）：388-397, 1996.
4) 安藤　修：裏づけのある歯周再生療法　原理，原則に基づいた臨床のために. クインテッセンス出版，東京，2006.
5) Tai S, Cheng JY, Ishii H, Shimono K, Zangiacomi V, Satoh T, Hosono T, Suzuki E, Yamaguchi K, Maruyama K：Effects of beta-tricalcium phosphate particles on primary cultured murine dendritic cells and macrophages. *Int Immunopharmacol*, 40：419-427, 2016.
6) Ding T, Sun J, Zhang P：Immune evaluation of biomaterials in TNF-alpha and IL-1beta at mRNA level. *J Mater Sci Mater Med*, 18（11）：2233-2236, 2007.
7) 白石和仁：イラストレイテッド歯周外科　アドバンステクニック　再生療法とインプラントに挑む. クインテッセンス出版，東京，2009.

❸歯槽骨整形術の臨床的意義

1) Waerhaug J：Healing of the dento-epithelial junction following subgingival plaque control. I. As observed in human biopsy material. *J Periodontol*, 49（1）：1-8, 1978.
2) Olsen CT, Ammons WF, van Belle G：A longitudinal study comparing apically repositioned flaps, with and without osseous surgery. *Int J Periodontics Restorative Dent*, 5（4）：10-33, 1985.
3) Friedman N：Periodontal Osseous Surgery：Osteoplasty and Osteoectomy. *J Periodontol*, 26（4）：257-269, 1955.
4) Goldman HM, Cohen DW：The infrabony pocket：Classification and treatment. *J Periodontol*, 29（4）：272-291, 1958.
5) Ochsenbein C, Ross S：A reevaluation of osseous surgery. *Dent Clin North Am*, 13（1）：87-102, 1969.
6) Ochsenbein C：A primer for osseous surgery. *Int J Periodontics Restorative Dent*, 6（1）：8-47, 1986.
7) Ariaudo AA, Tirrell HA：Repositioning and Increasing the Zone of Attached Gingiva. *J Periodontol*, 28（2）：106-110, 1957.
8) Ochsenbein C：Osseous resection in periodontal surgery. *J Periodontol*, 29（1）：15-26, 1958.
9) Ochsenbein C：Current status of osseous surgery. *J Periodontol*, 48（9）：577-586, 1977.
10) Pritchard J：Gingivoplasty, gingivectomy, and osseous surgery. *J Periodontol*, 32（4）：275-282, 1961.
11) Page RC, Schroeder HE：Pathogenesis of inflammatory periodontal disease. A summary of current work. *Lab Invest*, 34(3)：235-249, 1976.
12) Gargiulo AW, Wentz FM, Orban B：Dimensions and relations of the dentogingival junction in humans. *J Periodontol*, 32(3)：261-67, 1961.
13) O'Connor TW, Biggs NL：Interproximal bone contours. *J Periodontol*, 35（4）：326-330, 1964.
14) Ochsenbein C, Bohannan HM：The palatal approach to osseous surgery. II. Clinical application. *J Periodontol*, 35（1）：54-58, 1964.
15) Weeks PR：Pros and cons of pocket elimination procedures. *J West Soc Perio Abst*, 28（1）：4-16, 1980.
16) Kramer GM：The case for ostectomy--a time-tested therapeutic modality in selected periodontitis sites. *Int J Periodontics Restorative Dent*, 15（3）：228-237, 1995.

❹歯周治療のラーニングステージ

1) Cortellini P, Tonetti MS：Improved wound stability with a modified minimally invasive surgical technique in the regenerative treatment of isolated interdental intrabony defects. *J Clin Periodontol*, 36（2）：157-163, 2009.
2) Fleischer HC, Mellonig JT, Brayer WK, Gray JL, Barnett JD：Scaling and root planing efficacy in multirooted teeth. *J Peri-*

odontol, **60**(7):402-409, 1989.

❺ フラップ手術を行う前に考えておきたいこと
1) 千葉英史:歯周病患者の個体差. 歯界展望, **86**(3):571-576, 1995.

Section 5　座談会　根分岐部病変〜私はこう考える
1) Simon JH, Glick DH, Frank AL:The relationship of endodontic-periodontic lesions. *J Endod*, **39**(5):e41-6, 2013.
2) 北川原　健, 佐々木　勉, 千葉英史, 永田正蔵:DENTAL CLINICAL SERIES BASIC Periodontics　2. 医歯薬出版, 2002.
3) 特定非営利活動法人日本臨床歯周病学会:歯周組織再生療法のコンセンサス. 医歯薬出版, 2016.

臨床ヒント1　デンタルX線写真へのこだわり
1) 斎田寛之・河井　聡:X線写真の位置付け. デンタルハイジーン, **27**(8):810-814, 2007.
2) 西島　泉:デンタルX線フィルムの位置づけ［聞くに聞けない歯周病治療100］. デンタルダイヤモンド, 東京, 2016.

フラップ手術のすすめ
基本手技＋歯周組織再生療法・歯周形成外科　　ISBN978-4-263-44524-2

2018年5月25日　第1版第1刷発行
2021年4月10日　第1版第3刷発行

　　　編　著　中　川　種　昭
　　　発行者　白　石　泰　夫
　　　発行所　医歯薬出版株式会社

〒113-8612 東京都文京区本駒込 1-7-10
TEL.（03）5395-7638（編集）・7630（販売）
FAX.（03）5395-7639（編集）・7633（販売）
https://www.ishiyaku.co.jp/
郵便振替番号　00190-5-13816

乱丁，落丁の際はお取り替えいたします　　印刷・三報社印刷／製本・皆川製本所
Ⓒ Ishiyaku Publishers, Inc., 2018. Printed in Japan

本書の複製権・翻訳権・翻案権・上映権・譲渡権・貸与権・公衆送信権（送信可能化権を含む）・口述権は，医歯薬出版（株）が保有します．

本書を無断で複製する行為（コピー，スキャン，デジタルデータ化など）は，「私的使用のための複製」などの著作権法上の限られた例外を除き禁じられています．また私的使用に該当する場合であっても，請負業者等の第三者に依頼し上記の行為を行うことは違法となります．

[JCOPY]＜出版者著作権管理機構　委託出版物＞
本書をコピーやスキャン等により複製される場合は，そのつど事前に出版者著作権管理機構（電話03-5244-5088，FAX 03-5244-5089，e-mail:info@jcopy.or.jp）の許諾を得てください．